Johannes Jörg

Neurologische Allgemein- und Intensivtherapie

Mit 14 Abbildungen und 22 Tabellen

Springer-Verlag
Berlin Heidelberg New York Tokyo

Professor Dr. JOHANNES JÖRG

Medizinische Universität zu Lübeck
Klinik für Neurologie
Ratzeburger Allee 160
D-2400 Lübeck 1

ISBN-13: 978-3-540-15732-8   e-ISBN-13: 978-3-642-45600-8
DOI: 10.1007/978-3-642-45600-8

CIP-Kurztitelaufnahme der Deutschen Bibliothek
Jörg, Johannes: Neurologische Allgemein- und Intensivtherapie / Johannes Jörg. –
Berlin ; Heidelberg ; New York ; Tokyo : Springer, 1985.
  (Kliniktaschenbücher)

2125-3130/54321

*Meiner Frau Christel
in Dankbarkeit und Verehrung
gewidmet*

Vorwort

Nur die tägliche Arbeit mit dem Patienten und der kontinuierliche Kontakt mit allen Mitarbeitern im therapeutischen Bereich haben es möglich gemacht, ein Buch über die neurologische Allgemein- und Intensivtherapie zu schreiben. Daß der Schwerpunkt dabei auf der Intensivtherapie liegen konnte, habe ich der guten Zusammenarbeit mit den neurologischen Nachbardisziplinen ebenso zu verdanken wie den beiden ersten intensivneurologischen Arbeitstreffen in Essen im Jahre 1984 und in Aachen im Jahre 1985.

Die Darstellung der Therapie in der Neurologie im allgemeinen und in der Intensivtherapie der Neurologie im besonderen setzt nicht nur eine jahrelange Erfahrung, sondern besonders die Zusammenarbeit in einem guten ärztlichen Team voraus. Herrn Prof. Dr. H.J. LEHMANN, Direktor der Neurologischen Universitätsklinik in Essen, bin ich für die Zusammenarbeit ebenso zu Dank verpflichtet wie zahlreichen Mitarbeitern unseres Hauses; genannt seien hier stellvertretend für viele weitere Ärzte Priv. Doz. Dr. H. HIELSCHER, Dr. K.-H. GROTEMEYER, Dr. H. GERHARD, Dr. J. DEGENHARDT, Frau Dr. S. KOEPPEN, Herr K. BEYKIRCH, Dr. J. RIMPEL und Dr. H. W. SCHARAFINSKI. Eine neurologische Behandlung insbesondere auch im Intensivbereich ist ohne die zuverlässige Mitarbeit im pflegerischen und physiotherapeutischen Sektor undenkbar. Hierfür danke ich Herrn A. SCHÜRMANN, Pflegeleiter unserer Intensivstation, der auch das Kapitel 4.5 im wesentlichen konzipiert hat. Den Pflegern Herrn H.-J. JUNG, Ch. BUSSHOF und S. KRUPKE habe ich nicht nur für die tägliche Hilfsbereitschaft bei der Patientenversorgung, sondern auch für den Entwurf des Verlaufskurvenbogens unserer Intensivstation (Abb. 11) zu danken. Die beschriebenen physiotherapeutischen und labordiagnostischen Maßnahmen entspringen einer fruchtbaren Zusammenarbeit mit Frau Dr. M. BARTHOLOMÉ, Frau A. SEBASTIAN und

Frau A. WARNECK. Meine Sekretärin, Frau D. HEGNON, hat mit der ihr eigenen außerordentlich großen Sorgfalt die Schreibarbeiten erledigt. Herr Dr. Th. THIEKÖTTER, Frau M. GRÜNDLER und ihre Mitarbeiter im Springer-Verlag sind meinen Wünschen großzügig entgegengekommen und haben für die übersichtliche Ausstattung des Buches gesorgt.

Essen, im August 1985   JOHANNES JÖRG

Inhaltsverzeichnis

1 Einleitung

Lange Jahre zeichnete sich die Neurologie als eine Disziplin mit präziser Diagnostik aber nur geringen therapeutischen Möglichkeiten aus. Wenn gar manchmal das ärztliche Bemühen um die Diagnose zum Selbstzweck entartete, konnte die eigentliche ärztliche Tätigkeit, das heißt, das Streben dem Kranken zu helfen und die Krankheit zu heilen, nicht mehr verwirklicht werden. Mit den Fortschritten auf dem Gebiet gerade auch der neurologischen Therapie ist in den letzten 2 Jahrzehnten ein derartiger Wandel eingetreten, daß Diagnose und Therapie gleichgewichtig nebeneinander stehen. Großen Gewinn brachten sowohl neuartige Arzneimittel im Bereich der Antiepileptika, Anti-Parkinson-Mittel, Immunsuppressiva als auch technische Therapieverfahren wie die Plasmapherese, intrathekale Zytostatikaapplikationen und die neurologische Intensivtherapie. Beim Einsatz aller dieser Medikamente sollte gerade der Neurologe darauf achten, daß die Therapie erst nach der Diagnosestellung einzusetzen hat und keine Polypragmasie erfolgt.

Mit den Fortschritten in der neurologischen Therapie ist die Verantwortung des Arztes gestiegen, sich kritisch mit den neuen Wegen der Behandlung vertraut zu machen. Im Gegensatz zu der streng naturwissenschaftlich ausgerichteten Diagnostik ist die Therapie mehr und anders als einfach angewandte Naturwissenschaft. Auch die noch so ausgeklügelte und auf ihre Exaktheit stolze Eprobung der Arzneimittel in der Klinik ändert nichts an der Tatsache, daß von der Persönlichkeit des Arztes und allen seinen Maßnahmen eine für das Befinden des Kranken und für dessen weiteres Schicksal erhebliche suggestive Kraft ausgeht. Dies zeigt sich ganz besonders auch in den weiteren, nicht medikamentösen Therapiemaßnahmen, wie der Physiotherapie oder Beschäftigungstherapie. Obgleich die Krankenbehandlung also zum Grenzland der wissenschaftlichen Medizin gehört, soll sie jeder wissenschaftlichen Kritik standhalten und die persönlichen Belange des Patienten berücksichtigen. Das vorliegende Therapiebuch wendet sich daher an *den Arzt,* der auch befähigt ist, den Patienten exakt zu untersuchen und Diagnostik und Therapie gleichwertig miteinander zu verbinden. Dabei muß jeder Patient individuell behandelt werden, das Buch selbst kann dabei nur als handlicher Therapieleitfaden betrachtet werden.

Das vorliegende Buch ist nach den klinischen Notwendigkeiten aufgeteilt und ich bin auch bei der Beschreibung der therapeutischen Grundlagen nur im begrenzten Maße auf pathophysiologische Zusammenhänge eingegangen. Es werden zunächst die Grundsätze der Therapie und der einzelnen Therapiemöglichkeiten dargestellt. Häufige Symptome und neurologische Syndrome werden im Kap. 3 aus übergreifender therapeutischer Sicht besprochen. Im Kap. 4 wird die neurologische Intensivbehandlung dargestellt und dabei sowohl die Behandlung neurologischer Notfälle als auch die Langzeit-Intensivtherapie berücksichtigt. Ein Abschnitt über die Hirntodkriterien schließt dieses Kapitel ab. Für den erfahrenen Neurologen wird in einem nachfolgenden Band die Therapie der einzelnen Krankheitsbilder systematisch dargestellt, ohne daß der Reihenfolge der Kapitel eine graduelle Bedeutung zukommt.

Die Medikamentendosen beziehen sich immer – wenn dies nicht extra vermerkt ist – auf erwachsene Patienten. Eine ausgewählte Literaturübersicht ist jedem Abschnitt gesondert beigefügt, um dem Leser eine Vertiefung spezieller Probleme zu ermöglichen.

Ich hoffe, daß die in diesem Buch zusammengestellten Therapiemaßnahmen sowohl dem jungen Assistenzarzt als auch dem erfahrenen Neurologen eine rasche Orientierung bringen können. Die Darstellung gründet sich auf die seit 1970 gesammelten eigenen Erfahrungen und auf eine über 5-jährige gezielte Literatursichtung. Der Text entbehrt sicher nicht selten einer Ausführlichkeit und Vollkommenheit in der Vorstellung der verschiedensten Therapiemaßnahmen und ist im Gegensatz zu den „Vielmännerbüchern" bewußt auch subjektiv gefärbt. Gerade deshalb erhoffe ich, daß dieses Buch nicht nur zu einer raschen Orientierung in der einzuschlagenden Therapie dient, sondern auch den Leserkreis zu kritischen Bemerkungen anregt.

2 Grundsätze der Therapie

Jede sinnvolle Therapie hat sich auf eine exakte wissenschaftliche Diagnose zu gründen. Gründliche pharmakologische Erkenntnisse helfen nichts, wenn sich der Arzt nicht mit der oft mühsamen Frage nach der Diagnose genauestens auseinandergesetzt hat. Von der Diagnose zur Therapie führen Erwägungen, die der Indikation gelten, nämlich der Wahl des gebotenen Behandlungsweges. Die Diagnose bedeutet eine Abstraktion von der Individualität des Kranken, mit dem Schritt zur Therapie wird das persönliche Schicksal des Patienten wieder immanent. Es kommt darauf an, die für den einzelnen Kranken indizierten Maßnahmen unter den sich anbietenden therapeutischen Möglichkeiten auszuwählen. In der richtigen Indikation bekundet sich ärztliches Können, wenn es um mehr als die Lösung einer mathematischen Aufgabe gehen soll. Der Arzt hat umsichtig die einzelnen Therapiemöglichkeiten und ihre Konsequenzen abzuwägen.

2.1 Kausale oder symptomatische Behandlung

Kausale Therapie bedeutet Ursachenbehandlung, z. B. die antibiotische Behandlung einer Meningokokken-Meningitis oder die operative Behandlung einer Liquorfistel. Der kausalen Therapie wird die symptomatische Behandlung gegenübergestellt. Es ist falsch, die symptomatische Therapie als eine minderwertigere Therapieform anzusehen. Gerade den hoffnungslos Kranken kann durch Befreiung von unerträglichen Schmerzen, Schlaflosigkeit oder eine aufsteigende Infektion der Harnwege sehr wohl geholfen werden, obwohl damit eine Ursachenbehandlung nur in den wenigsten Fällen erfolgt. Nicht selten verdankt der Patient aber auch einer symptomatischen Behandlung die Rückerlangung der vollen Gesundheit, wenn nämlich z. B. im Rahmen der aufsteigenden akuten Polyradikulitis eine Atemlähmung eingetreten ist und die rein symptomatischen Maßnahmen einschließlich maschineller Beatmung dazu verhelfen, die Zeit der vitalen Bedrohung zu überstehen und die spontane Heilung zu ermöglichen.

Ärztliche Aufgabe ist es daher, gerade in Kenntnis der kausalen oder der nur symptomatischen Behandlung die einzelnen Therapiemöglichkeiten mit der richtigen Indikation einzusetzen.

2.2 Therapiemöglichkeiten

2.2.1 Medikamentöse Therapie

Nach der Stellung einer klaren Indikation steht die Wahl eines geeigneten Medikamentes an. Der Arzt sollte sich immer auf die Verordnung solcher Arzneimittel beschränken, deren Wirkungen, Nebenwirkungen und Kontraindikationen ihm bekannt und deren Dosierung ihm geläufig sind. Vor der Verordnung neuer Präparate hat sich der Arzt mit den erwünschten und unerwünschten Wirkungen zu beschäftigen und besonders mit den kritisch ausgerichteten publizierten Ergebnissen auseinanderzusetzen.

Gerade in der heutigen Zeit erfolgt das Rezeptieren von Medikamenten oft viel zu schnell und der Arzt führt es oft mit der unbewußten Zielsetzung durch, damit ein zeitraubendes, wenngleich nicht selten klärendes Gespräch zu ersetzen. Aber auch der Patient versucht all zu oft, dem Arzt die Verschreibung eines Medikamentes abzunötigen. Er begehrt das Medikament, das ihn von seinen Konflikten oder Sorgen befreit. Es bedeutet ein bedenkliches Ausweichen vor ärztlicher Verpflichtung, wenn man sich solchen Wünschen beugt, und sei es auch nur mit Placebo-Präparaten.

Ist die medikamentöse Behandlung tatsächlich angezeigt, so ist die Dosierung und die Dauer der Verordnung kritisch zu bedenken und dabei die Persönlichkeit des Patienten insbesondere dann zu berücksichtigen, wenn es um die Verschreibung von Sedativa, Analgetika oder Psychostimulantien geht.

4

Bei der Beurteilung des Wirkungseffektes einzelner Medikamente ist zu berücksichtigen, daß auch ein Teil der Wirkungseffekte mit Placebo-Präparaten, d. h. mit an sich unwirksamen Mitteln, erzielt werden kann. Bis zu 60% der Menschen sind besonders stark psychisch beeinflußbar (d. h. suggestibel) und das nicht selten gerade bei intelligenteren Menschen auch dann, wenn sie von ihrem Arzt in eine positive Erwartungshaltung gebracht werden können.

Ein optimaler medikamentöser Erfolg ist nur dann zu erreichen, wenn bei der Dosierung die wesentlichen Gesetzmäßigkeiten des Verhaltens von Pharmaka im Organismus beachtet werden, wozu neben der Wirkungsdauer und dem notwendigen Dosierungsintervall besonders die Kumulationstendenz, die Problematik der Kombinationspräparate, Möglichkeiten der Enzyminduktion bzw. Enzyminhibition oder auch Alter und Körpergewicht gehören.

Hinsichtlich der *Dosierung* ist am Wirkort eine ausreichend hohe Konzentration des Medikamentes über die therapeutisch erforderliche Zeit anzustreben. Die anzustrebenden Konzentrationen im Organismus sollten über der minimal wirksamen therapeutischen Konzentration und unterhalb der minimal toxischen Wirkungsgrenze liegen. Um die Sicherheit bei der Arzneimittelanwendung zu gewährleisten, sollte man als Maß für den medikamentösen Konzentrationsabfall die sogenannte Halbwertszeit der einzelnen Medikamente berücksichtigen. Die Halbwertszeit ist dabei die Zeit, die für das Abfallen der Serumkonzentration auf die Hälfte ihres Ausgangswertes erforderlich ist (Abb. 1). Ist nun das Dosierungsintervall des jeweiligen Medikamentes kürzer als die Wirkungsdauer des Pharmakons, dann wird bei der Gabe der zweiten Dosis die Wirkung der ersten Medikamentendosis noch nicht abgeklungen sein und es muß nach fortlaufender Verabreichung mit einem entsprechenden Dosierungsintervall die wirksame Konzentration im Organismus immer mehr ansteigen („Kumulation"). Eine solche Kumulation kommt bei jedem Pharmakon zustande, wenn die Zufuhr schneller erfolgt als eine Elimination. Der Geschwindigkeitsgrad der Kumulation im Organismus hängt von den Größen des Dosierungsintervalles einerseits und der Halbwertszeit andererseits ab. Entsprechend ist die Gefahr der Kumulation vor allem bei Medikamenten mit langer Halbwertszeit gegeben (z. B. Diazepam 2-10 Stunden, Phenylbutazon 72 Stunden, Phenobarbital 37-96 Stunden, Amphotericin B 18-24 Stunden).

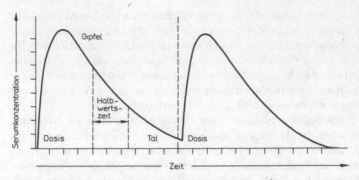

Abb. 1. Abhängigkeit der Serumkonzentration mit Einzeichnung der Halbwertszeit, Gipfel (peak)- und Tal (trough)-Konzentration

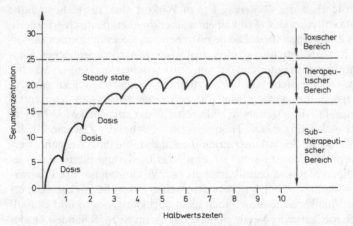

Abb. 2. Darstellung der Serumkonzentrationen im subtherapeutischen, therapeutischen und toxischen Bereich. Der therapeutische Bereich („steady state") wird im Laufe weniger Tage unter Berücksichtigung der Halbwertszeit erreicht

Serumkonzentrationen im Fließgleichgewicht sind für die Dauertherapie von besonderer Bedeutung. Wenn gleiche Dosen eines Medikamentes in regelmäßigen Abständen gegeben werden, steigt die Serumkonzentration an bis ein Gleichgewicht zwischen applizierter und eliminierter Menge erreicht ist. Dieser Zustand wird als *Fließgleichgewicht* bezeichnet und man erreicht diesen nach gewöhnlich

3–5 Halbwertszeiten eines bestimmten Medikamentes. Um beschleunigt ein Fließgleichgewicht („steady state") zu erreichen, ist es meist üblich, mit einer entsprechend höheren Initialdosis zu beginnen und nach Erreichen der therapeutischen Konzentration auf die Erhaltungsdosis zurückzugehen (Abb. 2). Im Rahmen der Dauertherapie ist es dann immer noch notwendig, den Patienten zum Schutz vor Überdosierungserscheinungen durch Kumulation regelmäßig zu kontrollieren.

Die Dosierung in Abhängigkeit vom zirkadianen Rhythmus ist bei der Corticoidbehandlung zu beachten, da in der Zeit zwischen 6 und 8.00 Uhr morgens die ACTH-Ausschüttung ihr Maximum erreicht und deshalb der zirkadiane Rhythmus immer dann am wenigsten gestört wird, wenn zu dieser Morgenstunde die Corticoiddosis gegeben wird.

Die Verordnung von *Kombinationspräparaten* sollte man nur in Ausnahmefällen erwägen, da in der Mehrzahl der eingeführten Kombinationspräparate mit fixer Kombination die einzelnen Substanzen unterschiedlich große Halbwertszeiten besitzen und so bei gleichem Dosierungsintervall das eine der beiden Medikamente in oft gefährlicher Weise kumulieren kann. Fixe Kombinationen sollte man daher nur dann anwenden, wenn die Substanzen in etwa gleiche Halbwertszeiten besitzen; dies ist z. B. für die Kombination Sulfamethoxazol und Trimethoprim (z. B. Eusaprim, Bactrim) der Fall. Bei Schmerzpräparaten wie z. B. Kombinationspräparaten von Salicylsäure und Barbitursäure ist dies dagegen nicht anzunehmen.

Die Medikamentendosis ist sicher *altersabhängig,* da das Verteilungsvolumen bei Kindern sehr viel größer als bei Erwachsenen ist, die Elimination der Medikamente bei Neugeborenen sicher viel langsamer erfolgt und die enterale Resorption beim Säugling gleichfalls langsamer abläuft. Als *Dosisempfehlung für das Kindesalter* kann man sich merken, daß ein 2 Monate altes Kind $\frac{1}{6}$ der Erwachsenendosis, ein 6 Monate altes Kind $\frac{1}{5}$ der Erwachsenendosis, ein 1 Jahre altes Kind $\frac{1}{4}$ der Erwachsenendosis und ein 3 Jahre altes Kind $\frac{1}{3}$ der Erwachsenendosis erhalten kann. Mit 7 Jahren darf die Hälfte, mit 12 Jahren $\frac{2}{3}$ der Erwachsenendosis verordnet werden. Für die Langzeittherapie ist wegen der verlängerten Eliminationshalbwertzeiten zu beachten, daß entweder das Dosierungsintervall verlängert oder die Erhaltungsdosis wegen der deutlich verzögerten Elimination kleiner gewählt wird.

Im Senium wird erwartungsgemäß dann der Körperwasserraum kleiner, so daß beim alten Menschen die auf das Körpergewicht bezogenen Dosen im allgemeinen kleiner als im mittleren Lebensalter anzusetzen sind. Verschiebungen können aber im höheren Lebensalter darüber hinaus auftreten durch gestörte enterale Resorptionen, langsamere renale Eliminationen oder gar paradoxe Reaktionen auf bestimmte Medikamente wie z. B. insbesondere Morphine oder Barbiturate.

Bei einer *Niereninsuffizienz* muß die Dosis des Medikamentes in Abhängigkeit von dem Anteil, den die Niere an der Gesamtelimination des entsprechenden Pharmakons hat, reduziert werden. So bleibt z. B. die Dosis von Digitoxin im Gegensatz zum Stropanthin auch bei Niereninsuffizienz nahezu unbeeinflußt, da Digitoxin im wesentlichen durch eine Inaktivierung in der Leber unwirksam gemacht wird.

Die notwendige Änderung des Dosierungsintervalls läßt sich durch Bestimmung der Kreatinin-Clearance errechnen. In der Praxis hat es sich bewährt, Tabellen zu benutzen, aus denen man die reduzierten Medikamentenwerte für eine leichte, mittlere oder schwere Niereninsuffizienz entnehmen kann (s. internistische Lehrbücher).

In den letzten Jahren ist die Wechselwirkung der gegenseitigen Beeinflussung von Arzneimitteln in das Blickfeld der medikamentösen Behandlung gerückt. Bedeutung hat vor allem die *Enzyminduktion*. Dabei kommt es insbesondere durch bestimmte Medikamente zu einem Anstieg des Gehaltes an mikrosomalen Enzymen oder auch der Geschwindigkeit der enzymatischen Umsetzung, woraus ein schnellerer Metabolismus eines Wirkstoffes resultiert. Diese Enzymsynthese wird durch bestimmte Medikamente wie z. B. Barbiturate, Phenytoin oder auch Rifampicin stimuliert. Dabei kann dann die Clearance des Medikamentes erhöht und die biologische Halbwertszeit erniedrigt werden. Im Gegensatz dazu kommt es bei der *Enzyminhibition* zu einer Abnahme der Metabolisierungsgeschwindigkeit einer Substanz aufgrund der Hemmung eines metabolischen Enzymsystems. Die Hemmung kann dabei durch Medikamente verursacht werden, die um dasselbe Enzymsystem konkurieren oder durch spezifische Inhibitoren wie Isoniazid, Dicumarol oder Chloramphenicol. Entsprechend wird die Halbwertszeit erhöht und die Elimination des Medikamentes erniedrigt.

Mit der Enzymvermehrung kommt es zu einem beschleunigten Abbau nicht nur von Arzneimitteln, sondern auch von körpereigenen Substanzen wie Hormonen und wohl auch Vitaminen, insbesondere dem Vitamin D. Die Wirkung enzyminduzierender Stoffe benötigt bis zum Wirkungseintritt meist 3–6 Tage, die Wirkung ist dabei aber immer reversibel. Einige Tage nach Absetzen hat sich die Enzyminduktion zurückgebildet. Von den neurologisch relevanten Medikamenten ist bekannt, daß Diphenylhydantoin seine eigene Elimination beschleunigt und bei einer Kombinationsbehandlung Phenytoine auch Primidon und Carbamazepin in ihrer Metabolisierung beschleunigen. Clonazepam wird dagegen bei gleichzeitiger Gabe von Diphenylhydantoin oder Primidon langsamer eliminiert.

Die Enzyminduktion spielt in jedem Alter eine besondere Rolle, wenn im Rahmen der Langzeittherapie für das jeweilige Arzneimittel ein therapeutischer Konzentrationsbereich im Serum erreicht werden soll. Korrelationen mit dem klinischen Bild haben nämlich gezeigt, daß unterhalb einer bestimmten Mindestkonzentration der gewünschte therapeutische Effekt in der Regel nicht mehr beobachtet wird und oberhalb einer maximalen Serumkonzentration oft toxische Erscheinungen eintreten. Daß in Einzelfällen aber manche Patienten sehr wohl auch Serumkonzentrationen über oder unter dem therapeutischen Bereich zur Erlangung der therapeutischen Wirkung benötigen, hat die Erfahrung sowohl im Rahmen der antikonvulsiven als auch der Anti-Parkinson-Behandlung gezeigt. Die therapeutischen Bereiche der einzelnen Medikamente im Rahmen der Neurologie liegen mit unterschiedlichen Grenzwerten fest.

Übliche Gebrauchsdosen von Medikamenten beziehen sich auf ein mittleres Körpergewicht von 70 kg, entsprechend ist die Tagesdosis bei Gewichtsabweichungen größeren Ausmaßes zu korrigieren. Bei Übergewicht ist zu beachten, ob das Übergewicht durch vermehrtes Fettgewebe oder durch eine Vermehrung des Körperwassers infolge Ödembildung verursacht ist. Bei vermehrtem Fettgewebe muß die Dosis hydrophiler Pharmaka nicht oder nur wenig erhöht werden, da diese Pharmaka sich vorwiegend im Körperwasser verteilen. Entsprechend Umgekehrtes gilt für die Dosis lipophiler Pharmaka, da sie sich im Fettgewebe besonders stark anreichern können.

2.2.2 Physiotherapie

Physiotherapie hat nicht nur Kompensationsleistungen aufzubauen, sondern auch die Folgen des Bewegungsverlustes für die Muskulatur, die Bänder und die Gelenke, für die Herz-Kreislauf-Leistungen und die vegetative Steuerung aufzufangen.

a) Durchbewegung der Gelenke und Lagerung

Gelenkkontrakturen sind bei spastischen Lähmungen häufiger anzutreffen als bei schlaffen Paresen. Sie finden sich besonders als Adduktionskontraktur im Schultergelenk („schmerzhafte Schultersteife"), als Beugekontraktur im Hüft- und Kniegelenk und als Spitzfußstellung. Bewegungsübungen mit passivem oder auch aktivem Durchbewegen aller Gelenke haben den Sinn, den Patienten vor Kreislaufregulationsstörungen, trophischen Störungen, Muskelatrophien, insbesondere aber Gelenkkontrakturen zu schützen. Während bei Bewußtlosen die rein passive Bewegungsübung und Dehnung die einzige mögliche Form der Übungsbehandlung ist, um Lockerung und Entspannung der Muskulatur sowie freie Bewegungsfunktion der Gelenke zu erreichen, kann bei wachen Patienten bereits eine eigentätige aktive Bewegungsübung ohne oder auch gegen geringen Widerstand erfolgen. Auch dabei dient das aktive und passive Durchbewegen sowohl der Aktivierung einzelner Muskeln oder großer Muskelsysteme wie auch der Gelenkmobilisierung.

Die Lagerung kann ebenso wie das tägliche Durchbewegen nicht nur eine Voraussetzung für eine spätere Wiederherstellung der normalen Funktionen, sondern auch eine wichtige Maßnahme zur Thromboseprophylaxe sein. Zur Verhütung von Sekundärschädigungen ist eine spezielle Lagerung betroffener Extremitäten notwendig: Immer müssen dabei die Gelenke nichtbewegter Extremitäten in eine Mittelstellung gebracht werden, um einerseits Überdehnungen der gelähmten Muskeln und andererseits Kontrakturen ihrer funktionstüchtigen Antagonisten sowie der Gelenke selbst zu vermeiden. Als zweiter Grundsatz einer optimalen Lagerung gilt die Vermeidung von Druckeinwirkungen auf sensibilitätsgestörte Hautareale.

b) Bewegungsbehandlung

Bei *schlaffen Lähmungen* können sich schon nach 8 Tagen Muskelatrophien entwickeln, denen daher durch Widerstandsübungen oder aber bei Paresen vom Grad 0, 1 und 2 auch durch eine Reizstromtherapie entgegengewirkt werden kann. Bei der Exponentialstrombehandlung wird dabei jeder paralytische Muskel mit einer Einzelimpulsdauer von 50–100 msec 10 bis 20mal hintereinander gereizt, wobei eine kräftige Kontraktion unter möglichst großer Spannungsentwicklung angestrebt werden muß. Immer ist dabei auf die Kontraktion unter isometrischen Bedingungen zu achten. Aufgabe der krankengymnastischen Übungen muß es sein, bei *bleibenden Ausfällen* einzelner Muskelgruppen geeignete, unversehrte oder nur gering betroffene Gebiete durch ein gezieltes Krafttraining zur Ersatzfunktion heranzubilden. Darüber hinaus muß neben dem Training zur Wiedererlangung einer ausreichenden Muskelkraft auch das physiologische Bewegungsmuster von ganzen Muskelgruppen wiedererlernt werden.

Spastische Lähmungen erfordern die Senkung des Dehnungswiderstandes der gelähmten Muskulatur und die Erlangung neuer Bewegungsabläufe durch eine Minderung der Antagonisteninnervation. Als antispastischer Effekt dienen Lockerungsübungen in Verbindung mit Antispastika. Die Antagonisteninnervation kann durch eine Koordinationsschulung mit Hilfe spezieller Techniken, z.B. der Bobath-Technik beeinflußt werden.

Koordinationsstörungen, z.B. auf dem Boden einer cerebellären Läsion sind durch abgestimmte Koordinationsübungen zu trainieren. Im Gegensatz zu der noch immer unzureichenden medikamentösen Beeinflussung kann die Krankengymnastik durch systematisches Training, z.B. durch Seiltänzergangübungen, Gehen auf bewegter Ebene, Stehen auf Halbkugeln, Luftmatratzen, Schwebebalken etc. einen gewissen Erfolg erreichen.

c) Herz-Kreislauf-Schulung und Training des vegetativen Nervensystems

Schon 8 Tage strenge Bettruhe vermindern die Anpassung an körperliche Belastungen, so daß die gleichen Anforderungen an das Herz-Kreislauf-System zu rascherem und anhaltenderem Pulsanstieg bei verlängerter Erholungszeit führen als dies vor Eintritt der Bettruhe bestanden hat. Tägliche körperliche Dauerbelastungen von 10–20 Minuten mit entsprechendem Pulsanstieg bis auf 130/min erleichtern schon beim Gesunden die Erhaltung einer guten Dauerleistung; diese Feststellung gilt auch dann, wenn im übrigen Tageszeitraum nur noch einer geistigen Tätigkeit nachgegangen wird. Dieser Erfahrungswert für Gesunde ist in gleicher Weise auf den Patienten übertragbar, wobei bei der Auswahl der Übungen die Regel zu beachten ist, daß möglichst zahlreiche Muskelgruppen in die Leistung einbezogen werden müssen.

In der Rekonvaleszenz nach Allgemeinerkrankungen, Traumen oder Vergiftungen mit vegetativen Störungen ist die Anwendung krankengymnastischer Methoden auch die Hilfe zur Wiederanpassung an einen normalen Tagesrhythmus. Zur Förderung der Leistungsphase sind morgens stimulierende Übungen besonders günstig, zur abendlichen Entspannung eignen sich ruhigere Belastungsformen wie Schwimmen, Spaziergänge oder Rad fahren. Weitere physiotherapeutische Maßnahmen einschließlich der Bäderbehandlung, Kalt-Warm-Wasser-Applikationen etc. haben einen besonders starken stimulierenden Effekt auf das vegetative Nervensystem (s. u.).

d) Umgang mit orthopädischen Hilfsmitteln

Hierzu gehört die Anleitung im Umgang mit Schienen-Schellen-Apparaten, Peronaeusschienen, Fahrstühlen, orthopädischem Schuhwerk und den verschiedenen Gehhilfen vom einfachen Handstock bis zum kompliziertesten elektrisch angetriebenen Verkehrsfahrstuhl. Immer soll eine weitgehendste Beweglichkeit und Unabhängigkeit des Patienten von fremder Hilfe das Ziel solcher Fahr- und Gehübungen sein.

e) Passive Behandlungsformen

Hierzu zählen die Anwendung physikalischer Heilmittel wie feuchte und trockene Wärme, manuelle Therapieformen bis hin zur Bindegewebsmassage oder auch tiefenwirksame Bestrahlungen. Die *Massage* ist eine wesentliche Vorbereitung für die krankengymnastische Übungsbehandlung. Als lokale Wirkung auf Haut, Unterhaut und Bindegewebe läßt sich der Rückstrom im Venen- und Lymphsystem fördern; Stauungen und Ödeme sind durch Streichungen, Knetungen und Drückungen in zentripetaler Richtung zu beseitigen. Reibungen und sog. Reizgriffe erzielen eine Hyperämiesierung der Haut sowie auch eine Förderung der Durchblutung und des Stoffwechsels tieferer Gewebsschichten, insbesondere der Muskulatur. Der eigentliche Einfluß der Massage auf die Muskulatur besteht aber in der Dehnung und Lockerung des Muskeltonus sowie auch in der Förderung der Durchblutung und des Stoffwechsels. Hierzu dienen Vibrationen, Schüttelungen, Walkungen und Knetungen. Besonders die Vibrationen und Schüttelungen lockern den erhöhten Muskeltonus. Mit Hilfe der Reflexzonen- und Bindegewebsmassagen, die nach der Headschen Zone und der segmentalen Innervation ausgerichtet sind, lassen sich die inneren Organe beeinflussen. Je nach Krankheitsstadium kann aber auch die lokale Wärmebehandlung *ohne* Massage und ohne Bewegungsübungen indiziert sein, erinnert sei an den akuten Bandscheibenvorfall mit Wurzelreizsymptomatik und einer einhergehenden LWS-Fehlhaltung, bei der eine lokale Massagebehandlung in den ersten Tagen absolut kontraindiziert wäre.

Während die *Wärme* (z. B. als Fango-Packung) primär muskelentspannend und sekundär gegebenenfalls schmerzlindernd wirkt, können lokale *Eisanwendungen* direkt schmerzlindernd wirksam sein. Im Rahmen der schmerzhaften Schultersteife haben sich die lokalen Eisanwendungen besonders bewährt. *Feuchte Abreibungen* mit 70%igem Alkohol dienen durch ihren Verdunstungseffekt und den lokalen Kältereiz zur Anregung der peripheren Durchblutung (Dekubitusprophylaxe) und zur physikalischen Behandlung der Lunge, da es kurzfristig zu einer Vertiefung der Atmung kommt. Feuchte Abklatschungen lassen sich zur Förderung der Bronchialtoilette besonders gut nutzen, da sie noch stärker zur Vertiefung der Atmung führen können. Die sog. „heiße Rolle" wendet man gerne lokal und auch über den Headschen Zonen an, da es reflektorisch zu einem intensiven feucht-heißen Wärmereiz kommt, der hyperämisierend wirkt und Spannungsschmerzen lösen kann. Zur Applikation trockener Wärme ist der *Heißluftkasten* besonders geeignet.

Passive Behandlungsformen leiten zu der oben beschriebenen Bewegungsbehandlung über, wenn man die im allgemeinen weniger anstrengenden *Unterwasserbehandlungen* einsetzt. Durch den Auftrieb des Wassers wird die Durchführung der Bewegungen durch Verminderung der Eigenschwere der Glieder wesentlich erleichtert, so daß im Wasser zunächst Bewegungen noch möglich werden, die im

Gymnastiksaal nicht mehr oder noch nicht durchführbar sind. Darüber hinaus wirkt das Wasser zusätzlich wegen seiner Wärme lockernd, entspannend und auch oft schmerzlindernd. Der Sinn der Lockerung sollte besonders bei spastischen Paresen durch Bewegungsübungen im Wasser eingesetzt werden, da den Patienten hier auch bewußt gemacht werden kann, daß seine Motorik noch nicht erloschen ist.

Passive Bewegungsübungen haben auch bei der „Trockengymnastik" das Ziel, zu lockern und zu dehnen. Diese passiven Übungsbehandlungen werden besonders bei spastischen Zuständen und zum Schutz bzw. Behandlung von Kontrakturen angewandt. Bei schlaffen Lähmungen können die aktiven und passiven Bewegungen das Auftreten der Kontrakturen und Muskelatrophien verhindern helfen.

2.2.3 Elektrotherapie

Periphere Paresen sind die Domäne der Elektrotherapie, da die Reizstromtherapie physiologisch-neurale Impulse imitiert und somit die Entwicklung von Atrophien an der Muskelendplatte und den Muskelfasern selbst verzögern hilft. Es bleibt somit die Muskulatur in ihrer Kontraktionsfähigkeit länger erhalten; ob die Reinnervation des Muskels durch die Elektrotherapie allerdings beschleunigt wird, ist umstritten.

Für die gezielte optimale Elektrotherapie peripherer Nervenerkrankungen ist die Bestimmung der i/t-Kurve und die Bestimmung des Akkommodabilitätsquotienten notwendig. Es werden dabei mit unterschiedlichen Rechteck- und Dreieck-Impulsen die jeweils für eine Minimalzuckung erforderlichen Werte der Stromintensität in Milliampère (mA) und der Stromflußdauer in Millisekunden (ms) ermittelt und graphisch auf logarithmisch liniertem Papier dargestellt (Abb. 3). Da die intakte Nerv-Muskel-Einheit sich immer an einen langsam ansteigenden Strom, z. B. einen Dreieckstrom adaptieren kann, ist therapeutisch mit der Dreieckimpulsform (Exponentialform) die Reizung der gesunden Muskulatur vermeidbar. Entsprechend ist unter gesunden Verhältnissen die gefundene Dreieckimpulsschwelle um ein Mehrfaches höher als die Rechteckimpuls-

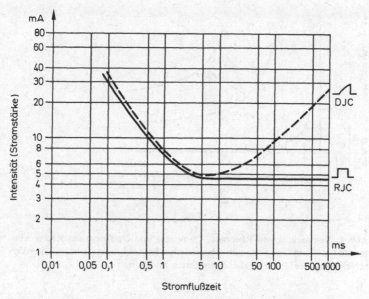

Abb. 3. Bestimmung der i/t-Kurven mit Dreieck- und Rechteckimpulsen bei einer Normalperson

schwelle. Die Akkommodationsfähigkeit des gesunden Nerven und Muskels drückt sich mit dem Akkommodabilitätsquotienten α aus

$$\alpha = \frac{\text{Stromstärke für Dreieckimpuls bei 1000 ms Impulsdauer}}{\text{Stromstärke für Rechteckimpuls bei 1000 ms Impulsdauer}}$$

Beim gesunden Nervenmuskelsystem beträgt $\alpha = 3{,}0\text{-}6{,}0$; Teillähmungen haben Werte zwischen 1,8-3,0 und komplette periphere Lähmungen weisen einen Akkommodabilitätsquotienten von < 1,8 auf.

Mit der Bestimmung der Rheobase läßt sich durch Verdoppelung der Chronaxiewert errechnen, der beim gesunden Nerven-Muskel-System kleiner als 1 ms ist (Abb. 4).

Peripher geschädigte Nerven-Muskel-Systeme besitzen bei noch inkompletter Schädigung eine träge und wurmförmige Muskelkontraktion, die Chronaxie ist verlängert, die Akkommodationsfähigkeit

15

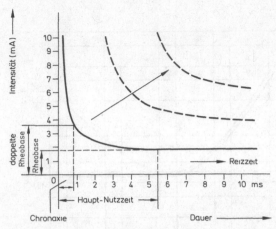

Abb. 4. Bestimmung von Rheobase, Chronaxie und i/t-Kurve mit Rechteckimpulsen bei einem Gesunden und schematischer Einzeichnung pathologischer Verschiebungen der i/t-Kurven bei denervierten Muskeln

beeinträchtigt und entsprechend können langsam, d. h. exponentiell ansteigende Ströme (Dreieckströme) selektiv neurogen denervierte Muskeln stimulieren.

Die Elektrotherapie der erst einige Tage oder wenige Wochen alten schlaffen Lähmungen ist immer dann angezeigt, wenn die Willkürinnervation völlig geschwunden (Parese Grad 0 = keine Reaktion) oder nur eine sichtbare Muskelkontraktion ohne Bewegungseffekt vorliegt (Parese Grad 1). Bei hochgradig paretischen Muskeln vom Grad 2 (d. h. Bewegungsmöglichkeit, aber nicht gegen Schwerkraft) wird überschneidend neben der Elektrotherapie eine gezielte Übungsbehandlung durchgeführt und dann mit weiterer zunehmender klinischer Besserung auf die Elektrotherapie ganz verzichtet und ein systematisches aktives Bewegungsprogramm durchgeführt.

Die Technik der Elektrotherapie hängt vom Grad der peripheren Lähmung ab. Bei *qualitativ erhaltener Erregbarkeit* mit nur partieller Entartungsreaktion ist die Behandlung mit faradischen Strömen durchzuführen. Hierbei handelt es sich um Reizimpulsserien von 20–50 Hz, die nach der alten Nomenklatur als faradischer Strom anzusehen sind. Mit solchen Impulsserien sind die kräftigsten Muskel-

16

kontraktionen auszulösen und es gilt immer, möglichst viele Muskelfasern zu erregen, um so eine entsprechend hohe mechanische Spannung zu erzeugen. Technisch wird eine Elektrode am Ansatz und eine weitere Elektrode am Ursprung des Muskels angebracht und dafür gesorgt, daß wegen der raschen Ermüdbarkeit der innervierten Muskulatur zwischen den Impulsserien die freien Intervalle mindestens doppelt so lange wie die Reizserien sind. Meist wird dazu ein Schwellstrom verwandt, d. h. ein tetanisierender Strom, dessen Intensität periodisch zu- und abnimmt; zum Schutz vor elektrolytisch bedingten Verätzungen des Gewebes wird zwischen Haut und Elektroden immer eine größere Unterlage aus Viskoseschwamm oder wassergetränktem Stoff gelegt.

Bei jeder Behandlung mit Schwellstrom sollten nicht mehr als 15–25 Kontraktionen erzeugt werden und es ist im Laufe der ggf. mehrwöchigen oder mehrmonatigen Therapie eine Dokumentation der i/t-Kurven oder zumindest der Chronaxiewerte ratsam, um so eine prognostische Aussage zu ermöglichen. Immer muß der Elektrotherapeut darauf hingewiesen werden, daß die Impulsbreite und die Anstiegszeit so gewählt wird, daß mit der geringsten Stromintensität die Muskelkontraktion erzielt wird. Eine Überhöhung der Stromstärke würde ohne eine Verbesserung des therapeutischen Effektes nur zu einer Schädigung der betroffenen Muskulatur und der Nerven führen. Entsprechend ändern sich im Laufe der Behandlung die benötigten Kenngrößen entsprechend der klinischen Besserung. Würde man bis zur völligen Gesundung Elektrotherapie betreiben, so würde mit zunehmend kürzeren und steileren Impulsen zum Schluß eine 50 Hz Stimulation mit Rechteckimpulsen möglich sein.

Die *totale Entartungsreaktion* schließt eine Erregbarkeit des Muskels mit faradischem Strom immer aus, ein Ergebnis, welches ca. 6–10 Tage nach einer Neurotmesis oder Axonotmesis eintritt. Während die schnelle Kontraktion eines Muskels mit intakter motorischer Innervation auf direkten oder indirekten Reiz immer durch Erregung der Nervenfasern bewirkt wird, und auch bei sehr kurzen Impulsen unter 1 ms erfolgt, reagieren denervierte Muskelfasern nur auf einen *direkten* längeren, das heißt galvanischen Reiz mit einer trägen Kontraktion infolge der längeren Nutzzeit bei praktisch verwendbaren Stromstärken. Man spricht daher von der totalen Entartungsreaktion. Der komplett denervierte Muskel ist isoliert ohne

Mitkontraktion der gesunden Muskelanteile durch Einzelreize mit einer Dauer von mindestens 100 ms und einem dreieckförmigen Impuls zu erregen („Exponentialstrom"). Wegen der nicht mehr erhaltenen Akkommodationsfähigkeit des denervierten Muskels auf langsam ansteigenden Strom kommt es zu einer selektiven Reizung der denervierten Muskelfasern und keiner subjektiven Schmerzwahrnehmung. Der paretische Muskel soll täglich mindestens 20–30mal kräftig zur Kontraktion gebracht werden, allerdings immer mit Unterbrechungen zum Schutz vor einer Muskelermüdung. Meist werden Impulsserien von 5–20/min benutzt oder es werden Schwellstromkontraktionen mit langsam steigenden und sich dann wieder verminderten Stromstärken angewandt.

Die Reizstromtherapie ist dann zu beenden, wenn ein guter Bewegungseffekt im entsprechenden Gelenk erreicht wird, ohne daß bereits ein Bewegungseffekt gegen die Schwerkraft möglich sein muß. Nach einer vorübergehenden Überschneidung von Übungsbehandlung und Elektrotherapie ist möglichst schnell auf die alleinige aktive Übungstherapie überzugehen, da die Elektrotherapie nicht selten den Patienten dazu veranlaßt, seine eigenen aktiven Übungsmaßnahmen zu reduzieren.

Ist es innerhalb von 2 oder je nach Schädigungsort auch 3 Jahren zu keiner Rückbildung der Parese gekommen und weist die Elektromyographie auch in den proximalen Muskelabschnitten keinerlei Reinnervationszeichen bei bestehender pathologischer Spontanaktivität nach, so muß *spätestens dann* nochmals die Indikation zu einer erneuten operativen Intervention gestellt werden; andernfalls wäre die Elektrotherapie einzustellen.

Bei *spastischen Lähmungen* sind Behandlungen mit faradischen Strömen oder auch Exponentialstrombehandlungen kontraindiziert. Die von Hufschmidt im Jahre 1966 propagierte Behandlung einer direkten elektrischen Reizung spastischer Muskeln zur Minderung der Spastik und Aktivierung der paretischen Antagonisten hat sich von Einzelfällen abgesehen auch bei Anwendung mit dem sog. „Spasmotron" nicht bewährt.

Möglicherweise wird aber in den kommenden Jahren unter Einsatz der Computertechnik elektrisch ein Bewegungsmuster spastisch gelähmter Paresen simuliert werden können. Rein theoretisch wäre vorstellbar, daß durch *programmierte Bewegungsmuster* und Anbringung zahlreicher Elektroden an den dazu notwendigen Muskelpartien ein Stehen oder auch begrenztes Gehen von spastisch para- oder gar tetraplegischen Patienten möglich wird.

Eine *Behandlung mit konstantem Gleichstrom* ist bei Lähmungen mit trophischen Störungen der Haut hilfreich, insbesondere wenn auch Schmerzen geklagt werden; Gleichstrombehandlung, d.h. die konstante Galvanisation hat neben einer hydrotherapeutischen Komponente auch einen analgesierenden Effekt. Technisch werden nicht einzelne Muskeln, sondern Muskelgruppen oder ganze Gliedmaßen vom Strom durchflutet, wobei das ausreichend langsame Ein- und Ausschleichen des Stromes dafür sorgt, daß in den gesunden Muskeln keine Kontraktion auftritt. Die konstante Galvanisation bewirkt eine Verbesserung der Durchblutung der Haut wie auch der Muskulatur, sie hat einen schmerzlindernden Effekt und wird als Quer- und Längsgalvanisation sowohl in Vierzellen- bzw. Zweizellenbädern als auch im Stangerbad (d.h. einem galvanischen Vollbad) angewandt.

Niederfrequenzströme sind dann einzusetzen, wenn ein hyperämisierender Effekt gewünscht wird.

2.2.4 Operative Maßnahmen

Eine optimale neurologische Behandlung kann oft nur in enger Zusammenarbeit mit den neurochirurgischen Kollegen gelingen. Wir ziehen unsere neurochirugischen Kollegen immer dann in den Entscheidungsprozeß der einzuschlagenden Therapiemaßnahmen hinzu, wenn es um die Frage raumfordernder intrakranieller oder spinaler Prozesse, revisionsbedürftige periphere Nervenläsionen oder die Frage stereotaktischer bzw. analgesierender Eingriffe geht. Unverzichtbar ist die enge Zusammenarbeit bei der Indikation druckentlastender Operationen, insbesondere dem Hydrocephalus internus aresorptivus oder auch der Indikation zum Zeitpunkt des operativen Eingriffes bei Subarachnoidalblutung. Unterschiedliche Auffassungen bei der Operationsindikationsstellung in der Traumatologie, bei intrakraniellen Blutungen oder bei Raumforderungen auf dem Boden entzündlicher Prozesse sind positiv zu werten, da – gleichgültig ob eine Operation durchgeführt oder eine konservative Maßnahme ergriffen wird – das konsiliarische Gespräch befruchtend ist. Auf die Indikation der einzelnen operativen Maßnahmen wird bei der Vorstellung der einzelnen Krankheitsbilder eingegangen, die Indikationsstellung aus neurochirurgischer Sicht und insbesondere die Operationstechniken sind den einschlägigen neurochirurgischen Lehrbüchern zu entnehmen.

2.2.5 Strahlentherapie

Bei der Strahlentherapie unterscheidet man die perkutane Bestrahlung von der lokalen Bestrahlung mit radioaktiven Nukliden. Als *lokaler Strahler* für die stereotaktische interstitielle Curie-Therapie werden in erster Linie Iridium-192, Yttrium-90 und Gold-198 verwandt, wobei die besten Ergebnisse bei Hypophysentumoren beschrieben sind.

Für die *perkutane Bestrahlung* werden folgende Strahlenarten verwandt:

1. Photonenstrahlung (elektromagnetische Strahlung)
   - Konventionelle Röntgentherapie (Photonen aus Röntgenröhren)
   - Telegammatherapie (Photonen radioaktiver Substanzen)
   - Ultraharte Therapie (Photonen aus Teilchenbeschleuniger)
2. Korpuskularstrahlung (schnelle Teilchen)
   - Elektronen
   - positiv geladene schwere Teilchen wie Protonen, Deuteronen und Alpha-Teilchen
   - Neutronen.

In den letzten Jahren ist die Therapie mit konventionellen Röntgenstrahlen durch die Telegamma-Therapie oder die Behandlung mit Photonen oder Elektronen aus Teilchenbeschleunigern abgelöst worden, wobei für die Telegamma-Therapie als wichtigste Strahlenquelle das Kobalt (Co^{60}) („Telekobalt-Therapie") gilt. Die Beschleunigung positiv geladener schwerer Teilchen erfolgt im Zyklotron. Die im Betatron beschleunigten Elektronen können ebenso für die Strahlentherapie verwandt werden.

Die Strahlentherapie ist indiziert bei bestimmten Hirn- und Rückenmarkstumoren, gelegentlich noch zur Behandlung degenerativer oder entzündlicher Leiden, zur Liquorraumbestrahlung und in Einzelfällen bei den Fehlbildungskrankheiten (u. a. Syringomyelie).

a) Tumorbestrahlung

Die Indikation zur Tumorbestrahlung hängt von der Strahlensensibilität der einzelnen Tumoren ab. Immer ist zu berücksichtigen, daß undifferenzierte Tumoren mit hoher Mitoserate viel eher einer Strahlentherapie zugänglich sind als die hochdifferenzierten Malignome. Als Gewebetoleranzgrenze für das Gehirn eines Erwachsenen gelten 60 Gy innerhalb von 5–6 Wochen appliziert, der entsprechende Wert für das Rückenmark liegt bei 40 Gy. Da die Strahlenempfindlichkeit des kindlichen ZNS größer ist, erfolgen je nach Alter entsprechend reduzierte Gy-Dosen. Eine Tumorbestrahlungsserie benötigt z. B. beim Glioblastom 6 Wochen, wobei pro Tag 2 Gy appliziert werden und die gesamte Bestrahlungszeit über 6 Wochen erfolgt. Hirntumoren werden meist mit 40 Gy Gesamthirn und 20 Gy Herddosis bestrahlt. Selten wird die Gesamtdosis nicht in 1 Serie von 5–6 Wochen, sondern in 2 oder 3 Serien mit mehrmonatigen Pausen zwischen den Serien appliziert.

Gliobastome und Astrozytome Grad III–IV sind ebenso wie die Pinealome und Medulloblastome außerordentlich strahlensensibel. Auch das entdifferenzierte Oligodendrogliom Grad III gilt heute als Indikation zur Strahlentherapie. Keine Strahlensensibilität weisen aber Astrozytom Grad I oder Grad II, das Oligodendrogliom Grad I oder Grad II und die Mehrzahl der Gangliozytome auf.

Hirnmetastasen sollten ebenso wie Wirbelkörpermetastasen zumindest palliativ je nach Individualfall bestrahlt werden, Solitärmetastasen können primär aber auch exstirpiert werden. In Kombination mit der Metastasenbestrahlung bzw. -Operation hat eine Chemotherapie zu erfolgen, wobei je nach Histologie auch intrathekale Chemotherapie, z. B. mit Methotrexat indiziert ist.

Tumorrezidive werden nur ausnahmsweise z. B. mit maximal 20 Gy cerebral nachbestrahlt, da die Gefahr von Strahlennekrosen, Strahlenzysten oder auch Zweittumorinduktionen sprunghaft steigt.

Bei *spinalen Tumoren* werden Gesamtdosen von 40 Gy angestrebt, um gesunde Rückenmarksanteile nicht mitzuschädigen.

b) Liquorraumbestrahlung

Sie ist heute eine gängige Therapieform bei der Medulloblastombehandlung, um so die Entwicklung von sog. Abtropfmetastasen im Liquorraum zu verhindern. Liquorraumbestrahlungen erfolgen in gleicher Weise im Rahmen der Leukämie zur Prophylaxe und bei der Entwicklung einer ausgeprägten Meningitis leukaemica.

c) Syringomyelie

Eine Bestrahlung ist nur bei Patienten mit im Vordergrund stehenden Schmerzen indiziert, da es nur in einem Teil der Fälle zu einer radiogen verursachten Schmerzlinderung kommt. Gelegentlich kann eine Symptombesserung oder auch zumindest ein Stillstand der progredienten Erkrankung beobachtet werden.

d) Entzündliche und degenerative Erkrankungen

Die Indikation der Entzündungs-Bestrahlung hat sich in den letzten Jahren wesentlich geändert, so daß nur selten noch mit einer Gesamtdosis von 5–6 Gy und einer Applikation von Einzeldosen von 1 Gy 1 bis 2mal wöchentlich eine Bestrahlung im Rahmen der Periartheritis humeroscapularis, einer Epikondylitis oder auch einer postoperativen Parotitis erfolgt. Gelegentlich sollte aber nach dem Versagen medikamentöser und physikalischer Behandlungsmaßnahmen eine Minderung von Schmerz- und Bewegungseinschränkungen z.B. auch im Rahmen der Spondylarthrosen, durch eine „Entzündungs-Bestrahlung" versucht werden.

2.2.6 Psychotherapie

Unter Psychotherapie kann man die Krankenbehandlung mit seelischen Mitteln verstehen und nicht alleine die Behandlung von psychisch Kranken. In diesem Sinne ist jedes ärztliche Gespräch als Psychotherapie aufzufassen, wobei der Arzt seine psychotherapeutischen Erfolge schon durch die Überzeugungskraft seiner Persönlichkeit, aber auch durch zusätzlich eingesetzte gezielte Suggestionsmaßnahmen erreicht. Der Ausbau der Psychotherapie seit Sigmund Freud hat zur Entwicklung zahlreicher spezialisierter Verfahren geführt. Dabei kann man den verbalen Methoden die rein averablen Methoden der Psychotherapie gegenüberstellen. Besser aber unterscheidet man nach Tölle die einsichtsorientierten, d.h. interpretativen Methoden der Psychotherapie von den direktiven suggestiven Vorgehensformen und den stärker experimentell orientierten Methoden.

Einsichtsorientierte und damit interpretative Methoden erreichen, daß der Patient die Ursachen von Fehlhaltungen in unbewältigten Konflikten erkennen lernt, diese dann zusammen mit seinem Therapeuten durcharbeitet, wiederholt, erneut erlebt und aufgrund dessen dann seine Fehlhaltungen korrigieren und psychische Symptome verlieren kann. Entscheidendes Instrument dieser *einsichtsorientierten Methoden* ist die verbale Kommunikation, Grundlage stellt die Psychoanalyse dar. Für die Neurologie spielt dabei die Kurzpsychotherapie, d.h. die fokuszentrierte Kurzpsychotherapie die entscheidende Rolle, da hiermit neben der Notfallbehandlung und Krisenintervention auch bestehende Konversionssymptome in relativ begrenzter Zeit erfolgreich behandelt werden können.

Zu den *direktiven und suggestiven Therapiemaßnahmen* gehört die Persuasionstherapie, die durch Überzeugen, Informieren und Belehren den Patienten dazu führen will, daß er durch Einsicht die psychischen Störungen versteht und damit beheben lernt. Eine besondere Form dieses direktiven Vorgehens ist dabei die Suggestion, wobei zu bedenken ist, daß der Therapeut alleine schon durch Sachkunde und Hilfsbereitschaft suggestiv wirkt, gleichgültig ob sich Patient und Arzt dieser Beeinflussung bewußt oder unbewußt sind. Ist die Suggestion das Hauptmittel der Therapie, so spricht man auch von der Suggestivtherapie, in Maximalform als Hypnose betrieben. Starke suggestive Akzente findet man auch bei den Entspannungsverfahren wie der gestuften Aktivhypnose oder dem autogenen Training. Die konzentrativen *Selbstentspannungsübungen nach J. H. Schulz* tragen zu einer optimalen Ruhigstellung des gesamten Willkürapparates bei und können bei dem Erlebnis von Schwere und Wärme zu einer Regulierung vegetativer Funktionen und einer seelischen Lockerung in der Weise beitragen, daß sich für das psychosomatische Gesamtverhalten des Patienten günstige Wirkungen erreichen lassen.

Die dritte Form der Psychotherapiemethoden sind die stärker experimentell orientierten Methoden und hierbei insbesondere die *Verhaltenstherapie*. Diese Therapieform sucht aufgrund lerntheoretischer Prinzipien und psychologischer Programmierungen verschiedenartige seelische Störungen auszugleichen und wird in der Neurologie beim psychogenen Tremor, dem Schreibkrampf und auch den psychogenen Gangstörungen mit Erfolg angewandt.

Ziele der Psychotherapie sind an erster Stelle eine Ichstärkung, damit einhergehend ein Abbauen von Fehlverhalten, Wiedererlangen wünschenswerter Verhaltensweisen und ggf. eine Umstrukturierung der Persönlichkeit. Zu letzterem sind sicherlich die am tiefsten in die Dynamik eindringenden Methoden der Psychotherapie, d. h. die *Psychoanalyse* und die aus ihr abgeleiteten Verfahren imstande.

Die Hauptanwendung der Psychotherapie ist die Gruppe der Neurosen und in der Neurologie das Konversionssymptom. Dabei ist es bei den Konversionssymptomen, wie z. B. den hysterischen Gangstörungen oder Schreibkrämpfen, oft nicht zu umgehen, die im Vordergrund stehende Psychotherapie mit krankengymnastischen Maßnahmen, Beschäftigungstherapie und medikamentös durch Zugabe milder Tranquilizer zu ergänzen.

Jeder junge Arzt sollte sich unabhängig von diesen psychotherapeutischen Maßnahmen Klarheit darüber verschaffen, daß das ärztliche Gespräch und damit die Psychotherapie für den kranken angsterfüllten oder gar verzweifelten Patienten von außerordentlich großer Wertigkeit ist, um alleine den Weg zu einer abnormen Erlebnisverarbeitung zu verstellen. Auch bei der Aufklärung über die Erkrankung ist der Arzt bei der Verpflichtung zur Wahrheit immer angehalten, solche Formulierungen zu wählen, die von dem betroffenen Patienten hingenommen werden und nicht zu negativen Gefühlsreaktionen führen. In bedrohlichen Grenzsituationen können dabei auch einmal ablenkende Erklärungen oder zweideutige, noch Hoffnung belassende Äußerungen erlaubt sein. Regeln für solche offen aufklärende und nicht zu belastende Gespräche lassen sich nicht aufstellen, jeder Arzt muß mit seinen eigenen Fähigkeiten das gleiche Ziel zu erreichen versuchen. Jeder Arzt kann dabei mit jedem Wort psychologisch Falsches tun, er kann aber auch mit seinem mit Menschlichkeit geführten aufmunternden Gespräch die körperliche und insbesondere die vegetative Gesamtverfassung des Patienten oft überraschend günstig beeinflussen. Immer hängt es vom Einzelfall der Erkrankung und der Individualität des Patienten ab, in welchem Umfang der Arzt nur Medikamente oder physikalische Maßnahmen in Verbindung mit einer Psychotherapie einsetzt. Es muß nicht unbedingt gegen die Qualität einer Gesprächstherapie sprechen, wenn man sich neben verhaltenstherapeutischen Maßnahmen auch einer gezielten Physiotherapie und bestimmten medikamentösen Maßnahmen bedient.

2.2.7 Unkonventionelle Therapieverfahren

Die unkonventionellen Therapieverfahren spielen auch in der Neurologie eine zunehmend stärkere Rolle, weil die jüngere Medizinergeneration nicht selten die sachkundige und naturwissenschaftlich begründete Therapie vernachlässigt. Oft wird auch übersehen, daß eine Reihe neurologischer Erkrankungen zur Spontanheilung neigen und bei den mehr funktionellen Erkrankungen die Suggestivmaßnahmen alleine schon Symptomlinderung oder Beschwerdefreiheit erreichen können. Es überrascht daher nicht, daß eine Reihe problematischer Therapiemethoden, wie z. B. die Zellulartherapie, spezielle Elektrotherapieverfahren oder auch die Akupunktur Eingang in manche Neurologen-Praxis gefunden hat. Dabei sollte sich jeder Arzt Klarheit darüber verschaffen, daß die sog. unkonventionellen Verfahren keineswegs immer frei von Nebenwirkungen sind, erinnert sei nur an allergische Reaktionen nach der Zellulartherapie oder auch die beschriebenen Hirnstammenzephalitiden nach Schweinehirnimplantationen bei MS-Patienten.

Die Anwendung unkonventioneller Methoden erscheint uns nur dann vertretbar, wenn sie dem Patienten nicht mehr schaden als nutzen, die Kosten als Placeboverfahren angemessen sind und keine Heilungschancen durch eine wirksame Therapie insbesondere auch Psychotherapie bestehen. Nur in solchen Fällen kann dann der Placebo-Effekt, z. B. einer „Vitamin-Kur", einer Akupunktur-Behandlung etc. brauchbar sein, weil Nebenwirkungen von dieser Therapieform selten zu erwarten sind, der Grad der Suggestibilität einen Therapieerfolg erwarten läßt, die Kosten vertretbar sind und dem Patienten keine unangenehmen Erwartungen bevorstehen. Man sollte sich aber immer darüber im klaren sein, daß der Placebo-Effekt auch für viele andere ärztliche Maßnahmen gilt und auch erwünscht ist. Der Vorteil der Akupunktur gegenüber einer Placebo-Tablette ist die große Zuwendung bei den einzelnen Sitzungen, gleichgültig ob sog. Akupunkturpunkte gestochen werden oder nicht. Es würde dem naturwissenschaftlichen Verständnis des Arztes nicht entsprechen, wenn er aber übersehen würde, daß der Akupunktur-Effekt unabhängig ist und die Effekte in dem Rahmen zu erwarten sind, die auch durch andere suggestive Verfahren erreichbar sind. Daß eine Behandlung von Infektionskrankheiten, Tumorleiden, Erkrankungen von Sinnesorganen, Organerkrankungen jeder Art mit Ausnahme der funktionellen Erkrankungen mittels der Akupunktur nicht möglich ist, bedarf keiner besonderen Erwähnung.

Wir selbst setzen die meist sehr kostspieligen suggestiven Therapieverfahren nur ausnahmsweise ein, da der Placebo-Effekt auch durch einfachere und gelegentlich weniger zuwendungsintensivere Verfahren erzielt werden kann.

2.3 Behandlungsfehler und Rechtsfragen

Fachbedingt beschäftigt sich der Neurologe mehr mit den Behandlungs- oder Aufklärungsfehlern seiner Kollegen als mit denen seines eigenen Spezialgebietes. Dies liegt darin begründet, daß die überwiegende Mehrzahl von *Behandlungs- oder Diagnostikfehlern* in den chirurgischen Fächern zu beobachten sind. Behandlungsfehler in der Neurologie treten seltener durch falsche Injektions- oder Lagerungsmaßnahmen als vielmehr durch das gedankenlose Verschreiben von Schlafmitteln und Analgetika oder das ärztliche Fehlverhalten im Gespräch und bei der Untersuchung auf. Neben diesen Behandlungsfehlern muß aber auch das verspätete Erkennen und das Unterlassen einer sofortigen adäquaten Diagnostik und Therapie als Verletzung der Sorgfaltspflicht angesehen werden. Es ist daher jedem Therapeuten zu raten, über einen Zwischenfall ein detailliertes Protokoll anzulegen und z. B. bei einer mit einer Injektion einhergehenden Komplikation die Überweisung in eine Fachklinik zu veranlassen.

Neben möglichen Behandlungsfehlern im Verlaufe von Injektionen, Lagerungen, Punktionen und anderen diagnostischen Maßnahmen kann der Arzt aber auch für eine unzureichende Aufklärung haftbar gemacht werden. Dabei liegt die Beweisführung beim Arzt, ob er seiner *Aufklärungspflicht* gewissenhaft nachgekommen ist.

a) Schäden bei der Injektionsbehandlung

Die Anforderungen an die Hygiene verlangen, daß zwischen der Vorbereitung einer *Infusionslösung* und dem Anlegen der Infusion nicht mehr als 1–2 Stunden liegen. Intravenöse Infusionen werden potentiell gefährlich, wenn sie als Trägermedien für aktive Wirkstoffe eingesetzt werden. So tendiert z. B. Kaliumchlorid dazu, sich nicht gleichmäßig zu verteilen, wenn es ohne Mischen zu den Trägermedien im Glas- oder PVC-Behälter gespritzt wird; dies gilt insbesondere dann, wenn die Infusionsbehälter bereits mit der Öffnung nach unten am Infusionständer hängen. Auch Heparin verteilt sich ganz unzureichend, wenn es ohne Mischen zum Trägermedium in PVC-Behältern hinzugefügt wird. Von Insulin ist bekannt, daß es an der Oberfläche einer Haemaccel-Lösung schwimmt, wenn der Inhalt nach Hinzufügung von Insulin nicht entsprechend vermischt wurde. Es sind daher entsprechende Instruktionen für das Mischen von Inhaltsstoffen auf allen Behältern der Trägermedien für intravenöse Infusionen anzubringen und es darf nicht versäumt werden, daß auf einer angelegten Infusionsflasche alle Inhaltsstoffe gut sichtbar für jeden lesbar vermerkt sind.

Fehlerhafte Blutübertragungen können zu schwersten Blutunverträglichkeitsreaktionen führen. Der Arzt ist daher angehalten, in den ersten 5 bis 10 Minuten der Blutübertragung am Bett des Patienten zu bleiben, um bei allergischen Reaktionen sofort einschreiten zu können. Dies gilt in begrenzter Form auch für die Übertragung bei Erythrozytenkonzentraten. Wegen der Serumhepatitisgefahr ist die Indikation zur Übertragung von Blutkonserven oder Erythrozytenkonzentraten streng und nur bei vitaler Indikation zu stellen, wobei die Hepatitisgefahr bei Erythrozytenkonzentraten ungleich kleiner ist. Die aus der Anästhesie gewonnene Erfahrung, daß Erythrozyten- oder Blutkonserven nicht bei Hb-Werten über 8 g gegeben werden sollten, gelten in der neurologischen Intensivtherapie keinesfalls grundsätzlich, da bei schweren cerebralen hypoxischen Hirnschädigungen schon das Unterschreiten von 10 g Hb-Werten die Indikation zur Erythrozytenübertragung bedeuten kann.

Zum Schutz vor Infektionsgefahr, insbesondere der Übertragung der Serumhepatitis, ist möglichst *Einmalspritzenmaterial* zu verwenden. Verwechslungen in den *Injektionslösungen* sollten dadurch vermieden werden, daß die Spritze erst unmittelbar vor dem Eingriff aufgezogen und bei der Vorbereitung der Injektion die geleerte Ampulle über die zugehörige Plastik-geschützte Nadel gestülpt wird. Absolut steriles Vorgehen auch bei Benutzen von Tupfern verhindert das Auftreten von Spritzenabszessen.

Kommt es bei Injektionen zu einer intraneuralen Nadelposition, so kann schon durch den Einstich selbst eine mechanische Schädigung von Nervenfasern, interfaszikulären Gefäßen etc. auftreten oder gar eine intraneurale Hämatombildung entstehen. Ein weiterer mechanischer Faktor einer *versehentlichen Nerveninjektion* ist der Injektionsdruck, unabhängig davon, ob es sich dabei um ein neurotoxisch wirkendes Medikament handelt. Zusätzliche toxische Gefäß-, Myelin- und Axonschäden sind durch eine Reihe von Medikamenten zu erwarten, aufgeführt seien aus der Gruppe der Antibiotika die Penicilline, Tetracycline, Aminoglykoside, aus der Reihe der Analgetika die Phenylbutazon und Indometacin-Derivate (z. B. Irgapyrin oder Amuno); von den Psychopharmaka können insbesondere Phenothiazine, Thiopental und das Paraldehyd bei versehentlicher intraneuraler Nadelposition toxische Schäden setzen.

Intramuskuläre Einspritzungen können bei falscher intraglutealer Injektionstechnik zu Lähmungen des N. ischiadicus führen, selten ist zusätzlich auch der N. gluteus inferior betroffen. Dabei handelt es sich meist um schwerste motorische, sensible und vegetative Läsionen. N. ischiadicus-Schäden als Folge intramuskulärer Injektionen sind immer als Behandlungsfehler zu werten, selbst wenn der Eingriff nicht mehr in allen Einzelheiten rekonstruiert werden kann. Bei juristischen Auseinandersetzungen wird heutzutage grundsätzlich davon ausgegangen, daß eine Schädigung des N. ischiadicus immer vermeidbar ist und bei einem Schädigungseintritt eine fehlerhafte Spritzentechnik angewandt worden sein muß.

Man muß sich daher als verantwortlicher Arzt auch bei den examinierten Therapeuten im Pflegebereich immer wieder überzeugen, daß die Regeln der Injektionstechnik in den oberen äußeren Quadranten einer Gesäßhälfte korrekt eingehalten werden; bei der Injektion in den oberen äußeren Quadranten einer Gesäßhälfte ist nämlich immer zu beachten, daß bei der Bauchlage des Patienten die sagittale Stichrichtung eingehalten wird, d. h. die Injektionsnadel von posterior nach anterior in horizontaler Richtung geführt wird. Statt der Quadrantenregel wird auch die ventro-gluteale Injektionstechnik nach v. Hochstetter verwandt, bei der die Injektion in den vorderen Anteil der Mm. glutei medius und minimus erfolgt; dabei ist der Einstich in der Mitte des von Spina iliaca anterior superior, Eminentia cristae iliacae und Trochanter major gebildeten Dreiecks, die Stichrichtung ist sagittal bei Seitenlage des Patienten.

Für intramuskuläre Injektionen ist der *Delta-Muskel* nur in Notfällen zu benutzen, da hier der N. radialis und N. axillaris getroffen werden können; liegt aber ein Notfall vor, so darf auch in die Außenseite des Delta-Muskels (d. h. Außenseite des proximalen Oberarmes) mit geringer Einstichtiefe injiziert werden.

Injektionen in den M. quadriceps können mitunter zu einer Läsion des N. cutaneus femoris lateralis führen, so daß eine Meralgia paraesthetica entstehen kann. Es ist daher bei diesem Injektionsort immer darauf zu achten, daß streng in die distale Hälfte des lateralen Oberschenkels injiziert wird; die Einstichtiefe darf bei muskelschwachen Patienten nicht zu groß sein, da sonst der N. ischiadicus an der Femurrückseite getroffen werden könnte. *Intravenöse Injektionen* im Bereich der Ellenbeuge können zu einer N. medianus-Läsion führen. Es sind schwerste Durchblutungsstörungen mit teilweise irreversiblen Gewebsschäden bis hin zu Nekrosen und Amputationen zu befürchten, wenn Kurznarkotika oder manche andere Medikamente wie z. B. Penicillin G *versehentlich intraarteriell injiziert* werden. Jeder Arzt muß sich bei der Wahl des Injektionsortes im Bereich der Ellenbeuge dieser Gefahr bewußt sein. Hat sich dann aber durch Schmerzen in der entsprechenden Extremität unter der Einspritzung auch nur der Verdacht auf eine intraarterielle Injektion ergeben, so ist sofort folgendermaßen vorzugehen:

1. Unterbrechung der Injektion des gefäßtoxischen Medikamentes, aber unverändertes Liegenlassen der Injektionskanüle in der Arterie.
2. Langsame intraarterielle Injektion von Papaverin (40–80 mg in 10–20 ml isotonischer Kochsalzlösung) und Procain (5–10 ml 0,5–1%iges Novocain ohne Adrenalin-Zusatz).
3. Intraarterial gegebenenfalls Streptokinase 5–10000 I. E. zur lokalen Thrombolyse.
4. 250 mg Solu-Decortin-H intravenös (nicht intraarteriell!) und anschließend Anlegen einer Infusion mit 500 ml Rheomacrodex 10% unter Beifügung 1 Ampulle Hydergin.
5. Hinzuziehung des chirurgischen Konsiliarius beim Fehlen des peripheren arteriellen Pulses.
6. Hochlagerung des Armes mit Schutz vor Unterkühlung, Fortführung der lokalen Streptokinase-Therapie mit Vollheparinisierung unter PTT-Kontrolle; ggf. Stellatumblockade.

b) Schäden im Rahmen der Liquorraumpunktionen

Die lumbale Liquorentnahme ist in der Regel ein unbedenklicher Eingriff. Wird aber das Syndrom der intrakraniellen Drucksteigerung mit nachweislicher Stauungspapille von mehr als 2–3 dptr. übersehen, so kann es zu erheblichen Komplikationen bis hin zu Einklemmungserscheinungen kommen.

Die intrathekale Behandlung von Myelitiden, Enzephalitiden oder Meningitiden durch intralumbale Antibiotikaapplikationen (z. B. Sulfonamide, Penicilline, Streptomycine etc.) lehnen wir ab, da es nicht selten zu Cauda- oder auch Rückenmarksschädigungen kommen kann. Darüber hinaus bietet diese Therapieform auch keine Vorteile gegenüber anderen Applikationsweisen. Nur die intrathekale Zytostatikagabe oder ggf. auch die Corticoidapplikation erscheint bei bestimmten Grunderkrankungen indiziert und kann bedenkenlos durchgeführt werden.

Suboccipitale Liquorentnahmen sind bei Berücksichtigung der notwendigen Vorkehrungen gleichfalls als unbedenklicher Eingriff zu werten; bei der seitlichen cervicalen Punktion in Höhe $HWK_{1/2}$ haben wir im Rahmen einer Begutachtung einmal einen Patienten mit einer sich daran anschließenden schweren subarachnoidalen Blutung gesehen, ohne daß ein Aneurysma nachweisbar war.

Bei *Myelographien* mit der intrathekalen Gabe von Metrizamid (Amipaque) haben sich folgende Dosen bewährt: Lumbal 170 mg Jod/ml bei einer Gesamtmenge von 10 ml. Bei einer thorakalen Myelographie sind lumbal 10–15 ml mit einer Jod-Menge von 200–250 mg/ml zu geben. Die cervicale Myelographie mit einer C_1/C_2-Punktion ist mit 200–250 mg Jod/ml und 10 ml durchzuführen, erfolgt die Füllung des Kontrastmittels lumbal zur cervicalen Myelographie, so ist eine Menge von 300 ml Jod/ml und 7 ml zu geben. Bei einer totalen Myelographie werden 7–15 ml Amipaque gegeben, wobei 200–300 mg/ml Jod nötig sind. Für die kraniale Computertomographie genügt eine Dosis von 100 mg Jod/ml, um eine ausreichende Kontrastanhebung etwa 1 Stunde nach Applikation zu erzielen.

Bei lumbaler Applikation ist dafür zu sorgen, daß für 8 Stunden nach der Kontrastmittelgabe eine Oberkörperhochlagerung und eine Kopfhochlagerung im Winkel von 15–30° erfolgt. Die orale Flüssigkeitszufuhr vor und 12 Stunden nach der Myelographie soll Nebenwirkungen wie Kopfschmerzen verhindern helfen, eine Prämedikation mit Barbituraten oder Benzodiazepin-Derivaten ist aber nicht zwingend notwendig, wenn keine Hinweise für eine erhöhte cerebrale Anfallsbereitschaft bestehen. Die Überwachung nach lumbalen wie auch suboccipitalen Myelographien halten wir wegen der möglichen Komplikationen, wie z. B. Grand mal-Anfällen, passageren Verwirrtheitszuständen, Meningitiden durch Keimverschleppung etc. für zwingend notwendig und sehen daher die ambulante Durchführung auch lumbaler Myelographien im Rahmen der Bandscheibendiagnostik für absolut kontraindiziert an. Immer ist für eine optimale Aufklärung des Patienten zu sorgen, da es doch zu recht häufigen subjektiven Nebenwirkungen wie Kopfschmerzen, Übelkeit, Schwindel etc. (in bis zu 50%) kommen kann. Schwere anaphylaktoide Reaktionen sind bisher nicht beobachtet worden, epileptische Anfälle sind besonders nach der cervicalen Myelographie zu sehen. Epileptische Anfälle treten nach der alleinigen lumbalen Myelographie in 0,5‰ auf, Funktionspsychosen sind meist bei cervicaler Myelographie in bis zu 4‰ zu sehen. Bei 20% der Patienten können EEG-Veränderungen auch dann gefunden werden, wenn keine Kopfschmerzen oder Verwirrtheitszustände geklagt werden.

Über alle diese Nebenwirkungen ist der Patient unabhängig von den Prozentzahlen in gebührender Form aufzuklären, die Aufklärung muß gegebenenfalls schriftlich erfolgen.

c) Weitere Kontrastmitteluntersuchungen oder Fremdeiweißgaben

Liquorraumszintigraphien können neben postpunktionellen Beschwerden auch selten einmal verzögerte allergische Erscheinungen auf das radioaktive Humanalbumin verursachen. Wir sahen dies bei einem Patienten mit einer Allergieanamnese und asthmoiden Bronchitis, bei dem es 2 Stunden nach der lumbalen Kontrastmittelapplikation zu einem Bronchospasmus mit konsekutivem Lungenödem kam.

Bei selektiven *Katheterisierungen der Aorta und der abgehenden Gefäße* ist darauf zu achten, daß es durch Überinjektionen in kleinere Endarterien zu Querschnittssyndromen im Sinne eines A. spinalis anterior-Syndroms kommen kann. Als Ursache werden dabei sowohl toxische, allergische als auch insbesondere passagere ischämische Mechanismen angenommen.

Im Rahmen der *Arteriographien* kommen auch mit den neueren Kontrastmitteln gelegentlich allergische Begleitreaktionen bis hin zum anaphylaktischen Schock vor. Versuche, durch Vortestungen eine Gefährdung des Patienten zu erkennen, haben meist versagt, ganz abgesehen davon, daß auch bei positiven Tests die Applikation anschließend reaktionslos verlaufen kann. Darüber hinaus ist auch der Test bereits mit einem gewissen Risiko belastet. Die Erfahrung hat gezeigt, daß Reaktionen gegen ein bestimmtes oder auch gegen unterschiedlich strukturierte jodhaltige Kontrastmittel ohne erkennbares Muster auftreten, so daß auch Voraussagen aufgrund früher beobachteter oder fehlender Reaktionen nicht möglich sind. Wird aber in der Anamnese eine solche Überempfindlichkeitsreaktion beschrieben, so ist folgendermaßen vorzugehen:

1. Immer ist das am wenigsten toxische jodhaltige Kontrastmittel zu benutzen.
2. Alle medikamentösen und instrumentellen Notfallbehandlungsmöglichkeiten müssen bereitstehen.
3. Prophylaktisch sollte bei einer Allergieanamnese Cortison, z. B. 100 mg i. v. gegeben werden.

Zur Nucleolyse werden Fremdeiweiße, z. B. vom Typ des Chymopapain benutzt, die gleichfalls zu allergischen Reaktionen führen können. Eine *Nucleolyse* verbietet sich daher in jedem Falle, wenn eine Allergie-Anamnese besteht. Wir konnten bei einem Patienten nach Chymopapain-Nucleolyse eine sofortige Fieberreaktion und 14 Tage später eine serogenetische Radikulomyelitis beobachten, die sich trotz einer Cortison-Vorbehandlung vor der Nucleolyse entwickelt hatte, erfreulicherweise aber keine Restsymptomatik hinterlassen hat.

d) Lagerungsschäden

Die Folgen einer falschen Lagerung können nicht nur ein Dekubitus, Versteifung von Gelenken oder ein Spitzfuß sein. Es kann darüber hinaus durch schlecht angelegte Verbände zu der gefürchteten ischämischen Kontraktur kommen. Die Wichtigkeit der optimalen Polsterung, insbesondere bei bewußtseinsgestörten Patienten, kann nicht genug betont werden, da selbst auf neurologischen Intensivstationen Drucklähmungen des N. peronaeus, N. ulnaris oder gar des N. ischiadicus gelegentlich zu beobachten sind.

e) Unzulässige Medikationen bzw. Operationen

Zu möglichen Behandlungsfehlern des Nervenarztes gehören nicht nur die zu großzügige Anordnung von Distraneurin im Ablauf eines Alkoholdelirs, sondern schon das gedankenlose Verschreiben von Analgetika oder Schlafmitteln. Das Warnen und Aufklären des Arztes ist bei einem drängenden Patienten oft unzureichend; statt eines möglicherweise zeitraubenden Gespräches wird oft der Griff zum Rezeptblock vorgezogen. Daß aber nicht nur die Verordnungen von Medikamenten, sondern auch die Operationsindikation oft zu lokker gehandhabt werden, zeigen die Operationszahlen im Bereich der Hals- und Lendenwirbelsäule besonders anschaulich.

Ärztliches Fehlverhalten findet man aber auch im Gespräch oder bei der Untersuchung des Patienten, da schon ein unbedachtes Wort des Arztes auf kurze oder lange Sicht zu iatrogenen Schäden führen kann. Es ist aber erfreulicherweise nur selten zu beobachten, daß ein Arzt die Aufklärung seines Patienten so weit treibt, daß dem Schwerkranken die letzte Hoffnung genommen wird und er sich zu einer Suizidhandlung provoziert fühlt.

f) Rechtsfragen

Der Neurologe wird mit seiner Berufshaftung immer dann konfrontiert, wenn ihm Behandlungsfehler oder aber eine Verletzung der Aufklärungspflicht unterstellt werden. Die Fragen der Meldepflicht nach dem Bundesseuchengesetz sind mit dem Auftreten des erworbenen Immundefektsyndroms (AIDS) wieder in den Mittelpunkt der Diskussion geraten.

Behandlungsfehler spielen erfreulicherweise in der Neurologie eine geringere Rolle als in den operativen Fächern, in der Mehrzahl handelt es sich um Behandlungsfehler im Rahmen diagnostischer Maßnahmen. Eine unterlassene Aufklärung des Patienten kann aber im Einzelfall gleichfalls als Behandlungsfehler gewertet werden. Dies gilt z. B. für die Notwendigkeit einer umfassenden Beratung des anfallskranken Patienten und seine Fahrtauglichkeit. Von einer Fahrtauglichkeit darf nach den Richtlinien des Gemeinsamen Beirates für Verkehrsmedizin (1985) und den Richtlinien der Deutschen Sektion der internationalen Liga gegen Epilepsie nur ausgegangen werden, wenn der Patient mindestens 1–2 Jahre anfallsfrei war (in Ausnahmefällen auch weniger), sich ärztlich und elektroenzephalographisch weiter kontrollieren läßt und wenn keine schweren psychischen Veränderungen vorliegen.

Ein Radiologe, dem von einem Neurologen ein Patient zu bestimmten Diagnosemaßnahmen überwiesen wird, kann sich grundsätzlich darauf verlassen, daß der überweisende Arzt die medizinische Indikation geprüft und bejaht hat. Der Radiologe ist als Konsiliararzt sogar gezwungen, sich auf die Indikation des überweisenden Arztes zu verlassen, es sei denn, ihm wird die Prüfung der Frage, welche diagnostische Maßnahme in Betracht zu ziehen ist, bewußt überlassen (OLG Düsseldorf, Urteil vom 30. 6. 1983).

Der Beweis für einen Behandlungsfehler und für dessen Verursachung an dem bestehenden Schaden muß zunächst von dem Patienten erbracht werden. Ist der Schaden aber als eine typische Folge einer Fehlbehandlung anzusehen, so wird heute von den Juristen die Beweislast umgekehrt, so daß der Arzt dann den Nachweis erbringen muß, daß der vorliegende Schaden trotz sachgemäßer Behandlung eingetreten ist. Es ist daher außerordentlich wichtig, daß man seiner Dokumentationspflicht bei der Erhebung der Krankengeschichte und der Befunde exakt nachkommt. Der Arzt hat diese Dokumentationspflicht mit korrekter Führung eines Krankenblattes einschließlich Verlauf unabhängig davon anzuerkennen, ob man das diskutierte Einsichtsrecht des Patienten in die Mehrzahl der Krankenblattunterlagen beklagt oder nicht. Für den behandelnden Arzt selbst ist auch eine umfangreiche Darstellung bestehender Funktionsstörungen im Krankenblatt wichtig, wenn ihm ein vermeintlicher Behandlungsfehler unterstellt wird, die beklagte neurologische Störung aber bereits vor dem Eingriff bestanden hat.

In der juristischen Praxis hat sich gezeigt, daß der Nachweis eines Behandlungsfehlers („Kunstfehler") oft schwierig zu führen ist und cs wird daher zunehmend dem behandelnden Arzt als zweiter Haftungsgrund eine Verletzung der *Aufklärungspflicht* vorgeworfen. Die Aufklärungspflicht gründet sich auf das Selbstbestimmungsrecht des willensfähigen Patienten und muß um so detaillierter erfolgen, je weniger dringlich der Eingriff ist. Der Arzt hat darauf zu achten, daß er besonders diejenigen Risiken nennt, die für die Entscheidung eines mündigen Patienten für oder gegen einen diagnostischen oder therapeutischen Eingriff von besonderer Bedeutung sind. Auch außerordentlich seltene Nebenwirkungen, wie z. B. eine mögliche Wirbelkörperfraktur im Rahmen eines Grand mal-Anfalles nach erfolgter

Schlafentzugsmaßnahme, müssen dem Patienten mitgeteilt werden, obgleich diese Nebenwirkung weit unter 0,1‰ der durchgeführten Schlaftentzugsprovokationen liegen dürfte. Die Aufklärungspflicht geht nach neuesten DLG-Urteilen sogar so weit, daß auch über die ggf. bestehende Unerfahrenheit des zu untersuchenden bzw. operierenden Arztes aufzuklären ist. Der offensichtliche Mangel an Erfahrung, d.h. die fehlende eigene Qualifikation, unterliegt nach der neuesten Rechtssprechung der strengen Offenbarungspflicht.

Die Beweislast, daß man als Arzt der Aufklärungspflicht ausreichend nachgekommen ist, hat man selbst zu führen, da die Aufklärung Voraussetzung der Einwilligung eines jeden Patienten ist. Im wohlverstandenen Interesse des Arztes wie auch des Patienten sollten daher die beiden „Vertragsparteien" ein entsprechendes Einwilligungsformular unterschreiben, in dem Art des geplanten Eingriffes, mögliche Risiken und Zeitpunkt und Umfang der Aufklärung vermerkt sind. Verzichtet der Patient auf eine detailliertere Aufklärung, z.B. auch im eigenen wohlverstandenen Interesse, so sollte dies gesondert vermerkt werden. Kann der behandelnde Arzt eine ausreichende Aufklärung nicht nachweisen, so begründet dies nicht selten Haftungsansprüche gegenüber dem Arzt wegen eines rechtswidrig durchgeführten Heileingriffes.

Patienten mit schweren Bewußtseinsstörungen oder aber Störungen, die sie aus anderen Gründen für nicht mehr willensfähig machen, können im Notfall immer mit den notwendigen diagnostischen und therapeutischen Maßnahmen behandelt werden, da bei akut nicht mehr willensfähigen Patienten *im vermeintlichen Interesse des Patienten* gehandelt werden darf und demzufolge auch ohne ausdrückliche Zustimmung oder Unterschrift ärztlich aktiv gehandelt werden muß. Dies gilt auch für Suizidkandidaten, wie zahlreiche katamnestische Befragungen gezeigt haben. Sind die geplanten Maßnahmen bei den nicht willensfähigen Patienten aber nicht dringlich, so ist nicht das Einverständnis der Angehörigen, sondern ggf. die Einrichtung einer Pflegschaft beim Vormundschaftsgericht zu veranlassen. Der für den Patienten bestellte Pfleger muß dann an Stelle des Kranken entscheiden, ob der vorgesehene ärztliche Eingriff durchgeführt wird. Angehörige haben juristisch in Vertretung des erwachsenen und mündigen Patienten kein Zustimmungsrecht, obgleich wir es als eine ärztliche Pflicht ansehen, die Angehörigen bei Bewußtseinsgestörten in den Entscheidungsprozeß mit einzubeziehen.

Pflegschaftseinrichtungen sind immer nötig, wenn eine sinnvolle Verständigung mit dem Patienten nicht möglich ist oder der Patient bei entsprechender Erklärung über den gesamten Sachverhalt mit der Einrichtung einer Pflegschaft einverstanden ist. Sind diese beiden Bedingungen nicht zu erfüllen, so ist je nach der Notwendigkeit auch eine vorläufige Entmündigung zu veranlassen. Entsprechenden juristischen Rat kann man bei den örtlichen Vormundschaftsgerichten einholen. Es darf aber nie in Zweifel gezogen werden, daß gegen die ausdrücklich erklärte Meinung eines willensfähigen und damit geschäftsfähigen Menschen nie diagnostische oder therapeutische Maßnahmen eingeleitet werden dürfen. Dies gilt auch für Extremfälle, z. B. Hungerstreikende, so lange diese in einem willensfähigen Zustand sind.

Minderjährige, entmündigte oder unter Pflegschaft stehende Patienten können immer mit dem Einverständnis oder auf Veranlassung ihrer Rechtsvertreter ärztlich betreut werden. Man sollte sich aber auch in solchen Fällen das Einverständnis des Rechtsvertreters durch Unterschreibung eines Einwilligungsformulars schriftlich bestätigen lassen.

Die *Meldepflicht* ist *nach §§ 2–8 des Bundesseuchengesetzes* vom 18. Juli 1961 in der Bundesrepublik geregelt. Zur Meldung verpflichtet ist der behandelnde oder sonst hinzugezogene Arzt, in Krankenhäusern nicht nur der leitende Arzt, sondern auch jede sonstige mit der Behandlung oder der Pflege des Betroffenen berufsmäßig beschäftigte Person. Die Meldung hat immer dem für den Aufenthalt des Betroffenen zuständigen Gesundheitsamt zu erfolgen, spätestens innerhalb 24 Stunden nach erlangter Kenntnisnahme.

Meldepflichtig ist jeder Fall einer Erkrankung, des Verdachts einer Erkrankung oder eines Todes an folgenden Infektionen:

- Botulismus, Cholera, Enteritis infectiosa (Salmonellose und übrige Formen), Fleckfieber, Lepra, übertragbare Gehirnentzündung, Gelbfieber, übertragbare Kinderlähmung, Mikrosporie, Milzbrand, Ornithose (Psittacose und übrige Formen), Paratyphus A und B, Rückfallfieber, Ruhr (bakterielle Ruhr und Amöbenruhr), Tollwut, Tuberkulose, Tularämie und Typhus abdominalis.

Für folgende Erkrankungen gilt lediglich die Meldepflicht bei sicherer Erkrankung oder eines Todes an folgenden Infektionen:

- Brucellose (Bang'sche Krankheit, Maltafieber und übrige Formen), Diphtherie, übertragbare Hirnhautentzündung (Meningokokken-Meningitis und übrige Formen), Hepatitis infectiosa, Leptospirose (u. a. Weil'sche Krankheit), Malaria, Tetanus, Trichinose, Scharlach, Toxoplasmose.

Todesfälle an Grippe (Virusgrippe), Keuchhusten und Masern sind ebenso zu melden wie alle Ausscheider von Erregern von Enteritis infectiosa, Paratyphus A und B, bakterieller Ruhr oder Typhus abdominalis.

Von den meldepflichtigen Erkrankungen im Erwachsenenalter sind für den Neurologen praktisch nur die Infektionen durch Meningokokken relevant. Mit der angegebenen Meldepflicht bei Toxoplasmose wird aber auch bereits die Mehrzahl der Patienten meldepflichtig, bei denen ein erworbenes Immundefekt-Syndrom (AIDS) besteht. Es hat sich nämlich gezeigt, daß der überwiegende Teil der ZNS-Manifestationen bei AIDS mit einer Toxoplasma-Encephalitis oder seltener auch einer Zytomegalie-Encephalitis einhergeht. Wir selbst konnten bei einem verstorbenen Patienten mit AIDS eine Toxoplasmoseinfektion des ZNS nachweisen. Der Verdacht einer Toxoplasmose muß aber keinesfalls bereits gemeldet werden. Der Nachweis von Antikörpern gegen das HTLV-III-Virus erlaubt noch keine sichere Aussage über die Wahrscheinlichkeit einer sich später entwickelnden AIDS-Erkrankung und ist daher ebenfalls nicht meldepflichtig.

Literatur

Albert H-H (1981) Myelographie. Kontrastmittel, Indikation, Komplikationen. Fortschr Med 99: 1567–1568
Boehme H (1983) Hygiene aus rechtlicher Sicht. Dtsch Krankenpflegezeitschrift 6: 330–334
Delank HW (1970) Grundriß der Unfallneurologie. Steinkopff, Darmstadt
Donald B Calne (1980) Therapeutics in Neurology. Blackwell Scientific Publications, Oxford
Flügel KA (1978) Neurologische und psychiatrische Therapie. Perimed, Erlangen
Gladtke E (1981) Aktuelle Probleme der Arzneitherapie im Kindesalter. Med Welt 32: 219–224

Grote W (1975) Neurochirurgie. Thieme, Stuttgart

Hopf HC, Poeck K, Schliack H (1983) Neurologie in Praxis und Klinik. Thieme, Stuttgart

Jörg J, Schlegel KF (1982) Funktionsstörungen des Bewegungsapparates bei Erkrankungen des Nervensystems. In: Witt AN, Rettig H, Schlegel KF, Hackenbroch M, Hupfauer W (Hrsg) Orthopädie in Praxis und Klinik. Bd IV. Thieme, Stuttgart New York, S 7.1–7.70

Joschko H (1969) Elektrotherapie in der Neurologie. In: Hartmann K – v. Monakow (Hrsg) Therapie der Nervenkrankheiten. Karger, Basel New York, S 2–15

Kurz H (1978) Prinzipien der rationalen Arzneidosierung. Dtsch Ärztebl 41: 2335–2341

Maurer H-J (1980) Risiken bei Kontrastmitteluntersuchungen. Dtsch Ärztebl 43: 1555–1564

Mendelson G (1983) Acupuncture treatment of chronic back pain. JAMA 74: 49–55

Mumenthaler M (1979) Neurologie. Thieme, Stuttgart

Oepen I (1984) Zur Bedeutung unkonventioneller diagnostischer und therapeutischer Verfahren in der Onkologie. Niedersächsisches Ärztebl 4

Poeck K (1978) Neurologie. Springer, Berlin Heidelberg New York

Pulst S-M (1984) Neurologische Komplikationen bei erworbenem Immundefekt-Syndrom (AIDS). Nervenarzt 55: 407–412

Schanzer H, Gribetz I, Jacobson JH (1979) Accidental intraarterial injection of Penicillin G. Am Med Ass 242: 1289–1290

Scheid W (1980) Lehrbuch der Neurologie, IV. Aufl. Thieme, Stuttgart

Scheid W, Gibbels E (1969) Therapie in der Neurologie und Psychiatrie. Thieme, Stuttgart

Stöhr M (1980) Iatrogene Nervenläsionen. Thieme, Stuttgart

Taylor WJ, Finn AL (1981) Individuelle Arzneimitteltherapie. Klinische Daten für den Einsatz des Therapeutic Drug Monitoring. Gross, Townsend, Frank, New York

Tölle R (1978) Psychotherapie, Methoden – Ziele – Anwendung. In: Flügel KA (Hrsg) Neurologische und psychiatrische Therapie. Perimed, Erlangen, S 439–445

Waser PG (1981) Zelltherapie: teures Placebo oder gefährliches Naturheilverfahren? Dtsch Med Wschr 106; 12: 335–357

3 Behandlung häufiger neurologischer Symptome und Syndrome

Zu den häufigsten neurologischen Syndromen gehören die Paresen vom schlaffen und spastischen Typ, neurogene Blasenstörungen, Querschnittslähmungen, Hirndrucksymptome und Bewußtseinsstörungen. Behandlungsbedürftige Symptome bei zahlreichen Erkrankungen sind Schmerzen, Schlafstörungen, Schwindel, Schluckstörungen und Singultus.

3.1 Paresen

Sind ganze Gliedmaßen paretisch, so muß immer an eine *adäquate Lagerung* gedacht werden, unabhängig davon ob das erste oder zweite Motoneuron und demzufolge eine schlaffe oder spastische Parese vorliegen. Um Muskel- und Gelenkschäden zu verhüten, ist so zu lagern, daß die Ansätze der betroffenen Muskeln aneinander genähert werden, da gelähmte Muskeln gegen Überdehnungen immer besonders empfindlich sind. Wenn Gliedmaßenabschnitte insgesamt gelähmt sind und somit eine Annäherung aller Muskelansätze nicht mehr erreicht werden kann, ist darauf zu achten, daß zumindest eine Überdehnung der schwächeren Antagonistengruppen verhindert wird.

Bei der Lagerung der *paretischen oberen Extremität* ist darauf zu achten, daß es im Bereich des Schultergelenkes leicht zu Adduktionskontrakturen kommen kann und daher eine Abduktionstellung gewählt werden muß. Gelegentlich muß der Oberarm sogar durch ein breites Handtuch zur Abduktionsstellung gezwungen werden, wobei das Handtuchende am Kopfteil des Bettes befestigt wird. Im Handgelenk hat eine leichte Dorsalflexion von 20–30° zu erfolgen, für die

Finger ist eine leichte Beugestellung und für den Daumen eine Opposition im Sinne einer Gebrauchsstellung anzustreben. Der Ellenbogen ist im Winkel von 140° zu lagern. Bei beginnender Spastik ist die Lagerung auf dem Handrücken erwünscht, um so der Beugekontraktur in der Hand entgegenzuwirken. Bei drohender Hand- und Fingerbeugekontraktur ist die Erreichung einer Funktionsstellung der Hand anzustreben, die so aussieht, als ob die Hand einen Tennisball halte.

Bei einer alleinigen Adduktorenlähmung, beispielsweise im Rahmen einer Querschnittslähmung in Höhe C_6, sollte demgegenüber die Schulter nicht in dauernder Abduktion gelagert werden, da die Ansätze der paretischen Muskeln einander zu nähern und nicht voneinander zu entfernen sind.

Bei kompletter Plegie der oberen Extremität haben sich zur Fingerkontrakturprophylaxe die Verwendung von mit 4 Löchern versehenen Schaumstoffstücken oder gekürzte funktionsgerechte Lederhandschuhe als nützlich erwiesen.

Besteht eine komplette Lähmung der *unteren Extremität,* so muß das in Hüftgelenk und Kniegelenk gestreckte Bein leicht abduziert, nicht aber außenrotiert gelagert werden. Die Füße nehmen dabei immer eine rechtwinklige Stellung ein. Entwickelt sich eine Spastik, so muß schon durch die Art der Lagerung verhindert werden, daß kräftigere Muskelgruppen oder solche mit stärkerer Tonussteigerung ihre Antagonisten überdehnen. Ebenso wie der spastisch gelähmte Arm im Ellenbogengelenk nicht dauernd gebeugt, sondern vorwiegend gestreckt gelagert werden muß, und die Streckung der spastisch gelähmten Finger zum Schutz vor den lästigen Beugekontrakturen unumgänglich ist, ist der Patient durch Lagerungsmanöver auch vor einer Adduktions- und Außenrotationskontraktur der Beine zu schützen. Entwickelt sich eine Streckspastik in Hüft- und Kniegelenk, so ist eine Unterpolsterung der Unterschenkel ratsam, um so bei leichter Knie- und Hüftbeugung der Streckspastik entgegenzuwirken. Umgekehrt ist bei vorwiegender Beugespastik zu verfahren, ggf. kann hier die Bauchlagerung sinnvoll sein. Manchmal ist auch eine Beschwerung der Oberschenkel oberhalb der Knie nötig. Eine Spitzfußprophylaxe kann mit einem Bettkasten, besser angeblich noch mit Spezialschuhen erfolgen, in denen eine Fersenschiene eingearbeitet ist (z. B. der Basketballschuh Dr. Springschuhe).

Da sich die Paresen im schlaffen wie im spastischen Stadium sehr unterschiedlich entwickeln, haben die Grundsätze der Lagerung in Abhängigkeit von der Pareseart und der Einschränkung der passiven Beweglichkeit abgewandelt zu werden; so ist z. B. bei einem paraplegischen Patienten eine Hüftversteifung in Streckstellung wesentlich ungünstiger als eine Versteifung in Beugestellung, da der Patient bei einer Hüftversteifung in Beugestellung immerhin noch im Rollstuhl sitzen könnte.

Hilfsmittel der Lagerung sind Schaumstoffpolster, Schaumstoffquader, Spezialhand- oder -fußschuhe, gepolsterte breite Handtuchstreifen bzw. Gurte zur Erreichung der gewünschten Gliedmaßenrichtung, Sandsäcke zur Verhinderung der Beinaußenrotation oder auch Schaumstoffmatratzen zur Lagerung im Bereich dekubitusgefährdeter Regionen (insbesondere Schulterblätter, Kreuzbein, Dornfortsätze, Fibulaköpfchen, Fersen, Region zwischen den Knien und die vorderen Darmbeinstachel bei Seiten- und Bauchlagerung). Die Dekubitusprophylaxe ist bei abgemagerten bis kachektischen Patienten besonders genau durchzuführen, Einzelheiten dazu sind in Kap. 4.5.4 beschrieben.

Schlingen zum Halten des schlaff gelähmten Armes sind beim Laufen zu tragen, damit es nicht durch das Eigengewicht des Armes zur Schulterkapseldehnung und Dislozierung kommt.

3.1.1 Schlaffe Paresen

Bei Paresen vom Grad 2–5 sind krankengymnastische Behandlungsmaßnahmen, insbesondere *isometrisches Muskeltraining* und Widerstandsübungen die Therapie der ersten Wahl. Widerstandsübungen regen die Muskeldurchblutung an und fördern besonders auch die Hypertrophie der verbliebenen Muskelregionen. Lähmungen vom Grad 0 (Paralyse), Grad 1 (sichtbare Muskelkontraktion ohne Bewegungseffekt) und auch Grad 2 (geringer Bewegungseffekt ohne Überwindung der Schwerkraft) bedürfen einer Elektrotherapie mit Exponentialstrom (s. Kap. 2.2.3).

Parallel mit der Elektrotherapie sind alle betroffenen Gelenke innerhalb ihres vollen normalen Bewegungsbereiches gründlich passiv durchzubewegen, um so Kontrakturen und Thrombosen vorzubeugen. Die krankengymnastische Behandlung ist auch ambulant mindestens 2–3mal wöchentlich durchzuführen und erst je nach Ort der Nervenläsion und dem Grad der Reinnervierung nach 12–24 Monaten abzubrechen. Immer hat der klinische Verlauf und der EMG-Befund den Ausschlag beim Einsatz der Physiotherapie zu spielen. Das EMG ohne Denervierungspotentiale zeigt dabei auf, daß keine Reinnervierung mehr im untersuchten Muskelareal erwartet werden kann.

Bei einem *Sudeck-Syndrom* dürfen die Gelenkbewegungen nicht wesentlich über die Schmerzgrenze hinaus erzwungen werden.

Operative Maßnahmen, wie z. B. Muskelverpflanzungen im Bereich der oberen Extremitäten oder auch gelenkversteifende Operationen im Bereich der unteren Extremitäten kommen nur bei irreversiblen schlaffen Lähmungen in Betracht. Die Versorgung mit orthopädischen Apparaten ist individuell zu lösen.

3.1.2 Spastische Paresen

Neben physiotherapeutischen Maßnahmen sind Antispastika zur Verbesserung der Mobilität indiziert, wobei zur Erhaltung der Gehfähigkeit eine gewisse „Bedarfsspastik" erhalten bleiben muß. Nur selten ist die Indikation zu einer operativen Intervention zu stellen.

a) Physiotherapie

Krankengymnastik dient nicht nur zur Prophylaxe von Kontrakturen, Thrombosen und stärkerer Spastik, sondern es sollen gerade auch Lockerungsübungen wie auch Dehnlagerungen der Muskulatur zur Milderung der Tonuserhöhung beitragen. Übungen auf der Matte wie auch im warmen Wasser haben einen zusätzlichen tonuslindernden Effekt. Im Einzelfall muß entschieden werden, wann *vor* einer krankengymnastischen Behandlung statt einer lokalen Wärmebehandlung die Anwendung lokaler Eispackungen hilfreich ist, um dadurch einen spastisch lindernden Effekt zu erreichen. Nicht selten gelingt es durch solche Unterkühlungsmaßnahmen nicht nur die Gelenkbeweglichkeit trotz behindernder starker Spastik zu erhalten, sondern sogar zu fördern.

b) Antispastika

Ein spezifischer, für das Entstehen der Spastik verantwortlicher Neurotransmitter ist noch nicht bekannt, so daß Pharmaka mit unterschiedlichen Ansatzpunkten auch kombiniert eingesetzt werden können. Die hier aufgeführten Antispastika sind ebenso wie Chinin auch gegen Muskelkrämpfe wirksam, wie sie u. a. bei Dehydratation, Polyneuropathien etc. zu beobachten sind.

- *Tizanidinhydrochlorid* (Sirdalud) ist ein zentral wirksames Myotonolytikum, welches die Freisetzung von erregenden Transmittern im Rückenmark unterdrücken soll. Die optimalen Tagesdosen liegen bei 12-24 mg, von den Nebenwirkungen ist die sedierende Komponente besonders störend.

- *Baclofen* (Lioresal) ist ein Gammaaminobuttersäurederivat; GABA spielt eine Transmitterrolle bei der präsynaptischen Hemmung der Alpha-Motoneurone und es überrascht daher nicht, daß Baclofen besonders bei der spinal verursachten Spastik und den damit einhergehenden spinalen Automatismen wirksam ist.

Baclofen   *GABA*

Bei der cerebralen Spastik sind oft trotz Tagesdosen bis zu 120 mg/die keine Effekte zu sehen, wenngleich Baclofen auch suprasegmentale Regionen beeinflussen muß, wie die Nebenwirkung Müdigkeit zeigt. Der Einsatz von Baclofen (Chlorophenyl-GABA) statt der Grundsubstanz GABA selbst gründet sich auf die Tatsache, daß Baclofen im Gegensatz zu GABA liquorschrankendurchgängig ist.

Die einschleichende Behandlung erfolgt mit 5-10 mg/die, Tagesdosen von 120-150 mg sollten nur in Ausnahmefällen überschritten werden. Nebenwirkungen sind Übelkeit, depressive Verstimmung und in höheren Dosen Benommenheit. Eine Hepatotoxizität ist im Gegensatz zu Dantrolene nicht bekannt, eine relative Kontraindikation von Baclofen liegt bei einer Niereninsuffizienz oder Magen-Darm-Ulzera vor.

43

- *Dantrolene* (Dantamacrin) unterdrückt die Calciumfreisetzung aus dem sarkoplasmatischen Retikulum der Nervenfaser, es hat durch seinen Ansatzpunkt an der Muskelspindel einen antispastischen Effekt sowohl bei spinaler als auch cerebraler Genese. Dantrolene wird ansteigend mit 25 mg/die dosiert, die Höchstdosen liegen bei 200 mg/die. Kontrolluntersuchungen der Leberwerte sind ratsam, da von den beschriebenen Nebenwirkungen Übelkeit, Diarrhoe, Muskelschwäche und Hepatotoxizität die toxische Hepatitis am relevantesten ist.
- *Diazepam* (Valium) steigert besonders die spinale präsynaptische Hemmung, indem es den postsynaptischen Effekt von GABA facilitiert. Es soll aber auch suprasegmental durch Beeinflussung der corticospinalen Bahnen und direkt am kontraktilen Mechanismus der Muskeln wirksam sein. In Dosen von täglich 10 bis maximal 40 mg/die gegeben zeigt sich auch eine Wirksamkeit beim „stiff-man-Syndrom". Nebenwirkung: Sedierender Effekt und die Gefahr einer Suchtentwicklung, da Benzodiazepine alle auch supraspinal angreifen.
- *Memantine* (Akatinol) ist als Adamantanverbindung zentral und peripher wirksam und soll u.a. in die Neurotransmittersynthese eingreifen. Tagesdosis: 30 mg
- *Chlorzoxazon* (Paraflex), *Chlormezanon* (Muskel Trancopal), *Orphenadrin* (Norflex) und *Tetrazepam* (Musaril) sind vorwiegend spinal angreifende Substanzen mit antispastischer Wirkung..
- *Phenytoin* (Phenhydan, Zentropil) wird gelegentlich noch zusammen mit Neuroleptika eingesetzt, ihr Effekt ist aber zweifelhaft.

Das Zytostatikum Vincristinsulphat wird gelegentlich wegen seiner antispastischen Komponente empfohlen (toxische Polyneuropathie!), wir halten den Einsatz von Zytostatika zur Spastikbehandlung aber wegen der Kanzerogenität für nicht vertretbar.

Bei Wadenkrämpfen hat sich zur symptomatischen Behandlung besonders *Chinin* bewährt, z. B. Limptar oder Chininum aethylcarbonicum Buchler.

c) Operative Maßnahmen

Bei schmerzhaften therapieresistenten und sehr ausgedehnten Spasmen der unteren Extremitäten können intrathekale Phenolinjektionen oder Wurzeldurchschneidungen in Betracht kommen; zu berücksichtigen bleibt aber, daß sklerosierende Stoffe wie Phenol oder Alkohol keine Selektivität auf die zentral motorischen Bahnen besitzen, so daß es zu einer Schädigung sowohl der motorischen als auch sensorischen Fasern und Zellen kommt und daher die Indikation nur sehr zurückhaltend gestellt werden darf. Auch periphere Nervenblockaden, z. B. vorübergehend mit Anästhetika und bei eintretendem Erfolg bleibend durch Injektionen von verdünntem Alkohol im Verlauf des N. ischiadicus oder N. femoralis sind nur in Einzelfällen indiziert. Operativ kann aber die posteriore Rhizotomie zur Unterbrechung der Afferenzen des Reflexbogens erwogen werden, die früher angewandte longitudinale Myelotomie zur Umwandlung einer spastischen in eine schlaffe Paraparese ist heute nicht mehr indiziert.

Sehnenverlängerungen können ebenso wie Tenotomien sinnvoll sein. Die Tenotomie des M. triceps surae genügt oft zur Korrektur der spastischen Spitzfußkontraktur. Beim Adduktorenspasmus kann die N. obturatorius-Durchtrennung oder die Durchtrennung eines N. obturatorius-Teilastes hilfreich sein.

d) Orthopädische Apparate

Hemiplegiker dürfen zur Gehhilfe nur ausnahmsweise einen Vier-Punkte-Gehstock rezeptiert bekommen; wenn eben möglich, ist statt dessen ein normaler kurzer Handstock vorzuziehen. Eine Unterarmkrücke ist meist kontraindiziert, da letztere den Kranken zwingen würde, das kranke Bein zu schonen statt zu belasten und die Beinzirkumduktion („Wernicke-Mann-Gang") die Folge wäre.

Eine Fußheberschiene, z. B. nach Eichler, kann bei einer Mono- oder Paraspastik das Gangbild deutlich verbessern; eine unvollständige Spitzfußkorrektur muß aber durch eine Absatzerhöhung korrigiert werden, da sonst das Hauptgewicht auf dem Vorfuß lagern und dadurch die Spastizität weiter verstärkt würde. Bei einer Spitzfußkorrektur ist nicht selten auch der gesunde Fuß am Absatz und der Sohle auszugleichen, da jede Spitzfußstellung eine funktionelle Beinverlängerung zur Folge hat. Bei starker Fußsupinationstendenz muß der Absatz nach lateral verbreitert werden. Besteht eine Oberschenkelmuskelschwäche mit Rekurvation des Knies, so ist eine Rekurvationsschiene nach Lehneis zur Festigung des instabilen Gelenkes sehr nützlich.

3.1.3 Schluckstörungen und Singultus

Schluckstörungen können nicht nur bei der Myasthenie sondern auch bei bulbären und pseudobulbären Syndromen einen nasogastralen Katheter zur Sondenernährung nötig machen. Eine Gastrostomie ist kaum noch zu erwägen. Kann der Patient aber den Speichel und das Nasensekret nicht mehr schlucken oder abspucken, so ist die Anlage eines blockierbaren Endotrachealtubus notwendig. Vor dieser eingreifenden Maßnahme sollte aber der verstärkte Speichelfluß medikamentös behandelt werden, z. B. mit Anticholinergika, wie z. B. Biperiden (Akineton), Atropin oder auch mit trizyklischen Antidepressiva.

In Abhängigkeit von der Schwere der Schluckstörung und dem Krankheitsverlauf ist eine Tracheotomie und ggf. sogar eine Ligatur der Trachea oberhalb des Tracheostomas notwendig, wenn anders die Aspiration von Mundsekret und Speisen nicht verhindert werden kann.

Der *Singultus* ist immer dann behandlungsbedürftig, wenn es zu Atemstörungen kommt. Ein Singultus kann durch eine Reizung der peripheren Rezeptoren mit unterschiedlichem Reizzufluß oder durch eine Störung der Efferenzen des „Reglerkreises Atmung" zwischen Brücke und oberem Rückenmark auftreten. Ursache eines Singultus sind meist Erkrankungen im Hirnstamm oder Affektionen der Brust- und Bauchorgane.

Die symptomatische Therapie setzt *zentral* durch Erregungsförderung des Atemzentrums oder *peripher* durch Dämpfung unerwünschter Afferenzen an. Zentral erregungsfördernd auf das Atemzentrum wirken das Luftanhalten (CO_2 steigt an und entsprechend nimmt der Atemreiz zu) oder die CO_2-Anreicherung im Rahmen der Narkose; medikamentös atemanregend wirken Lobelin und Micoren, welche oral, subkutan, i. m. und i. v. appliziert werden können.

Zur Dämpfung des peripheren Erregungszuflusses sind Pyrazolonderivate, wie z. B. Novalgin wirksam, die in einer Dosis von 30 Tropfen oral oder auch 4 ml i. v. langsam appliziert prompt wirksam sind. Als Alternative für die Pyrazolonderivate sind Neuroleptika indiziert (z. B. Metoclopramid (Paspertin), Triflupromazin (Pryquil). In der Mehrzahl reicht eines der zahlreichen „Hausmittel" aus (z. B. grober Zucker trocken gelutscht, Atem anhalten, längerer Druck auf beide geschlossenen Augenbulbi, Niesreiz durch Pfeffer oder Schnupftabak, Reizen des Pharynx durch eine nasal eingeführte Nasensonde).

3.2 Neurogene Blasenstörungen

Die Art der Blasenstörungen und ihrer therapeutischen Beeinflussung hängt vom Ort der Läsion und der Art der Grunderkrankung ab; so findet man Blasenstörungen im Verlauf eines Querschnittssyndromes, bei Polyneuropathien, Stirnhirntumoren, schweren Bewußtseinsstörungen oder Parkinson-Syndromen. Zur Definition des Läsionsortes sind weniger die Befunde der Zystomanometrie als vielmehr anatomische und pathophysiologische Grundkenntnisse notwendig, da z. B. psychogene Blasenstörungen zystomanometrisch nicht sicher erfaßt werden können.

Anatomie. Die Harnblase besteht aus einem Geflecht von Schichten glatter Muskulatur, dem sog. M. detrusor. Der verstärkte Abschnitt des M. detrusor am Blasenboden, die sog. Detrusorschleife und der M. retractorius uvulae stellen die funktionelle Einheit des M. sphincter internus dar. Die Öffnung der Blase erfolgt nun durch Kontraktionen der Blasenwand und ihrer schlingenförmig angeordneten Detrusorschleife. Der M. sphincter vesicae externus ist im Gegensatz zu diesem aktiven Öffner, dem Sphincter vesicae internus, ein aktiver Schließmuskel. Demzufolge muß während der Blasenkontraktion, d. h. also der aktiven Öffnung des Blasenauslasses, die Innervation des M. sphincter vesicae externus inhibiert werden, damit eine ungehinderte Miktion stattfinden kann.

Schon die alten Neurologen beobachteten im Anschluß an eine akute Rückenmarksverletzung, daß sich zunächst im Schockzustand neben einer Paraparalyse eine Überlaufblase (sog. Schockblase) entwickelt. Nach Tagen bis Monaten kann sich daraus dann einerseits die hypertone und andererseits die hypotone Blase entwickeln, wenn die Blase nicht zur Normotonie zurückkehrt. Grundlage für diese unterschiedlichen Blasenstörungen sind die 3 nervösen Zentren und ihre 3 peripheren Nerven, die die Harnblase steuern (Abb. 5). Der *sympathische N. hypogastricus* entspringt aus den Segmenten $Th_{12}-L_2$ und überträgt besonders Impulse auf den Blasenhals, an dem ebenso wie an der hinteren Harnröhre und dem quergestreiften M. sphincter vesicae externus zahlreiche Alpha-Rezeptoren zu finden sind. Der *parasympathische N. pelvicus* entspringt den Segmenten S_2-S_4, dem sog. parasympathischen spinalen Blasenzentrum, und kann mit

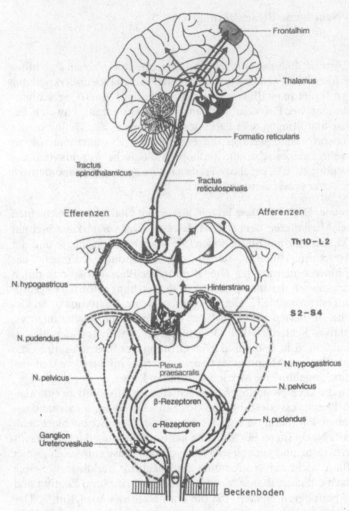

Abb. 5. Anatomie der Blaseninnervation und der cerebrospinalen Funktionskreise. (Aus Peter 1979)

einer Kontraktion des M. detrusor zu einer Blasenentleerung beitragen.

Der *N. pudendus* entspringt aus dem motorischen Vorderhörnern des Sakralmarkes S_2-S_4, er versorgt den quergestreiften M. sphincter vesicae externus und ist als somatischer Nerv zu betrachten. Alle drei Nerven enthalten darüber hinaus sensible Fasern aus Blase und Urethra und werden von dem cerebralen Blasenzentrum im Lobus paracentralis, dem motorischen Areal des Frontoparietalbereiches, gesteuert. Das cerebrale Blasenzentrum geht zahlreiche Querverbindungen mit corticalen Arealen und Stammganglien ein, bevor es über diese Verschaltungsstellen das spinale Blasenzentrum erreicht.

Als *drittes Innervationszentrum* haben die intramuralen Ganglienzellen in der Harnblasenwand zu gelten, die vornehmlich im Trigonum vesicae zu finden sind.

Anatomische Grundlagen sind also die von den parasympathischen Fasern der Wurzeln S_2-S_4 über den N. pelvicus innervierte Blasenhals und Blasenwand, die gleichfalls aus dem parasympathischen spinalen Blasenzentrum über den N. pudendus versorgte quergestreifte Beckenbodenmuskulatur und M. sphincter vesicae externus und die vom sympathischen spinalen Blasenzentrum ($Th_{12}-L_2$) innervierten Blasenhals- und Detrusoranteile. Dabei sind die Alpha-Rezeptoren besonders im Blasenhals und der inneren Harnröhre und die hemmenden Beta-Rezeptoren besonders im Detrusorareal zu finden. Bei einer physiologischen Blasenentleerung führt die Hemmung der Alpha-Rezeptoren zu einer Blasenhalslösung, cholinerg kommt es dann zu einer Detrusorkontraktion.

Pathophysiologie. Kommt es zu einer plötzlichen Rückenmarksläsion (Contusio spinalis), so tritt zunächst das spinale Schocksyndrom mit einer Überlaufblase, die sog. Schockblase mit hohem Restharn, auf. Daraus kann sich dann eine hypertone oder Automatenblase entwickeln, wenn der Läsionsort oberhalb von Th_{10} liegt; sitzt die Schädigung im Bereich der spinalen Zentren selbst oder in den zur Harnblase und zur Blasenwand ziehenden Nerven, so entwickelt sich eine autonome oder hypotone Blase. Dabei ist weder eine willkürliche noch eine spinalreflektorische Miktion möglich.

Sind sowohl die periphere als auch spinale äutomatische Reflektätigkeit der Blasenfunktion ungestört, so kann eine „cerebrale Blasenstörung" vorliegen. Sie macht sich z. B. durch eine nächtliche Inkontinenz im Rahmen eines Hydrocephalus internus aresorptivus oder im Rahmen eines hirnorganischen Psychosyndroms auf dem Boden einer Hirnarteriosklerose bemerkbar. Die häufigsten cerebral bedingten Blasenstörungen gehen aber mit einer Inkontinenz in der Weise einher, daß es zu einem dauernden Harnträufeln oder einer unbewußt ablaufenden automatischen Blasenentleerung kommt. Im letzteren Fall ist eine medikamentöse, an der Blase ansetzende Therapie unwirksam.

3.2.1 Schockblase
(„atone Blase", „Überlaufblase")

Klinisch finden sich neben dem fehlenden Harndrang und der ausgeprägten Harnverhaltung eine schlaffe Paraparalyse, eine Anästhesie und Analgesie unterhalb der Läsionshöhe, ein Fehlen des Analreflexes und eine Retentio urinae mit einem Überlaufen der Blase und einer Blasenkapazität bis zu 800 ml. Die Schockblase tritt bei akut auftretenden spinalen Funktionsstörungen auf und ist Folge eines passiven mechanischen Blasenverschlusses durch die Uvula vesicae und der schlaffen Lähmung der Detrusor-Muskulatur.
Die Schockblase macht eine intermittierende Katheterisierung alle 4–8 Stunden je nach Flüssigkeitszufuhr notwendig. Die intermittierende Katheterisierung z. B. mit einem Tiemann-Einmalkatheter von 18 Charr hat unter peinlicher Asepsis zu erfolgen und vermeidet am ehesten noch eine Harninfektion. Gleichzeitig erlaubt die intermittierende Katheterisierung, den Zeitpunkt zu bestimmen, an dem die selbständige, möglicherweise sogar willkürliche Entleerung der Blase wieder in Gang kommt. Unter einer Dauerkatheterbehandlung wäre dieser Moment nicht zu erfassen, wohl aber bei Anlage einer suprapubischen Fistel. Hat sich innerhalb einiger Wochen keinerlei willkürliche oder automatische Harnentleerung eingestellt, so kann in manchen Fällen das Anlegen eines Dauerkatheters bzw. noch besser einer suprapubischen Fistel notwendig werden; ihre wichtigste Indikation hat die Dauerdrainage beim Nachweis eines vesico-ureteralen Refluxes. An zweiter Stelle stehen Fälle unbeherrschbarer Inkontinenz. Die Anlage einer suprapubischen Fistel ist indiziert, wenn konstante Blasenvolumina von über 500 ml bei Restharnbil-

dungen über 300 ml gemessen werden und so die Gefahr einer Blasenwandüberdehnung mit nachfolgendem vesico-ureteralen Reflux besteht. Die häufigste und bedauerlichste Indikation für einen Dauerkatheter bzw. eine suprapubische Fistel ist aber die unzulängliche pflegerische Betreuung, so daß man dem quantitativ oder ggf. auch qualitativ unzureichenden Pflegepersonal den intermittierenden Katheterismus nicht mehr guten Gewissens zumuten kann. Wichtig ist, daß zum Schutz vor einer Schrumpfblasenbildung für einen nur intermittierenden, möglichst physiologieähnlichen Urinabfluß gesorgt wird, andererseits aber die Blasenwand vor einer zu langen Überdehnung geschützt wird. Wenn der Katheterwechsel erfolgt, muß möglichst ein katheterfreies Intervall von 1–2 Tagen eingeschoben werden, um die möglicherweise wieder selbständige Blasenentleerung mit Detrusor-Tätigkeit nicht zu übersehen. Ein ungestöpselter Dauerkatheter bzw. eine kontinuierliche suprapubische Fistelung kann vorübergehend bei schweren akuten Harnwegsinfektionen mit Restharnbildung nötig werden, um jede Harnansammlung in der Blase auszuschließen.

Innerhalb von 3 Monaten sollte die Blasentätigkeit im Rahmen eines akuten spinalen Schocksyndroms soweit wieder hergestellt sein, daß die Blasentätigkeit ganz normalisiert ist oder sich eine Automaten- bzw. periphere Blase entwickelt hat. Zur Entleerung bei noch zu geringer Reflextätigkeit kann man den M. detrusor vesicae aktivierende Medikamente, insbesondere Parasympathikomimetika (Doryl, Ubretid, Myocholine, Mytelase) einsetzen, weitere Provokationsmethoden sind die Bauchpresse, taktile Hautreize am Unterbauch, Genitale und Oberschenkel oder auch Afterregion. Reichliches Trinken mit Flüssigkeitsmengen von täglich 2–3 Liter bedeuten einen Schutz gegen aufsteigende Infektionen oder Steinbildung. Vor einer Infektion schützen darüber hinaus das Ansäuern des Urins mit Ammonium-Chlorid (z. B. Mixtura solvens-Compretten bis zu 4×1 Tbl. täglich), Mandelsäure oder Ascorbinsäure.

Bei einer nachgewiesenen Harnwegsinfektion ist eine gezielte antibiotische Behandlung im Sinne einer Stoßtherapie indiziert, welche sich am Resistogramm der Bakterienkultur orientiert. Bevor das Ergebnis der Resistenzprüfung vorliegt, kann mit einem Tetracyclin- oder noch besser mit einem Sulfonamid-Kombinationspräparat, wie z. B. Eusaprim, die Behandlung eingeleitet werden. Antibiotikaprophylaxen oder antibiotische Langzeittherapien sind aus guten Gründen verlassen worden. Ebenso ist die *prophylaktische* tägliche Blasenspülung mit körperwarmen physiologischen Kochsalzlösungen oder die Instillation von bakteriziden Substanzen (z. B. Betaisodonna) kontraindiziert. Wir halten die Spülung mit physiologischer Kochsalzlösung nur dann noch für erwägenswert, wenn aufgrund eines erhöhten Hirndrucks eine erhöhte Flüssigkeitszufuhr zur Durchspülung der Harnwege kontraindiziert ist.

3.2.2 Automatenblase
[„Reflexblase" („upper motor neuron lesion" (UMNL)]

Aus der atonen oder Schockblase kann sich innerhalb einiger Wochen eine unwillkürliche Blasenentleerung mit kurzen Intervallen entwickeln, wenn die Schädigung oberhalb des sakralen Miktionszentrums liegt. Typisch ist meist eine Überaktivität des Detrusors mit Verlust der physiologisch-reziproken Innervationshemmung des Blasenverschlusses („Detrusor-Sphincter-Dyssynergie"). Bei den aktiven Entleerungen spricht man deshalb von einer automatischen oder hypertonen Blase, weil die Fähigkeit zum Ablauf des spinalen Reflexbogens wieder möglich wird und die vom Parasympathikus gesteuerte Motorik bei intaktem sakralen Reflexbogen wieder in Gang kommt. Die unkontrollierten reflektorischen Entleerungen kommen aufgrund von Dehnungsreizen der Blasenwand zustande, wobei je nach Schädigungsart auch eine Enthemmung von cerebralen Einflüssen anzunehmen ist.

Mit der Blasenstörung gehen spastische Paraparesen, ein auslösbarer Analreflex und querschnittsartige Sensibilitätsstörungen einher; die urologische Untersuchung zeigt bei bestimmten Blasendrucken mit meist nur geringer Füllung eine Spontanentleerung im Sinne einer aktiven intermittierenden Inkontinenz.

Die Hyperreflexblase oder auch spastische Blase zeigt eine erniedrigte Schwelle auf Dehnungsreize, dieBlasenkapazität ist reduziert, die Detrusor-Aktivität mehr oder weniger verstärkt und die Spontanentleerungen gehen ohne Empfindungen einher. Eine normale Blasenkapazität von 400–500 ml wird nie erreicht, oft kommt es aber im Verlauf zu Restharnmengen von unter 100 ml. Ein Restharn von unter 100 ml, d. h. von weniger als 20% der normalen Blasenkapazität, ist Therapieziel.

Tabelle 1. Pathophysiologie der Blasenstörungen und ihre medikamentöse Beeinflussung.

a) Pathophysiologie der Automatenblase und autonomen Blase

	Automatenblase	Autonome Blase
Miktion	reflektorisch	Bauchpresse, Credé
M. detrusor vesicae	ungehemmte Kontraktion	autonome Wellen (schlaff)
M. sphincter int.	eng	anatomisch eng
M. sphincter ext.	spastisch	schlaff

b) Medikamentöse Therapie der neurogenen Blasenstörungen

Anatomie	Förderung	Hemmung
1. M. detrusor vesicae		
Cholinerg:	Parasympathikomimetika:	Parasympathikolytika:
	Carbachol (Doryl)	Scopolamin-N-butyl-
	Distigminbromid (Ubretid)	bromid (Buscopan)
	(Myocholine)	Methanthelinbromid
		(Vagantin)
β-adrenerg:	Sympathikolytika	
	(*β*-Blocker:	
	Propanolol (Dociton)	
		Antispastika:
		Baclofen (Lioresal)
		Diazepam (Valium)
2. M. sphincter int.		
(*α*-adrenerge	Sympathikomimetika:	Sympathikolytika
Innervation)	Midodrin (Gutron)	(*α*-Blocker):
	Oxedrin (Sympatol)	Phenoxybenzamin (Diben-
	Imipramin (Tofranil)	zyran)
		(Neuroleptika)
3. M. sphincter ext.		
(somatische In-		Antispastika:
nervation)		Baclofen (Lioresal)
		Dantrolene (Dantamacrin)
		Memantine (Akatinol)
		Diazepam (Valium)

Die Therapie der Reflexblase beinhaltet neben dem Blasentraining einschließlich intermittierender Katheterisierungen medikamentöse und ggf. operative Maßnahmen. Dabei muß insbesondere bei der Art der Medikation immer unterschieden werden, ob es sich um eine hypertone oder hypotone Reflexblase handelt, da entsprechend der unterschiedlichen Detrusor-Tätigkeit auch die Medikation variiert werden muß (Tabelle 1).

a) Blasentraining

Hierzu gehören Beklopfen und Auspressen der Blase, Drücken der Glans penis, Bestreichen und Drücken am Unterbauch, Oberschenkel, Damm und Genitale. Nicht selten hilft die digitale Rektumreizung, da hierbei von noch ungestörten sensiblen Afferenzen Reize ausgelöst werden können. Das Blasentraining schützt vor Blasenwandkontrakturen, trägt zur Konditionierung des Blasenreflexbogens bei, konfrontiert den Patienten regelmäßig mit seiner Blasenstörung und führt zu einer optimalen Entleerung bei mehrstündigen Miktionsintervallen. Oft wird durch systematisches Training die willkürliche Beeinflussung der Miktion auch bei vollständiger Querschnittslähmung wieder möglich.

b) Intermittierende Katheterisierung

Auf sie kann dann verzichtet werden, wenn eine Restharnmenge von weniger als 100–150 ml vorliegt.

c) Medikamentös

Die parasympathische, sympathische und somatische Innervation erlaubt vielfältige pharmakologische Beeinflussungen; die im folgenden aufgeführten möglichen medikamentösen Maßnahmen sollen nicht darüber hinwegtäuschen, daß bei der Mehrzahl der Patienten mit Hyperreflexblasen die Kombination eines Alpha-Rezeptorblockers mit einem Antispastikum ausreicht.

α-Rezeptorblocker, wie z. B. Phenoxybenzamin (Dibenzyran) sind besonders indiziert, wenn eine funktionelle Obstruktion des Blasenhalses vorliegt („Sphincter-Dyssynergie"). Sie setzen den vermehrten Tonus des glatten Sphincter vesicae internus herab, da gerade im Bereich des Blasenhalses, der hinteren Harnröhre und des quergestreiften M. sphincter urethrae externus die Alpha-Rezeptoren gehäuft nachweisbar sind (s. Abb. 5). Die Dosis liegt bei 10–40 mg/die, die Hauptnebenwirkungen sind orthostatische Regulationsstörungen und Tachykardien. Meist bewährt sich bei der Reflexblase alleine die Gabe von Baclofen (Lioresal) in Kombination mit Phenoxybenzamin (Dibenzyran), wobei der günstige Effekt auf die Hyperreflexie besonders durch den Alpha-Rezeptorblocker erreicht wird.

Antispastika dämpfen die Spasmen des äußeren Schließmuskels und die Spastik des Beckenbodens. Sie können zu einer wesentlichen Blasenentleerung beitragen und sind immer dann indiziert, wenn eine Restharnreduktion erwünscht ist. Als Medikamente bieten sich Dantrolene (Dantamacrin), Baclofen (Lioresal) oder auch Muskelrelaxantien, wie z. B. Diazepam (Valium) an, da alle zu einer urethralen Drucksenkung führen.

Cholinergika sind in der Mehrzahl bei einer Hyperreflexblase *nicht* indiziert, da die Detrusortätigkeit bereits verstärkt ist. Nur bei einer hypotonen Reflexblase mit entsprechend unzureichender Detrusoraktivität („Detrusorschwäche") sollten sie zur Verstärkung der Detrusorfunktion und der Förderung der Reflextätigkeit eingesetzt werden. Von Betanecholchlorid (Urecholine) sollen 10–50 mg alle 4–6 Stunden oral oder auch 5–10 mg alle 4–6 Stunden subkutan appliziert werden. Darüber hinaus haben sich Myocholine, Doryl oder auch Ubretid bewährt.

Anticholinergika sind immer dann indiziert, wenn eine hypertone, d. h. spastische Blase vorliegt, die sich durch einen imperativen Harndrang mit verstärkter Detrusoraktivität und häufigen Miktionen (Pollakisurie) bemerkbar macht. Nachteil der Anticholinergika ist die mögliche Vergrößerung der Blasenkapazität und damit der Restharnmenge, so daß eine Infektionsgefahr noch vergrößert werden kann. An Medikamenten bieten sich die Parasympathikolytika Scopolamin-N-butylbromid (Buscopan) in einer Dosis von mehrmals täglich 0,01 g oral oder subkutan an. Weitere Medikamente sind Ripirin, Bellafolin, Spasuret oder auch Vagantin. Alle Medikamente können dabei ebenso wie Trospiumchlorid (Spasmex) den für die Patienten so unangenehmen imperativen Harndrang lindern, die Krampfneigung des M. detrusor vesicae reduzieren und so den Blaseninnendruck vermindern.

Trizyklische Antidepressiva, wie z. B. Imipramin (Tofranil) können am Abend gegeben durch ihren anticholinergischen Effekt zu einer Vergrößerung der Blasenkapazität und einer Dämpfung des M. detrusor führen. Sie sind entsprechend bei zu häufigen Miktionen mit auch nächtlichem Einnässen Medikamente der 1. oder 2. Wahl.

Beta-Rezeptorblocker, wie z. B. Propanolol (Dociton) werden in Dosen von 20–40 mg/die gegeben und blockieren die im Wandteil des M. detrusor besonders gehäuften Beta-Rezeptoren.

Antibiotika sind bei Zystitis oder Zystoureteritis immer nach Austestung indiziert, da Zystitiden oft gleichfalls als Mitursache für eine verstärkte Detrusortätigkeit in Frage kommen.

d) Operative Maßnahmen

Eine Blasenhalsresektion oder auch die externe Sphincterotomie sind nur dann notwendig, wenn Blasendruck und Abflußwiderstand medikamentös nur unzureichend reduziert werden können und es so zu einem Ureterreflux mit drohender Hydronephrose kommt. Die Indikation ist zusammen mit dem Urologen zu stellen und muß dann erwogen werden, wenn die Restharnmenge deutlich die 100 ml-Marke übersteigt und eine suprapubische Dauerfistelung nicht in Betracht kommt.

Die Indikation zu einer Rhizotomie oder Alkoholblockade der Cauda equina zur Umwandlung einer extremen Hyperreflexieblase mit Blasenhalshypertonie und schon drohender Hydronephrose in eine hypotone Blase haben wir nie gesehen; ebenso halten wir die früher geübte longitudinale Myelotomie für nicht mehr notwendig, wenn man die urologischen Operationsmöglichkeiten einsetzt.

e) Pflegerische Maßnahmen

Kommt es im Rahmen der zentralen Blasenstörung auch zu häufigen Harnentleerungen mit sehr kleinen Zeitintervallen, so sollte wegen der Infektionsgefahr oder der Urethrastenosenentwicklung kein Dauerkatheter gelegt werden. Bei Männern kann man sich in solchen Fällen mit einem Urinal vom Kondomtyp oder Weichgummitrichtertyp helfen, bei Frauen ist der Einsatz mit Vorlagen und Gummihosen notwendig. Im Einzelfall ist immer die Indikation zum Anlegen einer suprapubischen Fistelung zu überprüfen.

3.2.3 Autonome Blase

[„Hyporeflexblase", „periphere Blase" („lower motor neuron lesion" (LMNL)]

Eine direkte Schädigung des sakralen Blasenzentrums führt zu einer reflexlosen, schlaffen Blase. Der Blasenhals mit der sympathischen Innervation aus $Th_{12}-L_2$ ist enggestellt, so daß trotz schlaffem Beckenboden ein erhöhter Blasenauslaßwiderstand überwunden werden muß. Der Blasendruck ist sehr niedrig, Kontraktionen sind kaum nachweisbar oder sind sehr schwach und intermittierend aufgrund der Tätigkeit des autonomen intramuralen Ganglienapparates in der Blasenwandmuskulatur.

Als Folge des Ausfalles der willkürlichen wie auch spinal reflektorischen Miktion ist der Restharn hoch, die Blasenkapazität zeigt Mengen von 100-400 ml und der Urinstrahl ist schwach. Die Blasenfüllung wird je nach Sensibilitätsstörungen nicht oder kaum bemerkt, klinisch bestehen schlaffe Paresen an den unteren Extremitäten, Sensibilitätsstörungen und ein fehlender Analreflex.

Die Therapie hat modifiziert medikamentöse Maßnahmen, Blasentraining und das intermittierende Katheterisieren als wesentlichste pflegerische Maßnahme zu berücksichtigen.

a) Blasentraining

mit Crédé'schem Handgriff und Bauchpresse sind ebenso hilfreich wie die oben beschriebenen Reizmethoden.

b) Intermittierende Katheterisierung

zur Blasenentleerung und auch Anregung der intramuralen Muskeltätigkeit wird von den Patienten meist problemlos erlernt. Nicht selten ist das Anlegen eines Urinals vom Kondomtyp oder das Verwenden von Vorlagen und Gummihosen bei Frauen hilfreich. Ist die Blase aber massiv überdehnt, so kann zum Zweck einer dosierten Blasenwandschrumpfung auch ein Dauerkatheter oder eine suprapubische Fistel nicht abgestöpselt für 1-2 Wochen gelegt werden, um so die Blasenkapazität auf 400-500 ml zu reduzieren („erwünschte Blasenschrumpfung").

c) Medikamentöse Maßnahmen

Cholinergika wie Urecholine (Myocholine) können alle 8 Stunden in einer Dosis von 10–20 mg gegeben zu einer Verminderung der vergrößerten Restharnmenge beitragen. In gleicher Weise sind Carbachol (Doryl) oder Distigminbromid (Ubretid) einzusetzen.

Alpha-Rezeptorblocker wie z. B. Phenoxybenzamin (Dibenzyran) sind zur Reduktion des Auslaßwiderstandes, z. B. im Rahmen einer Blasenhalshypertonie indiziert. Die Kombination von Dibenzyran mit einem Cholinergikum ist bei der hypotonen schlaffen Blase meist eine ideale Kombination.

Alpha-Adrenergika („Alpha-Stimulantien") wie Sympatol oder L-Dopa führen zu einer Tonisierung des Blasenhalses und können bei einer Sympathikusläsion mit Blasenhalshypotonie wirksam sein. Als bestes direkt peripher alphaadrenerg stimulierendes und lange Zeit wirkendes Medikament hat sich bei Sphincterschwäche Midodrin (Gutron) bewährt. Neben der Gabe eines Alpha-Adrenergikums zur Blasenhalstonisierung kann die gleichzeitige Gabe eines Anticholinergikums, z. B. Vagantin oder Tofranil zur Detrusordämpfung indiziert sein, um so die neurogene Streßinkontinenz auch auf dem Boden einer Schädigung im Bereich des 2. Motoneurons zu beheben.

d) Operative Maßnahmen

sind immer dann zu erwägen, wenn die Blasenhalsresektion die physiologische Obstruktion reduziert und die Blasenentleerung gefördert wird. Bei Blasenhypotonie kann auch einmal ein Blasenschrittmacher (intermittierende Elektrostimulation) erwogen werden, wenngleich wir einen über Monate wirksamen Blasenschrittmacher bisher noch nicht gesehen haben.

3.2.4 Blaseninkontinenz

Neben der Blaseninkontinenz im Rahmen der Überlaufblase beim spinalen Schocksyndrom oder der Automatenblase bei noch größerem Harnvolumen ist die Hauptursache der Blaseninkontinenz eine cerebrale Erkrankung, z. B. ausgedehntere Hirninfarkte im vertebrobasilären oder auch Carotisstromgebiet. Weitere Ursachen sind sym-

ptomatische Psychosen, z. B. auf dem Boden einer Hirnarteriosklerose, schwere Parkinson-Syndrome oder auch ein Hydrocephalus
internus aresorptivus. Die bewußte Blasenregulierung fällt auch bei
ungestörtem spinalen Blasenzentrum immer dann aus, wenn das Bewußtsein und demzufolge die bewußtseinsgesteuerte Blasentätigkeit
schwer beeinträchtigt ist und zwangsläufig die automatenhafte Blasenentleerung oder das kontinuierliche Harnträufeln eintritt.
Bei Männern ist neben dem Kondomurinal (URI-TIP) die Penis-
klemme brauchbar, letztere ist aber so anzupassen, daß es nicht zu
Penis- oder Urethradrucknekrosen kommt. Daher sind Penisklem-
men bei Patienten mit Sensibilitätsstörungen kontraindiziert.
Bei Frauen mit schwerer Blaseninkontinenz ist der Einsatz des Dauerkatheters oder einer suprapubischen Fistel oft nicht zu umgehen;
als Alternativen bieten sich, wenn pflegerisch machbar, das intermittierende Katheterisieren als Mittel der 1. Wahl oder statt dessen auch
das Benutzen von Vorlagen und Gummihosen an.
Getränke sollten nach 18.00 Uhr nicht mehr verabreicht werden, um
den Dauerkatheter auch bei Frauen möglichst zu umgehen.
Die Technik der Katheterisierung und der Dauerkatheterpflege sind
im Kap. 4.5 detailliert beschrieben. Blasenspülungen zeigen auch bei
liegendem Dauerkatheter ohne nachgewiesenen Blaseninfekt keine
Vorteile, eine wechselnde Lagerung mit Oberkörperhochlagerung ist
aber zur Verhinderung des Ureterrefluxes anzuraten. Eine alleinige
Bakteriurie ist nicht zwingend behandlungsbedürfig.
Wir ziehen bei bewußtlosen Männern die suprapubische Fistel dem
Dauerkatheter vor, da er zum einen keinerlei Urethrakomplikatio-
nen (Stenosen) verursacht und ebenso wie der Dauerkatheter intermittierend geöffnet werden kann.

3.3 Querschnittslähmungen

Bei hohen Querschnittssyndromen steht neben der Behandlung der
Blasenstörungen (Kap. 3.2) und der Paresenbehandlung (Kap. 3.1)
die Regulierung der Darmfunktion, der Dekubitusschutz, die Tracheostomapflege und die psychische Führung an erster Stelle. Nicht
selten werden auch zentrale Regulationsstörungen insbesondere im

Stadium des spinalen Schocks beobachtet, die z. B. dazu führen können, daß der gemessene stark erniedrigte Venendruck, der durch Vasodilatation infolge Vasomotorenlähmung bedingt ist, falsch im Sinne eines Volumenmangels interpretiert wird. Der Umgang mit Atemstörungen ist ein allgemeines neurologisches Problem und wird im
Kap. 4.2 gesondert dargestellt.

3.3.1 Regulierung der Darmfunktion

a) Obstipation bis hin zum Ileus

Im Stadium des spinalen Schocks findet sich eine Mastdarm- und
Sphincterlähmung, welche innerhalb einiger Wochen von einer Ob-
stipationsneigung abgelöst wird. Der Grad der Obstipation ist dann
mit der Verstopfungsneigung bei bettlägerigen älteren Patienten zu
vergleichen, bei denen keinerlei spinale oder peripher neurogene
Störungen vorliegen; in solchen Fällen kann das Absetzen von Anticholinergika oder die Behebung einer Dehydratation bereits das
Mittel der 1. Wahl sein.

Therapiemaßnahmen
- Bei *akuter Darmatonie* (z. B. einem Conus cauda-Syndrom, A. spinalis anterior-Syndrom) müssen strikte Nahrungskarenz, Einbrin-
  gen einer Magensonde (rechtzeitig!) und die Kombination von
  peroraler Gabe von Laxantien, vorsichtigen Einläufen und Kurzinfusionen mit Prostigmin oder Takus solange beibehalten werden, bis eine ausreichende Darmtätigkeit und Stuhlentleerung erreicht ist.
- Bei *Ostipation* ist die adäquate Nahrungszufuhr besonders wichtig; hierzu zählen neben ausreichender Flüssigkeit die Beigabe na-
  türlicher Laxantien wie schlackenreiche Nahrung (Gemüse, Weizenkleie etc.) und die Vermeidung von stopfenden Nahrungsmit-
  teln (Weißbrot, Reis, Süßigkeiten, fleischreiche Kost).
  Die Beigabe milder Abführmittel, wie z. B. Magnesiumsulfat, Dulcolax, Lactulose (z. B. 3 × 1 Eßlöffel/Tag), Agarol ist in der Mehrzahl der Fälle wirksam, ggf. können auch stärker abführende Medikamente hinzugegeben werden, z. B. Rizinusöl, X-Prep.
  Das Einlegen eines Darmrohres mit Vaselin überstrichen für maximal 20 Minuten kann erweitert werden durch Einläufe mit gro-

ßen Volumina hyperosmolarer Lösungen, z.B. 100 ml einer 5–10%igen körperwarmen Kochsalzlösung oder 10%igen Sorbit-Lösung. Vor Anwendung des Darmrohres hat sich die Gabe von Klistiers, z.B. Klyxenema, Microklist, Klysma-salinisch oder Dulcolax Suppositorien bewährt.

Nur wenn die adäquate Nahrungszufuhr, die Beigabe milderer wie stärkerer Abführmittel oral als auch das Legen eines Darmrohres mit Gabe hyperosmolarer Lösungen oder Klistiers zu keinem Effekt geführt hat und auch die digitale Ausräumung mehrmals versucht worden ist, können parenterale medikamentöse Maßnahmen notwendig werden. Hierzu zählt Prostigmin mehrmals täglich 0,5–1 mg i.m. oder i.v., Ubretid 0,5–1 mg/die i.m. oder auch die Gabe von Ceruletid (Takus) in einer Kurzinfusion. Ceruletid ist ein aus dem australischen Laubfrosch gewonnenes Peptidhormon, wird bei einem 70 kg schweren Patienten mit 40 μg in 4 Stunden in einer 500 ml Infusionslösung infundiert. Ceruletid führt dabei zu einer Freisetzung von Acetylcholin aus den intestinalen Synapsen und zu einer direkten Stimulation der glatten Muskulatur des Dünndarmes (Neurotransmitter-Wirkung). Nebenwirkungen wie vermehrte Peristaltik, Übelkeit, Hitzegefühl oder auch Kopfschmerzen gehen wegen der kurzen Halbwertszeit spontan zurück. Wegen des guten Effektes und der guten Verträglichkeit setzen wir Takus vor der Gabe von Prostigmin oder Ubretid ein.

Bei schlaffen Paresen der Abdomenmuskulatur kann zusätzlich das Anlegen eines abdominellen Korsetts mit Einsatz der Bauchpresse hilfreich sein. Vor Einsatz aller dieser Maßnahmen ist aber zu beachten, daß gelegentlich das Absetzen obstipierender Medikamente wie z.B. Narkotika, Anticholinergika oder Anti-Parkinson-Mittel alleine hilfreich ist.

b) Diarrhöen bei chronischer neurogener Stuhlinkontinenz

- Regelmäßige morgendliche Entleerung schützt vor weiteren Entleerungen über den Tag.
- Loperamid-Tropfen (Imodium) reduzieren die Darmmotilität und hemmen die Flüssigkeitssekretion.
- Tinctura opii reduziert die Darmmotilität (5–10 Tropfen).

61

- Erlernung der Biofeedback-Technik mit Anlegen der Elektroden an den M. sphincter ani externus und der quergestreiften und damit willkürlich innervierten Beckenbodenmuskulatur, um so eine fäkale Inkontinenz zu verhindern.
- Lactosefreie Kost ist bei Verdacht auf Lactoseintoleranz indiziert.
- Kohle-Compretten sind bei Verdacht auf Nahrungsmittelvergiftungen oder unspezifische Darmerkrankungen zu geben.
- Bakterienkulturen (u. a. Omniflora) sind bei Diarrhöen nach Antibiotikatherapie wirksam.
- Bei toxischen oder infektiösen Durchfällen: Tannalbin, Imodium, Entero-Vioform. Diese Präparate sind ggf. mit einem Antibiotikum zu kombinieren, z. B. TMP/SMZ-Präparate (Bactrim, Eusaprim), Kaopectate N.

c) Meteorismus

Neben Polysiloxan (z. B. Lefax, Ceolat) kann die Gabe magen-darmwirksamer Enzympräparate (z. B. Panzynorm, Enzym-Kugeletten, Mexase plus) wirksam sein.

3.3.2 Dekubitus

Querschnittsgelähmte Patienten mit ausgeprägten Lähmungen, schweren Sensibilitätsstörungen und einer gestörten Regulation der kaudal von der Rückenmarksläsion gelegenen Gefäßgebiete sind besonders dekubitusgefährdet.

a) Dekubitusprophylaxe

Die Umlagerung in 2–3stündigem Intervall kann mit Sicherheit Druckgeschwüre verhindern, so daß das Auftreten von Dekubitalulzera heutzutage als pflegerischer Behandlungsfehler anzusehen ist. Neben dem regelmäßigen Lagewechsel ist die Polsterung der Knochenvorsprünge, die Lagerung auf einer durchgehenden Matratze, das Trockenhalten der Haut insbesondere bei Urininkontinenz, der Hautschutz und eine gute Ernährung notwendig. Besonders gefährdet ist die Haut der Querschnittsgelähmten durch ungepolsterte Steckbecken, Badewannen oder Röntgentische (s. Kap. 4.5.4).

b) Dekubitusbehandlung

Durch Polsterringe, Quader etc. können Ellenbogen, Trochanter, Kniegelenke und Fersen so in Lücken gelagert werden, daß die Dekubitusstellen freiliegen. Unter einer kontinuierlichen Druckentlastung ist dann für das Säubern der Wunden, z. B. mit Hilfe von Wasserstoffsuperoxyd, hypertonischer Kochsalzlösung, Spülen mit Betaisodona-Lösung etc. zu sorgen. Im Einzelfall ist zu entscheiden, ob auch das Auftragen enzymauflösender Salben wie z. B. Leukase-Puder, Fibrinolase-Salbe oder auch die Gabe von Zinkpaste als Okklusivverband, Betaisodona-Salbe, Magnesiumaluminiumgel oder die lokale Antibiotikagabe nach Erregeraustestung sinnvoll ist. Wichtig ist, daß durch Wärme und Massage in der Umgebung des Dekubitus die Zirkulation im Dekubitusareal selbst gefördert wird. Bei tiefen Ulzera ist eine chirurgische Abtragung nach Austrocknung der Dekubitushaut und eine anschließende operative Deckung zu befürworten. Die beste Verschiebeplastik oder Hautplastik ist aber sinnlos, wenn nicht die Ursache des Dekubitus und damit die übermäßige Druckbelastung endgültig ausgeschaltet wird.

3.3.3 Tracheostoma

Eine Tracheotomie ist angezeigt, wenn nach endotrachealer nasaler Intubation eine klinische Besserung mit möglicher Extubation nicht innerhalb von spätestens 10–20 Tagen erwartet werden kann. Ist von einer sicheren Langzeitbeatmung auszugehen, so ist frühzeitig schon in den ersten Tagen ein Tracheostoma anzulegen, bei einer Unsicherheit über die Dauer der Intubation warten wir bis zu maximal 2–3 Wochen ab, bevor der nasal intubierte Patient dann tracheotomiert wird. Wir halten die Tracheotomie erst nach 2 oder 3-wöchiger Intubationsbehandlung noch für vertretbar, obwohl uns die Gefahr von Schleimhautläsionen mit nachfolgenden Strikturen durch die nasotracheale Intubation bewußt ist, wenn nicht kontinuierlich darauf geachtet wird, den Tubus vor Scherkräften im Rahmen der Beatmung zu schützen.

Indikation einer Tracheotomie sind eine mehrwöchige Dauerbeatmung, Aspirationsprophylaxe, optimale Tracheobronchialtoilette mit tiefem Absaugen und ggf. auch eine Reduktion der Totraumventilation und Atemarbeit. Die Behandlung nasooraler Blutungen, Infektionen oder Verletzungen ist ebenso wie die optimale Mundpflege bei Tracheotomie möglich, wache Patienten z. B. bei Polyradikulitis oder Myasthenie ertragen die Tracheotomie viel leichter als den liegenden Endotrachealtubus.

Komplikationen der Tracheotomie sind Blutungen, Obstruktionen (z. B. durch Sekretantrocknung mit Cuffverlegung), Granulationen in das Tubuslumen hinein, Haut- und Mediastinum-Emphysembildungen oder auch Infektionen im Wundbereich oder, der Trachea.

Pflege des Tracheostoma. Neben der Tubusauswahl und der Pflege des Tracheostoma ist die Beachtung der Blockade des Tubus und die Tubusart besonders wichtig. Metalltuben besitzen eine äußere in der Trachea verbleibende Kanüle und eine innere auswechselbare Kanüle; Sprechkanülen sind aus Metall, Plastiktuben besitzen einen Cuff. Wegen der Aspirationsgefahr ist bei der Mehrzahl der neurologischen Patienten ein Plastiktubus mit Cuff angebracht. Dabei sollte der Cuff einen kleinen Druck auf großer Fläche ausüben, um so keine Drucknekrosen auszulösen. Es ist bei einer Peep-Beatmung immer so viel Druck in den Cuff einzugeben, daß gerade kein Leck mehr in dem Tubus hörbar ist. Der Cuff kann alle 2-3 Stunden für etwa 5-10 Minuten zum Schutz vor Drucknekrosen deblockiert werden, eine Deblockade darf aber nur nach dem Absaugen erfolgen und sollte bei starker Sekretion auch nur in Hängelage durchgeführt werden. Wenn die Tracheotomiewunde gut verheilt ist, sind Plastiktuben alle 5-10 Tage, Metalltuben alle 2-3 Wochen zu wechseln. Bei jedem Wechsel ist nur dann eine zunehmend kleinere Tubusgröße zu verwenden, wenn von einer guten Prognose auszugehen ist und durch Verkleinerung der Tubusgröße das Tracheostoma zum Zuwachsen gebracht werden soll.

Das Sprechen mit einem Tracheostomatubus ist nur dann möglich, wenn der Tracheostomatubus selbst geschlossen und der Cuff des Tubus geöffnet wird.

Zur Tracheostomapflege ist die Inhalation warmer feuchter Luft notwendig, um so eine Sekreteindickung insbesondere in Tracheostomahöhe zu verhindern. Ist es zu einer Sekreteindickung gekommen, so ist die Instillation von 5-10 ml steriler 0,9%iger NaCl-Lösung mit anschließender Absaugung notwendig; der NaCl-Instillation zur Bronchialtoilette muß aber immer eine kurzzeitige O_2-Beatmung vorausgehen.

3.3.4 Sexualstörungen

Ursache der Sexualstörungen bei Querschnittsgelähmten sind nicht nur neurologische, sondern auch vaskuläre und psychologische Faktoren. Dabei ist eine Impotenz mit der Unfähigkeit einer Peniserektion von einer Ejakulationsstörung abzugrenzen.

a) Impotenz

Eine organische Erektionsschwäche kommt durch eine Läsion der efferenten parasympathischen Fasern oder ihrer Zentren in Höhe S_2-S_4 zustande, die Folge ist eine gestörte Regulierung der Blutgefäßweite. Häufigste Ursachen sind Läsionen im sakralen Sexualzentrum oder eine lumbosakrale bzw. Cauda-equina-Schädigung. Handelt es sich um komplette cervicale oder thorakale Querschnittssyndrome, so treten spontan sehr oft Erektionen auf, welche nicht Folge psychischer Reize sind, sondern lediglich spontan oder im Verlauf der spinalen Spasmen entstehen. Wird der Querschnittsgelähmte mit Medikamenten behandelt, so kann die Impotenz mit Erektionsstörung auch Folge zahlreicher Medikamente sein, z. B. Anticholinergika, trizyklische Antidepressiva, Neuroleptika, Anti-Vertigo-Medikamente wie Meclizine, Antihypertonika, Beta-Rezeptorblocker etc. Testosteroninjektionen (400 mg i.m. monatlich) sind nur bei Testosterondefizit (=endokrine Impotenz) hilfreich.

Differentialdiagnose einer organischen Impotenz ist die *psychogene Impotenz,* bei der Aphrodisiaca wie Yohimbin, Testosteron oder auch andere Androgenderivate zwecklos sind. Bei einer Impotenz im Rahmen einer autonomen Polyneuropathie ist die Behandlung des Grundleidens die einzige sinnvolle Maßnahme.

b) Ejakulationsstörungen

Der spinale Reflex der Ejakulation läuft über thorakolumbale Segmente des Sympathicus. Die Ejakulationsunfähigkeit mit Verlust des Orgasmus findet sich nach Sympathektomien oder lumbosakralen Operationen, aber auch im Rahmen der autonomen Polyneuropathie, nach Rückenmarkstraumen, unter der Einnahme von Sympathikolytika oder auch MAO-B-Hemmern. Die retrograde Ejakulation kommt dann zustande, wenn sich beim Samenerguß nicht gleichzeitig der M. sphincter vesicae internus schließt. Letzteres kann Folge einer transurethralen Prostataresektion sein, ist aber auch nach beidseitiger Sympathektomie oder einer ausgeprägten autonomen Polyneuropathie bzw. Polyradikulitis zu beobachten.

3.3.5 Zentrale Regulationsstörungen

Bei *Hypothermie* mit Temperaturen von weniger als 35,5 °C sind umwickelte Wärmflaschen mit Temperaturen bis 45 °C, elektrisch beheizte Decken, Lichtbogen mit gebührender Entfernung oder auch angewärmte Infusionslösungen zu geben.

Hyperthermie bedarf je nach Grunderkrankung der Gabe von Antipyretika (z. B. Acetylsalicylsäure (Aspisol) i. v., Pyrazolonderivate wie Novalgin etc.), kalt-feuchte Wadenwickeln, lauwarme Abreibungen, Anblasen des Rumpfes mit kalter Ventilatorluft, Lagerung von Eisbeuteln auf die Leistengegend etc. Bei Kollapsgefahr muß gleichzeitig für die Anlage einer Infusion und einer Sedierung gesorgt werden, uns hat sich Atosil und Truxal in Dosen von 25–50 mg angeboten. Die Hypothermie-Matratze (Kühl-Matratze) steht leider oft noch nicht zur Verfügung. Bei hohen Querschnittssyndromen ist die Thermoregulation meist insuffizient und es kommt praktisch zur Poikilothermie, die eine optimale pflegerische Überwachung erfordert.

Die höhere Querschnittsverletzung des Rückenmarkes führt über die *Vasomotorenlähmung* zu einer Vasodilatation mit entsprechend erniedrigtem Venendruck. Es kommt aber nur zu einer relativen Verminderung des zirkulierenden Blutvolumens durch die Erweiterung des Gefäßquerschnittes und der kapillären Strombahn und es wäre daher falsch, den erniedrigten Venendruck durch Gabe größerer Infusionsmengen zu behandeln. Es ist auf Lagewechsel des Patienten (Aufrichten) oder Druckänderungen in den Körperhöhlen (z. B. rasche Entleerung der gefüllten Blase, großer Einlauf etc.) zu achten, da hierdurch schnell bedrohliche Kreislaufreflexe ausgelöst werden können. Die durch die Vasodilatation verursachte Hypotonie kann mit stark vasokonstriktorisch wirksamen Medikamenten behandelt werden, bewährt hat sich z. B. Suprarenin mit seiner Alpha- und Beta-Rezeptoren-stimulierenden Wirkung (z. B. 5 ml Suprarenin 1:1000 zusammen mit 500 ml 5%iger Laevulose-Lösung langsam infundieren lassen).

Kommt es bei hohen Querschnittssyndromen mit Sympathikusausfällen und beidseitigem zentralen Hornersyndrom zum *Vagusüberwiegen* mit gleichzeitigem Ausfall der kardialen Sympathikusbahnen, so kann schon bei Seitenlagerung, noch häufiger aber beim Absaugen im Rahmen der Tracheobronchialtoilette eine lebensbedrohliche Bradykardie auftreten. Reicht die prophylaktische Atropin-Gabe oder die Gabe von Alupent Depot, z. B. in Dosen von 2×80 mg/24 Stunden nicht aus, so ist ein Schrittmacher vom Demand-Typ anzulegen.

3.3.6 Hyperhidrosis

Die Sympathikusefferenzen können bei Querschnittssyndromen sowohl zu Reiz- als auch Ausfallsyndromen führen. Neben der Reizmydriasis bzw. dem Horner'schen Syndrom bei einer C_8/Th_1-Läsion spielen die Sympathikusefferenzen zur Haut und den inneren Organen eine besondere Rolle. An der Haut führen Sympathikus-*Irritationen* zur Gänsehaut (Piloarektion), kalten Haut (Vasokonstriktion) und Schweißsekretion (Schweißdrüsensekretion); beim Ausfall des Sympathikus wird eine livid verfärbte trockene Haut ohne Piloarektion sichtbar. Querschnittsgelähmte Patienten leiden je nach Schädigungsort an einer Schweißsekretionsstörung, häufiger aber noch an einer Steigerung des sympathischen Systems mit verstärkter Schweißsekretion. Da die Nerv-Drüsen-Übertragungsstelle als Überträgerstoff den Neurotransmitter Acetylcholin benutzt, ist medikamentös mit Anticholinergika zu behandeln, z. B. mit Bornaprin (Sormodren) in Dosen bis 8 mg/die. Nicht selten helfen aber auch die alleinigen Gaben von Antihidrotika lokal als Salbe oder Puder, z. B. das Hexamethylentetramin.
Grenzstrangdurchtrennungen in Höhe Th_3/Th_4 können bei extremer Hände- und Achselhöhlenhyperhidrosis erwogen werden. Lumbale Sympathektomien sind bei kompletten Querschnittssyndromen nie indiziert, bei inkompletten Querschnittssyndromen mit Fußhyperhidrosis sollte wegen der unerwünschten orthostatischen Regulationsstörungen eine Sympathektomie nur auf einer Seite durchgeführt werden.

3.3.7 Physiotherapie

Querschnittsgelähmte Patienten bedürfen wegen drohender Beugekontrakturen in Hüft- und Kniegelenken einer möglichst frühzeitigen Steh- wie auch Gehübungsbehandlung mit Gipsschalen, Schienen-Schellen-Apparaten, Gipsschienen, Gehböckchen oder auch

Unterarmstützen. Eine Kompensationsschulung fördert besonders die Arm-, Schulter- und Rückenmuskulatur („Oberkörperathlet"). Die Notwendigkeit eines Fahrstuhles oder eines auf Handbetrieb umgebauten PKW muß individuell entschieden werden.

Im Gegensatz zu dieser langfristig durchzuführenden Physiotherapie haben in der Frühphase einer Querschnittslähmung folgende Maßnahmen besonderes Gewicht:

- Das Ausstreichen der Extremitäten zum Thromboseschutz neben der low-dose-Heparinisierung.
- Das Durchbewegen der paretischen Extremitäten zum Kontrakturschutz.
- Die Elektrotherapie bei schlaffen Lähmungen.
- Sorgfältige Atemtherapie in 2–4-stündigem Rhythmus, intermittierend mit Giebel-Rohr, um so bei den häufig halsmarkgeschädigten Querschnittspatienten die Tracheotomie zu umgehen und Atelektasen vorzubeugen.

3.4 Analgesie und Sedierung

Schmerzbehandlung bedeutet nicht nur Linderung des menschlichen Leidens, sondern durch Beseitigung vegetativer und motorischer Begleitreaktionen auch eine bessere Kooperation der Patienten. Analgetika sind dabei auch in Kombination mit Psychopharmaka (Neuroleptika, Antidepressiva und ggf. Tranquilizer) wirksam und sowohl in der Notfallversorgung als auch bei der Tumorschmerzbehandlung und neurologischen Intensivbehandlung notwendig. *Eine Sedierung* ist in der Notfallversorgung wie auch in der neurologischen Intensivmedizin zur optimalen Beatmung notwendig, sie kann aber auch im Rahmen einer analgetischen Behandlung zusätzlich sinnvoll sein.

3.4.1 Schmerzbehandlung

Pathogenese des Schmerzes. Jede Gewebeschädigung kann zur Freisetzung von Histamin, Bradykinin, 5-Hydroxytryptamin und Prostaglandin E führen. Diese algetisch wirkenden Substanzen erregen die Nozizeptoren, die freien Endigungen sensibler Nervenfasern.

Die Erregung läuft über markhaltige A- und marklose C-Fasern zur Substantia gelatinosa im Hinterhorn des Rückenmarks und nach synaptischer Verschaltung auf ein 2. Neuron in die aszendierenden Axone des Tractus spinothalamicus bis zu den unspezifischen thalamischen Kernen. Die Axone des 3. Neurons im Thalamus ziehen nicht nur direkt zum Gyrus postcentralis, sondern es kommt über weitere Projektionen zu Querverbindungen mit der Formatio reticularis (und damit der Beeinflussung vegetativer Funktionen) und des limbischen Systems, welches bei dem Schmerzerlebnis und der emotionalen Gestimmtheit eine wesentliche Rolle spielt.

Schmerzbehandlung. Sie ist immer dann optimal, wenn sie ursächlich erfolgen kann und Analgetikagaben überflüssig macht. Zur kausalen Schmerztherapie zählen z. B. die Bestrahlung eines Glioblastoms, die Antibiotikabehandlung einer Meningitis, die Pudenz-Heyer-Drainage bei einem Hydrocephalus occlusus oder auch die Antidepressivabehandlung bei psychogenen Schmerzen im Rahmen der larvierten Depression. Ursachenbezogen ist auch die Krankengymnastik bei der schmerzhaften Schultersteife, wobei eine vorangehende Wärmebehandlung zur Muskelentspannung, eine vorangehende Kältebehandlung zur Schmerzlinderung führt.

Ist eine primär ursachenbezogene und damit spezifische Schmerztherapie nicht oder nur unzureichend möglich, so sind Analgetika, ggf. auch in Kombination mit Neuroleptika und/oder Antidepressiva indiziert. Wie häufig Analgetika nötig sind, zeigt sich daran, daß mit 13% aller Verschreibungen die Analgetika die am häufigsten verordnete Arzneimittelgruppe ist. Der Einsatz der verschiedenen Analgetika hängt einerseits vom Grad der Schmerzen, andererseits aber auch von der Persönlichkeit des Patienten und der Gefahr eines Arzneimittelabususes ab. So wäre es unsinnig, bei einer akuten Subarachnoidalblutung oder einer schweren Meningitis lediglich Metamizol (Novalgin-Tropfen) zu verordnen, da in solchen Fällen die Schmerzen möglichst gänzlich unterdrückt und daher ausreichend hochdosiert Analgetika gegeben werden müssen. Zusammen mit einer Analgetikagabe ist eine straffe psychologische Führung und ein regelmäßiges Überwachen der Medikation unerläßlich. Es ist darauf zu dringen, möglichst für eine Unterbrechung des Schmerzrhythmuses zu sorgen, da dies bei bestimmten Schmerzzuständen bereits zu einer entscheidenden Heilmaßnahme führen kann.

Bei schweren irreversiblen Schmerzzuständen, z. B. im Rahmen einer Karzinomatose des Beckenraumes oder einer multiplen Bronchialkarzinommetastasierung können operative Maßnahmen, insbesondere die Chordotomie zumindest vorübergehend zu einer wesentlichen Linderung der Beschwerden beitragen. Neben den destruierenden Eingriffen bevorzugen manche Neurologen und Neurochirurgen aber auch die Elektrostimulation des Nervensystems, auf sie soll am Ende dieses Kapitels kurz ebenso wie auf die Suggestivmaßnahmen eingegangen werden.

3.4.1.1 Analgetika

Man unterscheidet peripher angreifende und zentral wirksame Analgetika. Während die peripher angreifenden Analgetika als Wirkprinzip im wesentlichen die Prostaglandinsynthesehemmung haben, besetzen die zentralen Analgetika die Opiatrezeptoren, welche sich hauptsächlich im limbischen System, in der Medulla oblongata und im Rückenmarkshinterhorn befinden. Hauptsubstanz der zentral wirksamen Analgetika sind die Morphine und dessen Derivate, die mit Ausnahme von Codein und Tramadol alle der Betäubungsmittel-Verschreibungs-Verordnung unterliegen.

a) Peripher angreifende Analgetika und Antipyretika

Gemeinsames Wirkungsprinzip ist die Prostaglandinsynthesehemmung.

Acetylsalicylsäure (ASS). Sie wirkt antiphlogistisch, analgetisch und antipyretisch und erreicht ihren höchsten Blutspiegel 2 Stunden nach oraler Applikation. Die Thrombozytenaggregation wird gehemmt.

Dosis: 3 bis 6 × 500 mg/die, ggf. unter Antacidaschutz.

Nebenwirkungen. Gastrointestinale Beschwerden werden in 5–6%, Magen-Darm-Blutungen demgegenüber sehr selten und meist bei

70

Dosen von 5-8 g/die („Rheuma-Dosen") beobachtet. Die gastrointestinalen Nebenwirkungen treten unabhängig davon auf, ob ASS oral, intravenös oder als Suppositorium gegeben wird. Seltene Nebenwirkungen sind Allergien, in etwa 0,2% auch Asthmaanfälle.

Überdosis von ASS. Tinnitus, Hyperthermie, metabolische Acidose, Hyperventilation, verlängerte Blutungszeit, Urikosurie, Hypoprothrombinämie.

Kombinationen mit anderen Wirkstoffen sollten unterbleiben, da insbesondere in der Kombination mit Phenacetin die Acetylsalicylsäure auch nephrotoxisch wirken kann.

Pyrazolon-Derivate. Hierzu zählen Aminophenazonderivate, Propyphenazonderivate, Butazon- bzw. Indometazinderivate und das am stärksten wirksame Metamizol (Novalgin).

Zu den Pyrazolonderivaten gehören Tanderil, Voltaren, Amuno, Butazolidin.

Die Plasmahalbwertszeit liegt für ASS, Novalgin, Voltaren oder auch Amuno bei ca. 2 Stunden; für Butazolidin, Tanderil oder Felden aber bei 40-160 Stunden, so daß die letzteren Medikamente sehr schnell zur Kumulation führen können. Metamizol ist nicht nur am stärksten wirksam und wird deshalb in einer Einzeldosis von 0,5-2 g bei Erwachsenen bevorzugt eingesetzt, sondern es hat im Gegensatz zu den Opiaten auch einen spasmolytischen Effekt. Pyrazolon-Derivate sind besonders auch als Antiphlogistikum im Gegensatz zu Paracetamol sehr gut wirksam.

Nebenwirkungen. Gastrointestinale Beschwerden bis hin zu Blutungen, selten Agranulozytosen, allergische Hautaffektionen, Schock.

Paracetamol. Paracetamol ist ebenso wie Phenacetin ein Anilinderivat und wirkt im Gegensatz zu den sauren Analgetika nicht antiphlogistisch, wohl aber antipyretisch und analgetisch. Paracetamol ist der aktive Metabolit von Phenacetin, welches wegen der Nierenschäden heute nicht mehr eingesetzt werden sollte.

Nebenwirkungen von Paracetamol sind in therapeutischen Dosen von 500 mg-1000 mg mehrmals täglich nicht bekannt. Während Kombinationspräparate aus Acetylsalicylsäure oder Pyrazolonderivaten nicht zu empfehlen sind, haben sich Kombinationen von Paracetamol sehr bewährt. So kann man bei Karzinomschmerzen die Kombination von 500 mg Paracetamol mit 30 mg Codeinphosphat

(Talvosilen forte) als optimal ansehen, da durch die Kombination eines peripher wirksamen und eines zentral wirksamen Analgetikums durch die verschiedenen Wirkungsmechanismen die Wirkung und nicht die Nebenwirkungen verstärkt werden.

Bei schmerzhaften Muskelverspannungen ist die kombinierte Anwendung von einem peripher wirksamen Analgetikum mit einem zentral wirksamen Muskelrelaxans, beispielsweise Paracetamol und Chlormezanon gleichfalls sehr günstig.

Paracetamol ist als Benuron in Einzeldosen von 500 mg erhältlich; die Kombination mit 30 mg Codeinphosphat ist heute in der Tumor-Schmerztherapie als Mittel der 1. Wahl anzusehen.

b) Morphinderivate als zentral wirksame Analgetika

Morphine binden sich an die Opiatrezeptoren sowohl im Cerebrum als auch im Bereich der Substantia gelationosa.

Mit der Rezeptorenbindung kommt es zur Blockierung der Erregungsüberleitung. Morphinderivate wirken aber nicht nur zentral analgetisch, sondern auch sedierend. Nachteilig ist ihr in Überdosis auftretender atemdepressorischer Effekt, gleichzeitig kommt es bei Überdosis zu Übelkeit und Erbrechen, da dann die Chemorezeptoren in der Medulla oblongata direkt stimuliert werden. Die Beeinträchtigung der laryngealen Schutzreflexe erhöht die Aspirationsgefahr, die periphere Vasodilatation führt zu einem Blutdruckabfall. Die Pupillenverengung ist ebenso zu beobachten wie die Verlängerung der Darmpassagezeit (Obstipation), welche therapeutisch bei Diarrhöen durch Einsatz von Opiumtropfen genutzt werden kann.

Bei unerwünschter Atemdepression ist Naloxon (Narcanti) bzw. Levallorphan (Lorfan) als Opiatantagonist zu geben. Die Dosis von Lorfan beträgt 0,4–1,2 mg i.v., ggf. kann die Dosis mehrmals wiederholt werden.

Kontraindikationen von Morphinen:
- Status asthmaticus,
- respiratorische Insuffizienz,

- Gefahr des Abusus bis hin zur Sucht,
- schwere Schädelhirntraumata mit nicht gesicherter Dauerüberwachung,
- gleichzeitige Einnahme von Hypnotika oder Alkoholika.

Nicht selten werden Morphinderivate mit Promethazin (Atosil) oder Triflupromazin (Psyquil) in Dosen von ca. 25 mg kombiniert, um so den analgetischen Effekt zu potenzieren, den gleichzeitigen emetischen Nebenwirkungseffekt aber zu hemmen.

Bei der Dosierung von Morphinderivaten ist zu bedenken, daß orale Gaben lange nicht so gut wirksam sind wie die parenterale Applikation. Wenn eine orale Einnahme erwünscht ist, sollte am ehesten auf Codein (z. B. 30–60 mg alle 4 Stunden), Fortral, L-Polamidon oder Dromoran zurückgegriffen werden.

Die am häufigsten verwandten Morphinderivate sind in Tabelle 2 mit der üblichen Dosierung und ihrer Wirkungsdauer aufgeführt; in der Intensivbehandlung haben sich für die Kurzzeitanalgesie Fentanyl und Fortral, für die mehrstündige Analgesieerhaltung Dipidolor oder Dolantin besonders bewährt.

Von den zentral wirksamen Analgetika ist das Codein, der 3-Methyläther des Morphins vorzuziehen, da es im Gegensatz zum Morphin statt einer narkotischen Wirkung mehr eine Erregung verursacht und eine Abhängigkeit kaum zu beobachten ist. Zur Schmerzbehandlung reicht eine orale Dosis von 30–60 mg alle 4–6 Stunden gegeben aus, als Kombination ist die Gabe von 30 mg Codein mit 500 mg Paracetamol als Einzelgabe am günstigsten. Ein weiteres orales Analgetikum ist das Hauptalkoloid von Opium, das Morphin. Es

Tabelle 2. Häufig verwandte Morphinderivate mit üblicher i. v. Dosis und ihrer Wirkungsdauer

Name	Dosierung i. v.	Wirkungsdauer
Methadon-HCl (Polamidon)	2,5 mg	6–8 Std.
Hydromorphin-HCl (Dilaudid)	2–4 mg	3–6 Std.
Piritramid (Dipidolor)	7,5–30 mg	6 Std.
Levorphanol (Dromoran)	2–4 mg	3–6 Std.
Pethidin (Dolantin)	25–50–100 mg	2–5 Std.
Pentazocin (Fortral)	15–30 mg	3–5 Std.
Fentanyl (Fentanyl-Jansen)	0,05–0,1 mg	20–40 min

erzeugt in Dosen von 50–100 mg eine narkotische Wirkung, die übliche Schmerztherapie-Dosis beträgt 10–100 mg oral alle 4–6 Stunden.

Morphin in einer Dosis von 10 mg/die bewirkt bei *intrathekaler oder periduraler Applikation* eine etwa 12–24 stündige Analgesie pro Einzelapplikation. Dieser Effekt beweist die Morphin-Rezeptoren am Rückenmark. Die Instillation intrathekal erfolgt über lumbal gelegte Dauerkatheter, Nebenwirkungen wie Übelkeit, Erbrechen oder Atemdepressionen sollen etwas seltener als bei systemischer Opiattherapie sein. Patienten mit diffusen, größeren Schmerzarealen insbesondere an den unteren Extremitäten eignen sich noch am ehesten für diese Art der Morphinbehandlung.

c) Zentrale Analgetika mit morphinähnlicher Wirkung

Für die Mehrzahl dieser Substanzen besteht eine wenn auch geringe Affinität zu Opiatrezeptoren und es ist daher neben einer Atemdepression auch eine Suchtentwicklung möglich. Da diese unerwünschten Begleiteffekte ebenso wie die narkotische Wirkung deutlich geringer im Vergleich zu den Opiaten zu beobachten sind, sind sie bei der Analgesiebehandlung den eigentlichen Morphinderivaten immer zunächst vorzuziehen.

- Buprenorphin (Temgesic)   Wirkungsdauer 4–8 Stunden
- Dextropropoxyphen (Develin ret.)   Wirkungsdauer 3–5 Stunden
- Nefopam (Ajan)   Wirkungsdauer 3–4 Stunden
- Tilidin (Valoron)   Wirkungsdauer 3–4 Stunden

Temgesic und Ajan werden durch Opiatantagonisten nicht aufgehoben, Develin retard zeigt ebenso wie Codein nur eine geringe Affinität zu den Opiatrezeptoren. Eine durch Buprenorphin-Überdosis ausgelöste Müdigkeit oder gar Atemdepression läßt sich demzufolge nicht durch die Gabe von Lorfan aufheben, wohl aber durch das Atemanaleptikum Doxapram (Dopram) abschwächen. Im Gegensatz zur Müdigkeit, Übelkeit oder Erbrechen ist durch Buprenorphin aber nur sehr selten eine Atemdepression auszulösen. Während Pentazocin (Fortral) etwa ⅙ der analgetischen Potenz von Morphin hat, liegt diese für Temgesic beim 10–20fachen. Vorteilhaft ist für Temgesic die lange Wirkungsdauer und seine sublinguale, intramuskuläre und intravenöse Applikationsform. Buprenorphin unterliegt aber

Tabelle 3. Auszug aus § 2 der Betäubungsmittel-Verschreibungs-Verordnung, Stand: 1.9. 1984

---

§ 2 Verschreiben durch einen Arzt

(1) Der Arzt darf für einen Patienten an einem Tage verschreiben:

a) eines der folgenden Betäubungsmittel unter Einhaltung der nachstehend festgesetzten Höchstmengen und sonstigen Beschränkungen über Bestimmungszweck, Gehalt und Darreichungsform (sonstige Beschränkungen):

1. Amphetamin	200 mg
2. Buprenorphin	4 mg
3. Dextromoramid	100 mg
4. Hydrocodon	200 mg
5. Hydromorphon	30 mg
6. Levomethadon	60 mg
7. Methamphetamin	100 mg
8. Methaqualon	6000 mg
9. Methylphenidat	200 mg
10. Morphin	200 mg
11. Nabilon	36 mg
12. Normethadon	200 mg
13. Opium, eingestelltes	2000 mg
14. Opiumextrakt oder	1000 mg
15. Opiumtinktur	20000 mg
16. native Opiumalkaloide in ihrem natürlichen Mischungsverhältnis, berechnet als Morphin	200 mg
17. Oxycodon	200 mg
18. Papaver somniferum, berechnet als Morphin	200 mg
19. Pentazocin	700 mg
20. Pethidin	1000 mg
21. Phenmetrazin	600 mg
22. Piritramid	220 mg
23. Thebacon	200 mg
24. Tilidin	1050 mg

---

ebenso der Betäubungsmittel-Verschreibungs-Verordnung wie die übrigen Morphinderivate (Tabelle 3); seine Tageshöchstmenge liegt entsprechend pro Patient bei 4 mg. Jede Tageshöchstmenge darf bis zum 4-fachen überschritten werden, wenn die Dosishöhe ärztlich begründet ist (auf dem BtM-Rezept muß der handschriftliche Vermerk stehen: „Menge ärztlich begründet").

3.4.1.2 Psychopharmaka und Besonderheiten der konservativen Schmerzbehandlung

a) Psychopharmaka

Der schmerzlindernde Effekt der Neuroleptika und Antidepressiva ist unbestritten, Tranquilizer sind zur Behandlung chronischer Schmerzen ungeeignet. Dabei führen Neuroleptika wie Thymoleptika zu einer inneren Distanzierung vom Schmerzerleben, der peripher analgetische Effekt der Thymoleptika ist eher gering.

- **Neuroleptika.** Ihr analgesierender Effekt ist unabhängig davon, ob psychopathologische Auffälligkeiten bestehen oder nicht. Bewährt haben sich die Phenothiazinderivate mit geringer neuroleptischer Potenz in langsam ansteigender Dosierung, z. B. in Tropfenform 3 × 3 Tropfen täglich beginnend (Levomepromazin als Neurocil, Promethazin als Atosil, Periciazin als Aolept, Chlorprotixen als Truxal). Gelegentlich ist auch das Thioridazin (Melleril) günstig, welches zusätzlich antidepressiv wirksam ist. Als hochpotente Neuroleptika haben sich Glianimon, Triperidol und Haldol besonders bewährt. Wegen der Gefahr der Spätdyskinesien sind Neuroleptika in der *Langzeit*-Schmerztherapie besonders dann von begrenztem Wert, wenn es sich um ältere Patienten mit hirnorganischen Vorschädigungen handelt.
Zur Analgesierung in der Intensivmedizin bietet sich Fentanyl in Kombination mit dem Neuroleptikum Dehydrobenzperidol (DHP) an, als Thalamonal im Handel.

- **Antidepressiva.** Hier sind die tri- wie auch tetrazyklischen Antidepressiva von gleich gutem analgesierenden Effekt.
- *Trizyklische Antidepressiva.* Imipramin (Tofranil) hat sich mit Tagesdosen zwischen 50 und 150 mg ebenso sie das initial mehr dämpfende Amitryptilin (Saroten, Laroxyl) besonders bewährt. In Einzelfällen kann das antriebssteigernde Clomipramin (Anafranil) gleichfalls oral oder in Infusionsform eingesetzt werden.
- *Tetrazyklische Antidepressiva.* Sie haben sich wegen ihrer geringeren Nebenwirkungen auch bei älteren schmerzgeplagten Patienten gut bewährt (z. B. Mianserin als Tolvin, Maprotilin als Ludiomil).
Die Kombination eines peripher ansetzenden Analgetikums, eines Neuroleptikums und eines tri- oder tetrazyklischen Antidepressivums ist bei chronischen Schmerzpatienten günstig, bekannt ist ihre

Wirksamkeit auch bei Thalamussyndromen. Bei gequält-unruhigen Erlebnistendenzen sollte Neurocil, Atosil, Haldol oder Truxal mit Saroten, Aponal oder Thombran kombiniert werden. Bei matten, eher passiv gequälten Patienten bietet sich die Kombination von Neurocil, Melleril, Orap oder Eunerpan zusammen mit Ludiomil, Gamonil oder Tofranil an.

• **Antineuralgika.** Carbamazepin wie auch Phenytoin vermögen die synaptische Erregungsüberleitung besonders der nozizeptiven Afferenzen zu hemmen und sind daher besonders gegen kurze lanzierende Schmerzen wie Neuralgien im Verlauf des N. trigeminus oder N. glossopharyngeus, Schmerzen im Rahmen der multiplen Sklerose, bei Tabes dorsalis, im Rahmen des Herpes zoster oder bei radikulären Affektionen wirksam. Bei der idiopathischen Trigeminusneuralgie sind Carbamazepine eine echte Heilmaßnahme, wenn sie die periodisch einsetzenden Schmerzanfälle endgültig unterbrechen können. Die Tagesdosis liegt für Carbamazepin (Tegretal, Timonil) bei 400-1000 mg, für Phenytoin (Phenhydan, Zentropil) bei 300-500 mg/die. Bei Kausalgien sind in seltenen Fällen medikamentöse Therapiemaßnahmen erfolglos, so daß in solchen Fällen eine Sympathektomie oder destruierende operative Maßnahmen notwendig werden können.

b) Besonderheiten der konservativen Schmerzbehandlung

• **Tumorbedingte Schmerzen.** Krebsschmerzen gehen in den meisten Fällen auf Infiltrationen von Nerven, Plexus oder auch des Rückenmarkes zurück. Indirekt können Schmerzen durch Metastasen ausgelöst werden, z. B. Knochenmetastasen mit pathologischen Frakturen oder auch durch Obstruktion von Hohlorganen mit schmerzhaften Koliken. Neben Komplikationen, wie z. B. Begleitinfektionen, spielen die psychogen bedingte Schmerzschwellenherabsetzung durch Angst, Trauer, Verzweiflung oder Vereinsamung eine besonders häufige Mitursache von Tumorschmerzen.
An erster Stelle der Schmerzbehandlung steht die kausale, d. h. spezifische Therapiemaßnahme. Reicht eine Schmerzprävention durch kausale Therapie einschließlich Bestrahlung, Operation und Chemotherapie nicht aus, so muß eine analgetische Medikation nach pharmakologischen Gesichtspunkten mit ausreichender Dosierung, regelmäßiger Gabe nach Wirkungsdauer und eine möglichst leichte

Applizierbarkeit entsprechend einem stufenweisen Aufbau der Therapie erfolgen. Der zusätzliche Einsatz von Hypnotika braucht nicht nur terminal zu erfolgen; eine Medikamentenabhängigkeit ist bei Karzinomschmerzpatienten keine schwerwiegende Kontraindikation. Gegebenenfalls sind aber auch Nervenblockaden oder operative Eingriffe zur Schmerzaufhebung indiziert, auf die weiter unten eingegangen werden soll.

Zur analgetischen medikamentösen Therapie hat sich ein Stufenplan von I–V bewährt, der zusammen mit einer psychischen Betreuung in jeder Phase wesentliche Linderung bringen kann.

Stufe I: Bei Bedarf Anwendung eines schwachen peripher wirksamen Analgetikums, z. B.:
- Acetylsalicylsäure (Aspirin) 0,5–1,5 g/die,
- Paracetamol (Ben-u-ron) 0,5–1 g/die,
- Indometacin (Amuno) 3 bis 4 × 50–100 mg/die.

Stufe II: Regelmäßige Gabe schwacher Analgetika, z. B.:
- 0,5 g Aspirin alle 4 Stunden,
- Paracetamol (Ben-u-ron) 0,5 g alle 4 Stunden,
- Voltaren 100 Supp. alle 6 Stunden.

Stufe III: Basistherapie wie II *und* zusätzliche Gabe eines nichtnarkotischen aber morphinähnlichen Analgetikums, z. B.:
- Codeinum phosphoricum 30 mg alle 4 Stunden, ggf. mit Paracetamol 500 mg kombiniert (Talvosilen forte).
- Buprenorphin (Temgesic) sublingual, i. m., i. v.
- Dextropropoxyphen (Develin retard) 150 mg alle 8 Stunden.
- Tilidin (Valoron N) 4 bis 8 × 50–100 mg.
- Pentazocin (Fortral) 3 bis 6 × 25–50 mg/die oder 6 × 1 Supp. à 50 mg/die.

Stufe IV: Ergänzend zur Stufe III werden jetzt zusätzlich Psychopharmaka angewandt, z. B. von der Gruppe der Neuroleptika.
Haloperidol (Haldol) 3 × 0,5 bis 3 × 1 mg/die oder Levomepromazin (Neurocil) 3 × 12,5 bis 3 × 25 mg über Tag und zur Nacht 50–100 mg.
Neben Neuroleptika bietet sich die Gabe von Antidepressiva insbesondere bei gleichzeitig bestehender depressiver Verstimmung an, z. B.

Clomipramin (Anafranil) 3 × 25 mg oder Amitriptylin (Saroten) 3 × 25 mg/die mit einschleichender Dosierung. Die dadurch veränderte Schmerztoleranz macht die Patientenaussage verständlich: „Ich habe wohl noch Schmerzen, aber sie tun mir nicht mehr so weh". Die Kombination eines Neuroleptikums und Antidepressivums ist oft sehr brauchbar. Steht aber die depressive Verstimmung im Vordergrund, so sollten nur Amitriptylin-Derivate, steht ein erregter Patient im Vordergrund, so sollten Haldol, Neurocil oder Melleril verordnet werden.

Stufe V: Orale Morphin-Cocktails, ggf. auch Morphinderivate wie die kurz wirksamen Medikamente Fentanyl oder das langzeitig wirksame Medikament Dolantin oder Dipidolor (s. Tabelle 2).Morphin kann oral bis zu 500 mg vierstündlich gegeben werden, Kombinationen mit Neuroleptika sind aber ratsam.

• **Sonderfälle der Schmerzbehandlung.** Bei vasogenen Hirnödemen, spinalen oder radikulären Kompressionen kann auch zur Analgesie Dexamethason (Decadron) ratsam sein. Bei Armödemen (z. B. nach Mamma-Karzinomen) hat sich die Kombination von Prednisolon und einem Diuretikum bewährt; bei infizierten Ulzera sollten Antibiotika, bei Muskelspasmen Muskelrelaxantien und bei abdominellen spastischen Zeichen die Gabe von Spasmolytika (Buscopan) erfolgen. Übelkeit unter Chemotherapie ist mit Paspertin, z. B. 3 × 10 mg oder Psyquil 3 × 10 mg angehbar, Kolikschmerzen können mit Buscopan 3 bis 4× à 10 mg täglich oder auch mit dem gleichzeitig spasmolytisch wirkenden Analgetikum Novalgin behandelt werden.
In schwersten Fällen, bei denen weder die Stufe V noch die parenterale Morphingabe ausreichend wirkt, kann die peridurale Opiatanalgesie mit 3–5 mg Morphin über einen Periduralkatheter gegeben erwogen werden.

3.4.1.3 *Operative Eingriffe*

Zu den wichtigsten Schmerzoperationen gehören die Gruppe der destruierenden (z. B. Chordotomie) und der nichtdestruierenden Eingriffe (z. B. die Elektrostimulation des Nervensystems).

a) Die Ganglion Gasseri-Thermokoagulation und die Koagulation peripherer Nerven

Koagulationen sind dann indiziert, wenn die medikamentöse Therapie der Trigeminusneuralgie erfolglos geblieben ist. In den letzten Jahren wurde im Rahmen der sog. idiopathischen Trigeminusneuralgie statt der Thermokoagulation des Ganglion Gasseri auch mit angeblich bleibendem Erfolg eine Entlastung des N.trigeminus durch operative Gefäßverlagerung vorgenommen; pathogenetisch wird dabei die Gefäßkompression als wesentliche Rolle der Trigeminusneuralgie angesehen. Ist eine symptomatische Trigeminusneuralgie im Rahmen einer MS anzunehmen, so steht die MS-Behandlung und nicht die Thermokoagulation als Therapie der Wahl an.

Bei *Karzinomschmerzen im Bereich des Mundes und der Kieferhöhle* kann die perkutane kontrollierte Thermokoagulation des Ganglion Gasseri gleichfalls eine vorteilhafte und risikoarme Methode sein. Sie ermöglicht eine Schmerzausschaltung durch selektive Zerstörung der dünnen, marklosen, schmerzleitenden C-Fasern durch die Verwendung einer Temperatur von ca. 70°C; diese Technik läßt die Berührungsempfindung im Gesicht weitgehend ungestört. Der Eingriff ist ohne jede große Belastung in jedem Alter durchzuführen und kann auch bei schlechtem Allgemeinzustand erfolgen.

Koagulationen peripherer Nerven mit Alkohol, Phenollösungen oder elektrischem Strom sind in früheren Jahren besonders bei Neuralgien peripherer Nerven versucht worden. Heutzutage kann bei Tumorinfiltrationen vor der Koagulation peripherer Nerven die Lidocain-Blockade durchgeführt werden und bei vorübergehender Behebung der Schmerzursache eine bleibende Koagulation sinnvoll sein.

b) Chordotomie

Die perkutane cervicale Chordotomie ist eine hervorragende Methode bei der Bekämpfung der unstillbaren Malignomschmerzen. Dabei erfolgt eine Durchtrennung bzw. Koagulation der spinothalamischen Bahnen entweder im Rahmen einer Laminektomie (d.h. offen cervical oder thorakal) oder aber häufiger perkutan hoch cervical in Höhe C_1-C_2. Die Chordotomie wird kontralateral zur schmerzhaften Seite durchgeführt, bei beidseitigen Schmerzen ist eine cervicale Chordotomie auch beidseitig möglich.

Diese perkutane Hochfrequenzkoagulation ist mit geringer Belastung behaftet und führt nur selten zu Komplikationen. Der Eingriff ist leicht wiederholbar, kann an wachen Patienten präzise und sicher durchgeführt werden; die Früherfolgsrate insbesondere bei Karzinompatienten liegt bei 80–85%. Nach einem Jahr stellen sich aber häufig Rezidive ein, so daß die Hauptindikation der Chordotomie bei Neoplasmen mit begrenzter Lebenserwartung besteht.

Nebenwirkungen. Blasen-Mastdarm-Störungen selten bei einseitigen Chordotomien, insbesondere aber nach beidseitiger Chordotomie; Para- oder Tetraparesen, Hemiparesen, spinale Ataxie, Schlafapnoe (Undine-Syndrom) nach beiseitiger cervicaler Chordotomie und schmerzhafte Dysästhesien im Sinne eines Postchordektomie-Syndroms. Die Mortalitätsrate ist unterschiedlich und liegt bei maximal 3–6%.

c) Posteriore Rhizotomie (Hinterwurzeldurchschneidung)

Die Durchtrennung der dorsalen Spinalnervenwurzeln wird gelegentlich bei postherpetischen Neuralgien, radikulären Kausalgien oder Phantomschmerzen durchgeführt, sie hat sich aber bei diesen drei Indikationen nicht bewährt. Nur in Ausnahmefällen kann auch die Durchtrennung mehrerer Wurzeln, z.B. bei Malignominfiltraten sinnvoll sein.

d) Dorsale intrathekale Wurzellyse (chemische Rhizotomie)

Die intrathekalen Alkoholinjektionen sind von den Injektionen mit hypertonischer Kochsalzlösung oder Phenol abgelöst worden. Vor der chemischen Wurzelläsion ist probeweise eine Anästhesieblockade durchzuführen, um den Ort der richtigen Wurzellyse einzugrenzen. Ein Phenolblock kann Malignompatienten bis zu einem Jahr schmerzfrei machen, als Nebenwirkungen sind aber Paresen, Parästhesien oder Blasen-Mastdarm-Störungen zu beobachten.

e) Thalamotomie

Die Elektrokoagulation erfolgt am medianen und parafaszikulären Nucleus des Thalamus; sie wird heute kaum noch eingesetzt, da die Mortalität bei 4–5% liegt und als Folgen insbesondere auch Persönlichkeitsveränderungen bis hin zur Demenz beschrieben worden sind.

Technisch wird eine feine Sondenelektrode mit Hilfe eines Zielgerätes in die gewünschte Thalamuszone eingeführt und diese dann mit Einsetzen der Wärme- bzw. Kältekoagulation ausgeschaltet.

f) Neuromexstirpation

Neurome sind gelegentlich bei Amputationsstumpfbeschwerden zu finden und sollten selbst bei einem (sicher seltenen) Nachweis Monate oder Jahre nach der erfolgten Amputation ggf. noch exzidiert werden.

Eine Sympathektomie ist bei Neuromen oder auch anderen Schmerzsymptomen in der Regel nicht mehr indiziert, im Zweifelsfall sei auf neurochirurgische Lehrbücher verwiesen.

3.4.1.4 Elektrostimulation des Nervensystems

Die Elektrostimulation gehört zu den nichtdestruierenden Eingriffen in das morphologische Substrat des Nervensystems und kann die Schmerzleitungs- und Steuerungsvorgänge durch die Aktivierung der inhibitorischen Systeme beeinflussen. Die neurophysiologische Grundlage der Elektrostimulation stellt die „gate-control-Theorie" dar.

Die Elektrostimulation mit Frequenzen zwischen 10 und 150 Hz erfolgt nach Implantation der Elektroden entweder auf die Hinterstränge (Rückenmarksstimulation mit 2 implantierten epiduralen Reizelektroden) oder aber transkutan mit Oberflächenelektroden (TNS („transcutane Nervenstimulation"). Bei der epiduralen Reizelektrodentechnik erfolgt die Übertragung der Reizimpulse durch einen extrakorporalen Sender auf einen unter die Haut eingepflanzten Empfänger; den Sender kann der Patient selbst bedienen.

Die Soforterfolgsrate beträgt je nach Erkrankungsgrad zwischen 25 und 50%, die langfristigen, über mehrere Monate hinausreichenden Erfolge sind aber sehr begrenzt. Besserungen geben Patienten mit Phantomschmerzen oder Kausalgien und Neuralgien besonders dann an, wenn auch eine erhöhte Suggestibilität vorliegt. Nach unserer Erfahrung sind die Langzeitergebnisse nicht zufriedenstellend.

82

Dem Autor sind Patienten, die 2 Jahre nach der Verordnung noch erfolgreich eine DCS- oder TNS-Therapie betrieben haben, bisher nicht bekannt geworden.

3.4.1.5 Suggestivmaßnahmen

Hierzu sind zahlreiche dem Arztberuf bekannte Maßnahmen zu zählen. In den letzten Jahren ist insbesondere die Akupunktur bzw. Elektroakupunktur hinzugekommen. Bei psychogenen oder funktionellen Schmerzen kann ihr Einsatz wegen der geringen Nebenwirkungen (u. a. Hepatitisgefahr) berechtigt sein, wenn sich die Kosten in Grenzen halten. Bei Karzinom- oder anderen organisch verursachten Schmerzen sind sie aber ebenso wie die Hypnose unwirksam.

3.4.1.6 Psychotherapie

Bei Schmerzen ist nicht selten die Nähe zur neurotischen Fehlentwicklung festzustellen. Nicht selten können Schmerzen aber auch als psychoreaktive Symptombildung im Sinne eines Konversionssyndroms angetroffen werden. So kann selbst die Coccygodynie gelegentlich im Sinne einer zirkumscripten Hypochondrie gedeutet werden. Konversionssyndrome bedürfen meist psychotherapeutischer Maßnahmen, da autogenes Training, Verhaltenstraining oder Hypnose nicht zur Pathogeneselösung beitragen können. Bei der Behandlung psychoreaktiver Schmerzsyndrome ist zu beachten, daß zur Aufrechterhaltung der „gelungenen Verdrängung" eines Konfliktes die Beibehaltung des Schmerzerlebens nötig ist. Je mehr Versuche auf somatischer Ebene zur Schmerzlinderung unternommen werden (Operationen etc.), desto perfekter wird der Verdrängungsmechanismus.

Im Rahmen larvierter Depressionen sind häufig Kopf- und Kreuzschmerzen anzutreffen. Hierbei sind nicht primär Analgetika oder psychotherapeutische Maßnahmen, sondern Antidepressiva wirksam. Psychogene Schmerzen bei Hypochondern oder fixierte Schmerzen im Rahmen von Rentenbegehren sind in Abhängigkeit vom Einzelfall und dem zugrundeliegenden Krankheitsherd zu behandeln, in der Regel sind Analgetika ebenso wie eine Berentung kontraindiziert.

3.4.2 Sedierung

Die Sedierung spielt in der neurologischen Intensivmedizin eine besondere Rolle. Sedativa sollen zur Tolerierung der Beatmungssituation oder auch des Endotrachealtubus beitragen, ihre leicht anxiolytische und allgemein relaxierende Wirkung ist aber gleichfalls erwünscht, um dem Patienten eine gewisse Distanz zu seinem Beschwerdebild zu verschaffen. Sind Analgetika in hoher Dosis notwendig, so kann durch Hinzufügung von Neuroleptika und seltener auch Tranquilizern ein Spareffekt erreicht werden.

Zur Sedierung verwenden wir an erster Stelle Hypnotika und dabei insbesondere die Benzodiazepinderivate und Barbitursäurederivate. Stehen psychotische Symptome im Vordergrund, so ist der Einsatz von Neuroleptika indiziert, bei symptomatischen Psychosen mit deliranter Symptomatik, insbesondere den Alkoholentzugsdelirien, setzen wir auch Clomethiazol (Distraneurin) ein.

Der sedierende Effekt von Morphinderivaten wird besonders bei beatmeten Patienten genutzt, Antidepressiva mit primär dämpfender Wirkung sind für die agitierten Depressionen Mittel der ersten Wahl.

a) Hypnotika

Von den Hypnotika zeigen die **Benzodiazepinderivate** eine gute sedierende und anxiolytische Wirkung, gelegentlich potenzieren sie auch zusätzlich gegebene Analgetika. Sie stellen den Patienten ruhig, kupieren Streckmechanismen, dämpfen die Eigenatmung bei Lungenkomplikationen (bzw. heben sie ganz auf!) und wirken zusätzlich antikonvulsiv. So verwenden wir bei Erregungs- oder Unruhezuständen im Rahmen von Schädelhirntraumen, Blutungen, Meningitiden bevorzugt Diazepam parenteral, z.B. 10-20 mg i.v. wenn stabile Kreislaufverhältnisse vorliegen. Gegebenenfalls ist ein Dauertropf mit Diazepam (Valium) vorzuziehen. Da Diazepam bei Verwendung von PVC-Infusionsschläuchen oder Infusionsbehältern aus PVC Adsorptionsverluste aufweist, sollten möglichst keine Plastikinfusionsflaschen (besser Glas) und kurzmöglichste Infusionsbestecke verwandt werden.

Weitere gut brauchbare Benzodiazepinderivate sind Flunitrazepam (Rohypnol), 1-2 mg i.v. oder Clonazepam (Rivotril) 1-2 mg i.v.; alle drei genannten Diazepam-Abkömmlinge haben aber eine lange

Halbwertzeit und sind daher zur Dauerbehandlung z. B. von Schlafstörungen meist ungeeignet.

Nebenwirkungen sind zunehmende Bewußtseinseintrübung, Atemdepression und ein „hang over" je nach Plasmahalbwertszeit. Verlängerte Halbwertszeiten sind bei Leberparenchymschädigungen besonders zu erwarten. Kreislaufdepressionen sind bei hohen Ben-
zodiazepindosen nicht selten. Der wesentlichste Nachteil der Hypnotika insgesamt ist aber die Verschleierung neurologischer Symptome durch die medikamentöse Sedierung.
Eine Kombination von Benzodiazepinen, insbesondere Diazepam
und Neuroleptika mit sedierender Komponente (z. B. Neurocil, Truxal) ist möglich, da Diazepam als Dauermedikation alleine unzureichend sein kann.
Bei *beatmeten Patienten* sollte ggf. neben der Basissedierung auch relaxiert werden; man kann z. B. 15 Ampullen Pancuronium in 500 ml
5%ige Laevuloselösung über einen Infusomat mit einer halbstündli-
chen Dosis von 0,1 bis 1 mg verwenden, da Pancuronium eine kurze
Halbwertszeit hat. Die Anfallsdosis liegt beim Erwachsenen bei
4–6 mg.
Barbiturate als Hauptvertreter der eigentlichen Hypnotika sind wegen der Potenzierungsgefahr nicht in Kombination mit Tranquilizern zu geben. Barbiturate sind den Benzodiazepinen immer dann
vorzuziehen, wenn auch ihr hirndrucksenkender Effekt erwünscht
ist. Dies spielt besonders in der Therapie zur Senkung des cerebralen
Blutflusses („Luxusperfusion") und Metabolismus eine besondere
Rolle. Die Dosis von Thiopental liegt bei 1–5 mg/kg KG; für die
Langzeittherapie ist wegen der geringeren Kumulationsgefahr Pentobarbital vorzuziehen, wobei die Dosis pro Stunde bei 1–2 mg/kg
KG i. v. liegt; der Blutdruck liegt bei dieser Dosis wunschgemäß bei
70–80 mm Hg, im EEG kommt es zu einer isoelektrischen Linie oder
einem burst-suppression-Muster, die Pupillen sind eng, die Temperaturen sind hypotherm zwischen 35 und 36 °C.
Sind Sedierung und antikonvulsiver Effekt erwünscht, so setzen wir
Phenobarbital (Luminal) 0,1 g i. v. 3–5 × /die ein.
Halothane und andere halogenierte Anästhetika reduzieren ebenso
wie Barbiturate und Benzodiazepine den cerebralen Metabolismus,
im Gegensatz zu diesen beiden anderen Wirkstoffgruppen steigern
sie aber den cerebralen Blutfluß durch eine direkte cerebrale Vasodi-

latation und führen daher zu einer meist unerwünschten intrakraniellen Drucksteigerung. Halothane haben daher in der neurologischen Intensivmedizin keine Anwendung gefunden.

b) Neuroleptika

Sie sind besonders bei psychotisch gefärbten Unruhezuständen oder auch nach akuten Intoxikationen indiziert; wir verwenden z. B. Haldol oder Neurocil, wobei in Abhängigkeit von dem akuten Erregungszustand Initialdosen von 5–20 mg Haldol i. v. appliziert werden können; Dosen über 10 mg applizieren wir meist in Infusionsform. Bei manischen Erregungszuständen, Erregungszuständen von geriatrischen Patienten, im Alkoholrausch oder bei Intoxikation hat sich Haldol gleichfalls bewährt (maximale Tagesdosis 100 mg).
Bei der Behandlung von Intensivpatienten mit dem Ziel der Tolerierung des Endotrachealtubus ist die Gabe von Fentanyl bzw. Dipidolor als Analgetika oder auch die Kombinationsbehandlung von Fentanyl mit Dehydrobenzperidol (Thalamonal) besonders brauchbar, wobei die Dosisintervalle und die Einzeldosishöhen intraindividuell herausgefunden werden müssen.

c) Clomethiazol (Distraneurin)

Es ist bei deliranten Symptomen im Rahmen der Entzugsbehandlung nach Alkoholabusus das Mittel der ersten Wahl; wir verwenden es möglichst in Kapselform, z. B. 3 bis 4stündlich 2 Kapseln; bei parenteralen Gaben werden 0,8%ige Distraneurin-Infusionen verwandt, wenn eine konstante Überwachung gesichert ist. Behandlungsziel ist eine gleichbleibende Sedierung bei konstanter Erweckbarkeit.

d) Antidepressiva

Die trizyklischen Antidepressiva vom Amitryptilintyp (Saroten, Aponal) sind bei agitierten Depressionen einzusetzen, da sie hier primär durch den dämpfenden und sekundär durch den stimmungsaufhellenden Effekt wirksam werden.

e) Morphinderivate

Hierzu zählen im Rahmen der Intensivtherapie besonders das Fentanyl (1–4 ml i. v.), welches aber nur dann wegen des sedierenden Effektes eingesetzt werden sollte, wenn der gleichzeitig zu beobachtende atemdepressorische Effekt erwünscht ist. Patienten mit Unruhe, Hyperventilation und Intoleranz gegenüber dem Tubus sprechen besonders gut auf die Gabe von Morphinderivaten an. Wegen der längeren Halbwertszeit können auch Dipidolor oder ähnliche Morphinderivate im Rahmen der Intensivmedizin eingesetzt werden (s. Tabelle 2).

3.5 Schlafstörungen

Schlafstörung ist keine Erkrankung, sondern ein Symptom mit unterschiedlichen Ursachen und entsprechend verschiedenen Therapieansätzen.

Beim physiologischen Schlafablauf werden in jeweils einer Nacht mindestens viermal die Phasen des Nicht-REM-Schlafes mit den Schlafstadien I–IV und dem daran anschließenden REM-Stadium durchlaufen. Das Schlafbedürfnis ist altersabhängig: Der Neugeborene benötigt meist 16–24 Stunden Schlaf, im mittleren Lebensalter sind etwa 7 Stunden und im Senium 5½ Stunden Schlaf notwendig.

Die Therapie ist von der Pathogenese abhängig zu machen und kann untergliedert werden in die Therapie bei symptomatischen Schlafstörungen (z. B. den hirnorganischen Schlafstörungen), den Schlafstörungen bei Psychosen und den am zahlreichsten vorkommenden sog. funktionellen Schlafstörungen.

Zu den *allgemeinen Therapiemaßnahmen* gehört unabhängig von der Art der Schlafstörungsursache das Beachten eines geregelten Schlaf-Wach-Rhythmusses, eine ausreichende körperliche Betätigung über Tag und eine abendliche Entspannung. Als weitere Maßnahmen können abendliche lauwarme Bäder, abendliche Entspannungsübungen wie z. B. das autogene Training und ggf. medikamentöse Maßnahmen bzw. Therapieänderungen erwogen werden. Wechselschichten sind oft besonders schädlich und müssen dann untersagt werden. Stehen medikamentöse Maßnahmen an, so ist zwischen Ein- und Durchschlafstörungen zu unterscheiden.

a) Symptomatische Schlafstörungen

Nächtliche Schmerzzustände, Hyperthyreose, Hypertonie oder insbesondere auch eine Herzinsuffizienz sind als Ursachen von Schlafstörungen kausal zu behandeln. Bei Schlafstörungen im höheren Lebensalter muß als häufigste Ursache eine *Hirnarteriosklerose* vermutet werden, die aufgrund einer cerebralen Minderdurchblutung die Schlafstörung verursacht; dabei ist der physiologische nächtliche Blutdruck- und Pulsabfall (Vagusüberwiegen) beim alten Menschen besonders dann für die potentialle Durchblutungsstörung verantwortlich, wenn von einer gestörten Autoregulation der arteriosklerotischen Gefäße ausgegangen werden kann.

Die kausale Therapie beinhaltet eine optimale Kreislaufstabilisierung insbesondere am Abend und in der Nacht, z. B. durch Gabe von Parasympathikolytika (Atropin-Präparate), Digitalisierung und ggf. durchblutungsfördernde Pharmaka. Zu den letzteren zählen viskositätsmindernde oder/und thrombozytenaggregationshemmende Substanzen wie Acetylsalicylsäure-Präparate (Colfarit, Godamed), Pentoxifyllin-Präparate (Trental), Naftidofuryl (Dusodril) etc. Nicht selten ist es bei den hirnorganisch bedingten Schlafstörungen notwendig, ein sedierendes Medikament hinzuzufügen. Dabei ist zu bedenken, daß Barbiturate wegen ihrer häufigen paradoxen Wirkung bei der Hirnarteriosklerose primär kontraindiziert sein sollten und beim alten Menschen kurz wirksam und damit rasch metabolisierte Substanzen aus der Gruppe der Benzodiazepine oder Chloralhydrat besonders wirksam sind. Wir sehen von den Benzodiazepin-Derivaten diejenigen mit der kürzeren Halbwertszeit als Mittel der ersten Wahl (z. B. Halcion, Noctamid, Mogadan) und diejenigen mit der längeren Halbwertszeit (z. B. Dalmadorm) als zweite Wahl für therapieresistentere Fälle an. Dabei liegt die Plasmahalbwertszeit oberhalb von 24 Stunden für die längerwirkenden Benzodiazepine (z. B. Librium, Valium, Tranxilium, Nobrium, Demetrin); kürzere Halbwertzeiten von 3–5 Stunden haben demgegenüber Planum, Remestan, Halcion und Trecalmo. Zu den mittellang wirksamen Benzodiazepinen (5–24 Stunden) gehören Lexotanil, Rohypnol, Tavor, Noctamid, Mogadan, Adumbran, Praxiten und Musaril. Es erklärt sich die kürzere Halbwertszeit der einzelnen Substanzen zum Teil auch durch die Tatsache, daß keine weiteren *aktiven* Metaboliten gebildet werden, sondern eine direkte Inaktivierung erfolgt.

Chloralhydrat (Chloraldurat) gehört ebenfalls zur Gruppe der Hypnotika und bietet sich bei Einschlafstörungen in einer Dosis von 1–2 Kapseln Chloraldurat rot an; bei Durchschlafstörungen soll dagegen Chloraldurat blau 1–2 Kapseln am Abend eingenommen noch wirksamer sein.

Bei älteren Menschen mit Hirnarteriosklerose, *abendlichen Verwirrtheitszuständen* oder gar einem dementativen Abbau sind schwach potente Neuroleptika, wie z. B. Dominal, Melleril, Protactyl oder auch Neurocil wirksamer als ein Benzodiazepinderivat.

Der Vorteil von Clomethiazol (Distraneurin) liegt darin, daß es gerade in der Geriatrie nicht zur Abhängigkeit und Dosissteigerung führt, wenn nicht schon vorher ein manifestes Suchtverhalten bestanden hat. Im Gegensatz zu der bewährten Clomethiazol- oder Neuroleptika-Behandlung ist bei Verwirrtheitszuständen auf dem Boden der Hirnarteriosklerose die Gewöhnungsgefahr der Tranquilizer und hier insbesondere der Benzodiazepine besonders gegeben, so daß der Medikamentenabusus für letztere ebenso wie für die Barbiturate immer als potentielle Gefahr anzusehen ist.

Bei *Schlafstörungen von Parkinsonkranken* kann das Reduzieren von L-Dopa am Abend, die Gabe von Dalmadorm, Noctamid, Distraneurin oder auch Atosil oder Ciatyl ratsam sein. *Hirngeschädigte* Kinder und Jugendliche reagieren gut auf Atosil, Truxal oder auch Melleril; nur bei stärkeren Schlafstörungen kann Clopenthixol (Ciatyl) oder Flunitrazepam (Rohypnol) notwendig werden. Eine weitere Schlafstörung im höheren Lebensalter ist das *mitternächtliche Erwachen,* das wahrscheinlich durch eine zu starke schlafbedingte Reduktion der Kreislauffunktionen entsteht. Entsprechend ist diese Schlafstörung bei Hypotonikern häufig zu finden, wobei das Wiedereinschlafen entsprechend gestört ist. Coffein in Form von 1–2 Tassen Kaffee oder Tee reguliert die hypotone Kreislauferscheinung und ermöglicht das Wiedereinschlafen.

b) Schlafstörungen bei Psychosen

Schlafstörungen im Rahmen endogener *Depressionen* sind das häufigste und wichtigste Symptom und im Intervall von phasischen Depressionen auch isoliert zu beobachten. Oft zeigen sich die Schlafstörungen zuerst durch zu frühes Aufwachen an. Antidepressiva sind das Mittel der ersten Wahl, dabei sind trizyklische Antidepressiva aus der Amitriptylin-Gruppe (Saroten) vorzuziehen, da sie zunächst eine sedierende Wirkung haben und der antidepressive Effekt erst nach einigen Tagen einsetzt. Entsprechend ist die Amitriptylin-Dosis mit 50 mg initial am Abend gegeben wirksam, die Dosis kann dann bis auf z. B. 3 × 25 mg über Tag und 75 mg zur Nacht gesteigert werden.

Sedierende Thymoleptika sind auch bei agitierten, reaktiv verstimmten Patienten, bei der *Entwöhnung* von Suchtkranken und bei depressiven Dekompensationen innerhalb neurotischer Entwicklungen indiziert. Antidepressiva mit vorwiegend antriebssteigernder Wirkung, wie z. B. Imipramin (Tofranil) oder das noch ausgeprägter wirksame Desipramin (Pertofran) können Symptome der Schlafstörung immer dann verstärken, wenn die Einnahme nicht auf spätestens 16.00 Uhr am Nachmittag begrenzt wird.

Bei Schlafstörungen im Rahmen der *Schizophrenie* ist die Therapie der Schlafstörung nur ein zweitrangiges Problem, die Neuroleptikatherapie steht an erster Stelle.

c) Funktionelle Schlafstörungen

Hierzu zählen insbesondere die persönlichkeitsbedingten und psychoreaktiven Schlafstörungen. Therapeutisch ist in Einzelfällen eine Psychotherapie, in der Mehrzahl aber eine Regelung der Lebensweise bzw. Lebensumstände und eine sinnvolle Gestaltung des Feierabends mit körperlicher Betätigung über Tag und physikalisch-therapeutischen Maßnahmen am Abend sinnvoll. Zu den physiotherapeutischen Maßnahmen sind insbesondere warme Bäder und Kneipp'sche Anwendungen zu zählen. Abzustellen sind ausgeprägter Konsum anregender Mittel, Streß, gestörte Umgebung des Schlafenden (zu hell, zu laut etc.), ständiger Arbeitsschichtwechsel und viele andere Faktoren. Nicht selten können sich die Patienten auch durch aktive Entspannungsübungen wie autogenes Training etc. selbst weiterhelfen.

Im *Kindesalter* sind Schlafstörungen mit hohem Anteil falsch erlernten Verhaltens am häufigsten, therapeutisch stehen verhaltenstherapeutische Maßnahmen verbunden mit autosuggestiver Vorsatzbildung an erster Stelle. Schlafmittel sind auch bei vorübergehender Belastungssituation nur begrenzt einzusetzen, es sei denn aus differentialdiagnostischen Gründen, wobei im Kindesalter Substanzen

90

Tabelle 4. Medikamente zur Therapie von Schlafstörungen (Hypnotika im weiteren Sinne)

1. Hypnotika im engeren Sinne

a) Alkohole und Aldehyde
- *Chloralhydrat*
  - Chloraldurat rot
  - Chloraldurat blau
  - Chloralhydrat Rectiole
- *Paraldehyd*
  - Paraldehyd DAB

b) Barbiturate
- Amobartital (Stadadorm)
- Cyclobarbital (Phanodorm)
- Heptabarbital (Medomin)
- Hexobarbital (Evipan)
- Methylphenobarbital (Prominal)
- Pentobarbital (Nembutal)
- Phenobarbital (Luminaletten, Phenaemal)
- Thiopental-Natrium (Trapanal)

c) Piperidine
- Glutethimid (Doriden)
- Methyprylon (Noludar)
- Pyrithydion (Persedon Roche)

d) Chinazolonderivate
- Methaqualon (Revonal)

e) Bromureide
- Calcium-bromid-Jactobinat (Calcibronat)
- Bromisoval (Bromural)
- Carbromal (Adalin)

2. Sedierende Neuroleptika („schwach potente Neuroleptika")
- Prothipendyl (Dominal)
- Thioridazin (Melleril)
- Promazin (Protactyl)
- Laevomepromazin (Neurocil)
- Chlorprothixin (Truxal)
- Promethazin (Atosil)
- Perazin (Taxilan)

3. Tranquilizer

a) *Glykolderivate:* - Meprobamat (Miltaun, Meprobamat)

b) *Diphenylmethanderivate:* - Hydroxycin (Atarax)

c) *Benzodiazepine:*
I. Plasmahalbwertszeit 3–5 Stunden:
- Temazepam (Planum, Remestan; 5–11 Stunden)[a]
- Triazolam (Halcion; 2–5 Stunden)

Tabelle 4. (Fortsetzung)

II. Plasmahalbwertszeit 5–24 Stunden:
  - Bromazepam (Lexotanil; 20 Stunden)
  - Flunitrazepam (Rohypnol; 10–20 Stunden)
  - Lorazepam (Tavor; 12–18 Stunden)
  - Lormetazepam (Noctamid; 10–15 Stunden)
  - Nitrazepam (Mogadan; 20–40 Stunden)
  - Oxazepam (Adumbran, Praxiten; 6–15 Stunden)
III. Plasmahalbwertszeit > 24 Stunden:
  - Chlordiazepoxid (Librium; 10–18 Stunden, Hauptmetaboliten bis 80 Stunden)
  - Diazepam (Valium; 30–40 Stunden, Hauptmetaboliten bis 80 Stunden)
  - Dikaliumchlorazepat (Tranxilium)
  - Flurazepam (Dalmadorm; 2 Stunden, aktive Metaboliten bis 100 Stunden)
  - Clonazepam (Rivotril; 18–50 Stunden)
  - Prazepam (Demetrin)
d) Opipramol (Insidon)
e) Clomethiazol (Distraneurin)

4. Sedierende Thymoleptika („Amitriptylin-Typ")

  - Amitriptylin (Saroten)
  - Trimeprimin
  - Doxepin (Aponal)

5. L-Trypotophan

a Die in Klammern aufgeführten Zahlen sind die Halbwertszeiten in Stunden der einzelnen Benzodiazepine.

mit Baldrian oder Hovaletten meist ausreichen. Bei Pavor nocturnus und Somnambulismus ist Konfliktbereinigung, ggf. bei Therapieresistenz die Psychotherapie indiziert; der Pavor kann nach Adenotomie von Adenoiden gleichfalls verschwinden, ohne daß dies pathogenetisch geklärt ist.

Oft ist bei *funktionellen Schlafstörungen im Erwachsenenalter* aber auch Pharmakotherapie notwendig; sie sollte aber möglichst immer nur zeitlich über wenige Monate begrenzt verordnet werden. Die Tranquilizer gelten als Medikamente der ersten Wahl, insbesondere wenn auch der angstlösende Effekt erwünscht ist (Tabelle 4). Tranquilizer zeigen gegenüber den Barbituraten (z. B. Vesparax) den Vorteil, daß sie nicht lebertoxisch sind und die Gefahr eines letalen Ausgangs auch bei Überdosierung in suizidaler Absicht kaum besteht.

Neuroleptika und Thymoleptika sind nicht nur potentiell lebertoxisch, sondern auch herztoxisch und können selten zur Knochenmarkdepression bis hin zur Panmyelophthise führen. Wegen der geringen Nebenwirkungen haben die *Benzodiazepine* die Hypnotika im engeren Sinne abgelöst. Benzodiazepine mit langen Halbwertszeiten, wie z. B. Diazepam oder Flurazepam sind zu bevorzugen, wenn die Anxiolyse auch am nachfolgenden Tag erwünscht ist. Bei Einschlafstörungen sind kurzwirksame (z. B. Triazolam), bei Durchschlafstörungen mittellangwirkende Benzodiazepine (Oxazepam, Lorazepam, Lormetazepam, Temazepam) indiziert. Der „hang-over-Effekt" mit Beeinflussung von Leistungsfähigkeit und subjektivem Wohlbefinden am darauffolgenden Tag ist für die langwirkenden Benzodiazepine noch am ehesten zu erwarten, insgesamt aber gering. Dabei ist zu beachten, daß oft nicht alleine die Halbwertszeit der Wirksubstanz selber, sondern auch die der aktiven Hauptmetaboliten für den „hang over" und weitere Kumulationszeichen in Frage kommen. Die Einnahme von Schlafmittel läßt ein leicht erhöhtes Risiko für Straßenverkehrsunfälle erwarten; andererseits dürfte Übermüdung infolge Schlaflosigkeit bei Unbehandelten ebenfalls zu einem beträchtlichen Verkehrsrisiko führen.

Nebenwirkungen der Benzodiazepine sind Müdigkeit, Apathie, Verlangsamung motorischer Abläufe und Artikulationsstörungen; Schwindelgefühl bei Patienten mit Hypotonie ist nicht ungewöhnlich, Muskelschwäche, Gehstörung bis hin zur Ataxie kann besonders bei älteren Patienten auftreten. Die Beeinträchtigung von Konzentration und Gedächtnis ist ebenso wie mnestische Störungen besonders häufig im Zusammenwirken mit Alkohol zu beobachten. Bei Examensangst sollte in keinem Falle ein Benzodiazepin verordnet werden; wenn überhaupt ein Medikament nötig ist, so kann man Beta-Rezeptorblocker erwägen.
Bei chronischer Applikation von Benzodiazepinen ist eine *psychische und physische Abhängigkeit* zu befürchten. Zu den psychischen und/ oder körperlichen *Entzugserscheinungen* gehören nach regelmäßiger täglicher Einnahme über 1 Jahr und mehr Angst, Unruhe, Schlafstörungen und zahlreiche vegetative Erscheinungen.
Paradoxwirkungen mit Agitiertheit, Euphorie und Erregungszuständen sind bei Diazepamtagesdosen über 80 mg nicht selten (Intensivmedizin!). Umgekehrt muß an eine bestehende Medikamentenab-

hängigkeit gedacht werden, wenn ungewöhnlich hohe Dosen ohne Sedierung vertragen werden.

Die *Organtoxizität* der Benzodiazepine ist sehr gering, Suizidversuche mit 2000 mg Diazepam wurden folgenlos überlebt. Das Abhängigkeitsrisiko ist im Vergleich zu den anderen Hypnotika, Alkohol etc. als relativ niedrig anzusehen, wenngleich bei Neuroleptikatherapie überhaupt keine Abhängigkeit bzw. Sucht zu befürchten ist. Die Benzodiazepinabhängigkeit wird mit zunehmender Dosis und Therapiedauer stärker, man sollte daher jede Behandlung auf die notwendige Zeitdauer begrenzen. Das Mißbrauchpotential der Benzodiazepine wird durch eine Toleranzentwicklung und die oben beschriebenen „Absetzphänomene" gesteigert.

Bei Schlafstörungen im höheren Lebensalter sind die Benzodiazepine mit kurzer Eliminationshalbwertszeit zu bevorzugen, da Alterspatienten oft veränderte Werte für die Verteilung und Ausscheidung der Substanzen aufweisen. Bestehen daher Kontraindikationen gegen Benzodiazepine, so sollten bei Einschlafstörungen Piperidinderivate oder Phenothiazinabkömmlinge, bei Durchschlafstörungen Phenothiazinderivate, Chloralhydrat oder Barbiturate (Vesparax) erwogen werden. Von manchen Autoren wird L-Tryptophan als mildes einschlafförderndes Medikament empfohlen, wir konnten uns nur selten von seiner Wirksamkeit überzeugen.

Kein Schlafmittel kann einen physiologischen Schlafablauf imitieren. Statt dessen kommt es oft durch die Hypnotika in hohen Dosen zur Reduktion der REM-Stadien und des Tiefschlafstadiums IV. In niedrigen Dosen führen Barbiturate und Chloralhydrat mehr zu einer REM-Suppression, Benzodiazepine mehr zu einer Abnahme der tiefen Schlafstadien. Da manche Medikamente schon nach relativ kurzer Einnahmedauer einen Wirkungsverlust aufweisen und daher eine Dosiserhöhung notwendig machen, kann der Medikamentenabusus schon durch die Verordnung der Art des Medikamentes vorprogrammiert sein. Darüber hinaus ist zu bedenken, daß alle Sedativa durch Alkohol potenziert werden und solche mit längerer Halbwertzeit aufgrund des „hang over" für die morgendliche Abgeschlagenheit und Müdigkeit verantwortlich sind. Zur Kumulation neigen besonders die Barbiturate, ein Wirkungsverlust ist besonders unter der Einnahme von Barbituraten und auch Piperidinen zu beobachten. Ein geringerer Wirkungsverlust weist Methaqualon (Revonal) auf.

94

3.6 Schwindeltherapie

Mit dem Begriff „Schwindel" werden sehr heterogene Zustände zu-
sammengefaßt, die sich sowohl durch das Beschwerdebild als auch
durch die Ätiologie und Pathogenese der einzelnen Schwindelformen erheblich unterscheiden können. Grundlage für alle Schwindel-
differenzierungen ist die Tatsache, daß zur Aufrechterhaltung des
Gleichgewichtes vestibuläre, optische und sensible Informationen
einerseits als auch eine intakte Motorik andererseits notwendig sind.
Pathogenetisch wird der systematische oder richtungsbezogene von
dem asystematischen bzw. nicht richtungsbezogenen Schwindel unterschieden. Beim systematischen Schwindel, einem Teilsymptom
des vestibulären Grundsyndroms, klagen die Patienten Dreh-, Lift-
oder Seitwärtsschwindel und es liegt pathogenetisch eine vestibuläre
Störung zugrunde. Bei dem asystematischen Schwindel wird ein dif-
fuses- oder Schwankschwindelsymptom angegeben und es finden
sich als Ursache nur selten vestibuläre Störungen, in der Mehrzahl
ist der Läsionsort außerhalb des peripher vestibulären Systems zu
suchen.
Je nach der zugrundeliegenden Erkrankung wird die Therapie des
Schwindels bei den einzelnen Krankheitsbildern besprochen, an dieser Stelle sollen nur die allgemeinen, den Schwindel primär hemmenden Therapiemaßnahmen zusammenfassend dargestellt werden.

3.6.1 Antivertiginosa in der Akuttherapie

Sie sind wegen ihres dämpfenden Effektes bei akutem vestibulärem
Schwindel mit Übelkeit und Erbrechen indiziert. Hierzu zählen die
Antihistaminika, Phenothazine und Tranquilizer, bevorzugt werden:
- Dimenhydrinat (Vomex A, Dramamine)
- Diphenhydramin (Emesan, Novomina)
- Meclozin (Bonamine, Peremesin, Diligan)
- Sulpirid (Dogmatil)
- Thiethylperazin (Torecan)
Diese Substanzen haben sich bei Bewegungskrankheiten („Kineto-
sen") gut bewährt, sie sind aber auch bei einem akuten Ausfall der

Vestibularisfunktion in den ersten Tagen sehr gut wirksam. Sie sollten, ggf. auch in Kombination mit niedrigen Tranquilizer-Dosen, nach einigen Tagen Appikation wieder abgesetzt werden, da es bei Vestibularisausfällen innerhalb von Tagen oder Wochen zu einer Neueineichung des vestibulären Systems kommt, wobei die unilateral fehlende oder herabgesetzte Vestibularisfunktion wieder kompensiert wird. Diese Neueineichung ist nur durch häufige aktive Blick-, Kopf- und Körperbewegungen möglich, welches auch als gezieltes Trainingsprogramm durchgeführt werden kann. Dieser Eichvorgang würde bei fortlaufender Medikation mit Antivertiginosa verzögert werden.

Einen Einfluß auf die Pathogenese der vestibulären Störung, z. B. im Rahmen des Morbus Ménière, der Neuronitis vestibularis, oder auch des akuten Vestibularisausfalles vasculärer Genese haben die beschriebenen Präparate nicht. Als symptomatisch sehr gut wirksames Kombinationspräparat wird von manchen Autoren im Rahmen eines schweren Ménière-Anfalles auch Thalamonal 2 ml innerhalb von 3 Minuten i. v. gegeben empfohlen, wobei in der Mehrzahl eine einmalige Applikation genügen soll.

3.6.2 Therapie der Bewegungskrankheit
(„Kinetosen", „Reisekrankheit")

Bei Aufenthalten in sich bewegenden Transportmitteln stimmen optische, vestibuläre und sensible Informationen nicht mehr überein, da z. B. beim Lesen auf dem Rücksitz eines fahrenden Autos optisch eine scheinbar stationäre Umwelt wahrgenommen wird, im Widerspruch dazu aber die vestibulären Informationen stehen. Die Konsequenz dieses diskrepanten Inputes zwischen optischem und vestibulärem System können Schwindel und Nausea sein.

Die akuten Folgen der Bewegungskrankheiten (z. B. bei Schiffsreisen oder beim Autofahren) sind einerseits medikamentös mit Antivertiginosa zu lindern (als besonders gut antiemetisch wirksame Substanz wird häufig auch Scopolamin eingesetzt).

Neben der medikamentösen Therapie sind gezielte aktive Kopf- und Blickbewegungen zu empfehlen, um Schwindel und Übelkeit zu lindern bzw. zu verhindern. So kann z. B. beim Autofahren dadurch wesentliche Linderung erreicht werden, daß die Fahrzeugbewegungen durch aktive Kopf- und Blickwendungen visuell kontrolliert werden. Die Seekrankheit kann in der Weise gemildert werden, daß eine Zeit lang rasche aktive Kopf- und Blickwendungen durchgeführt werden, deren Frequenz höher als die langsamen Schwankbewegungen des Schiffes ist. Optische und vestibuläre Informationen werden hierbei ebenfalls weitgehend wieder in Übereinstimmung gebracht.

Die Prognose ist entsprechend der Disposition zu Bewegungskrankheiten mit Hilfe des beschriebenen Trainingsprogrammes unterschiedlich, es können daher auch entsprechend der zu befürchtenden Symptomatik Antivertiginosa eingesetzt werden.

3.6.3 Therapie peripher vestibulärer und cochleärer Störungen mit Betahistinderivaten

Die Therapie von Innenohrstörungen wird seit Jahren mit Histaminabkömmlingen durchgeführt, in den letzten Jahren ist das Histaminderivat Betahistin das Mittel der 1. Wahl (Aequamen bzw. Aequamen forte, Vasomotal).

Betahistin hat eine vasoaktive Komponente im Basilarisstromgebiet und im Bereich des Innenohres, möglicherweise erklärt sich über die Steigerung der labyrinthären Mikrozirkulation auch die potentielle Senkung des endolymphatischen Druckes im Rahmen des M. Ménière. Die Dosis beträgt 3×1 bis 2 Tabletten zu 6 mg bzw. $3 \times \frac{1}{2}$ bis 1 Tablette zu 12 mg täglich über mehrere Wochen bis Monate gegeben. Als weitere Therapiemaßnahmen beim *M. Ménière* bieten sich eine allgemeine Ruhigstellung einschließlich Sedierung, dehydrierende Maßnahmen, Gaben von Antivertiginosa und niedermolekulare Dextrane i. v. an.

3.6.4 Beeinflussung des vaskulären Schwindels

Eine Medikation zur Verbesserung der vaskulären Störung ist dann indiziert, wenn ein Schwindel auf dem Boden einer vertebrobasilären Insuffizienz oder aber eine Labyrinthapoplexie vorliegt.

a) Niedermolekulare Dextrane

Sie verbessern die Mikrozirkulation (z. B. in Form von Rheomacrodex 10%). Die seltenen allergischen Reaktionen auf die erste Dextraninfusion sollen dadurch reduziert werden können, daß vor der ersten Infusion monovalentes Hapten-Dextran (Promit 20 ml i. v.) zur Bindung eventueller Antikörper injiziert wird.

b) Viskositätsverbessernde und/oder thrombozytenaggregationshemmende Substanzen

- Acetylsalicylsäure (Colfarit, Godamed)
- Pentoxiphyllin (Trental)
- Naftidrofuryl (Dusodril)

c) Hirnstoffwechsel-beeinflussende Substanzen (sog. „Nootropika")

Ein Therapieversuch ist gerechtfertigt, da eine Reihe der Substanzen den Hirnstoffwechsel vorteilhaft beeinflussen sollen und gleichzeitig eine Vigilanzverbesserung bewirken können.
- Centrophenoxin (Helfergin)
- Extractum sanguis (Actihaemyl)
- Piracetam (Nootrop, Normabrain)
- Pyritinol (Encephabol)

d) Antivertiginosa

Neben den oben genannten Substanzen Vomex A, Bonamine oder Dogmatil können auch Mischpräparate eingesetzt werden, z. B. aus Papaverinum und Chininum hydrochloricum (Monotrean).

3.6.5 Schwindel bei Blutdruckregulationsstörungen

a) Bei Hypotonie

Dieser Schwindel ist besonders durch Orthostase auslösbar und sollte neben Physiotherapie mit Kneipp'schen Anwendungen, Kreislauftraining, Wechselduschen etc. medikamentös mit Antihypotonika wie Dihydroergotaminen oder Sympathikomimetika wie Midodrin, Effortil oder Gutron behandelt werden.

98

b) Bei Hypertonie

Hier sind die Mutterkornalkaloide mit der Kombination von Dihydroergocornin, Ergocristin und Ergocriptin (Hydergin) das Mittel der 1. Wahl; bei ausgeprägterer Hypertonie ist aber eine differenzierte antihypertonische Behandlung, z. B. mit β_2-Rezeptorblockern, Calcium-Antagonisten (Adalat), Diuretika oder auch Vasodilatatoren indiziert. Dabei ist zu beachten, daß rasche und drastische Blutdrucksenkungen gleichfalls zunächst zu Schwindel führen können (siehe 4.7.3).

3.6.6 Lagetrainingsprogramm bei benignem paroxysmalem Lagerungsschwindel (Cupulolithiasis)

Es kommt zu kurzdauernden rezidivierenden Schwindelattacken, wobei der Erkrankungsgipfel bei 65–75 Jahren liegt. Besonders morgens beim ersten Aufrichten nach dem Schlaf oder nach längerem Bettaufenthalt treten die unterschiedlich heftigen flüchtigen Drehschwindelattacken auf. Auslösender Faktor ist immer eine Positionsänderung des Kopfes im Raum und nicht eine Drehung des Kopfes gegen den Rumpf, typischerweise sind alle Symptome nach wenigen Lagemanövern vorübergehend erschöpflich.

Bei diesem benignen paroxysmalen Lageschwindel kann ein Lagetraining mit dem Ziel sinnvoll sein, eine Umverteilung des freigewordenen Otolithenmaterials in labyrinthäre Recessus zu erreichen, von wo aus dann die Bogengangsfunktionen nicht mehr beeinträchtigt werden können.

Als Übungsprogramm wird z. B. empfohlen, daß der Patient zunächst aufrecht auf dem Bettrand sitzt, anschließend sich für 30 Sekunden in die rechte Seitenlage in Kopftieflagerung, die nächsten 30 Sekunden erneut in aufrechte Stellung und anschließend für die weiteren 30 Sekunden in die linke Seitenlage mit Kopftieflagerung begibt. Diese Serie mit abschließender aufrechter Sitzhaltung ist mindestens fünfmal zu wiederholen und dies insgesamt 5 bis 10mal täglich über mehrere Wochen. Wichtig soll es sein, daß bei diesem „physikalischen Lagetraining" sowohl die schwindelauslösenden Positionen als auch die nichtschwindelauslösende Position einbezogen werden. Als weiteres Trainingsprogramm zur Umverteilung des Otolithenmaterials und zur „Neueineichung" des Vestibularissystems dienen die häufige willkürliche Blickwendung und Fixation, aktive Kopfbewegungen, Balance- und Gehübungen. Zur besseren „Neueineichung" des Vestibularissystems sollten keine Antivertiginosa gegeben werden.

3.6.7 Operative Maßnahmen

Beim M. Menière werden zahlreiche operative Eingriffe empfohlen; am bewährtesten sind die Neurektomie des N. vestibularis im Meatus acusticus internus, die Saccotomie oder die mehrmalige intratympanale Instillation ototoxischer Substanzen [z. B. von jeweils 0,3 ml Gentamycin (Refobacin)].

3.7 Hirndrucksteigerungen

Pathogenese. Jede cerebrale Volumenzunahme kann zur Erhöhung des intrakraniellen Druckes führen, da die knöcherne Schädelkapsel keinen Ausgleich zuläßt. Es kann wohl in der Phase der Druck-Volumen-Kompensation das zunehmende Volumen durch Verdrängen des Liquors aus den cerebralen Reserveräumen (Ventrikel- und Subarachnoidalraum) wie auch durch Kompression der Gefäße kompensiert werden; da aber bei Erwachsenen die Liquor- und Blutmenge im Kopf nur jeweils 10%, die Hirnmasse aber 80% ausmachen, steigt mit Verbrauch dieser einzigen Kompensationsräume der intrakranielle Druck sehr schnell an und kann zu Massenverschiebungen führen.

Zu Hirndrucksteigerungen mit zentralen Regulationsstörungen kommt es meist durch einen lokalisierten intrakraniellen raumfordernden Prozeß, z. B. Hämatome, Neoplasmen, Abszeß oder auch selten Pseudotumor cerebri; es können sich aber auch generalisierte cerebrale Erkrankungen, z. B. schwere hypoxische Hirnschädigungen, Meningoenzephalitiden oder ein Grand mal-Status epilepticus hirndrucksteigernd auswirken.

In beiden Fällen spielt das *Hirnödem* eine pathogenetisch und damit prognostisch entscheidende Rolle. Bei dem häufigen sog. *vasogenen Ödem* kommt es durch einen kapillären Endothelschaden zu einer Permeabilitätszunahme der Bluthirnschranke und damit zum Auftreten eines proteinhaltigen Plasmafiltrats im Extrazellulärraum.

Das vasogene Ödem breitet sich besonders in die weiße Substanz aus, seine Ausbreitung wird durch jede Erhöhung des intravaskulären Druckes begünstigt. Ätiologisch sind hierfür in erster Linie Neoplasmen, Blutungen, aber auch ischämische Malazien besonders im Spätstadium, bakterielle Enzephalitiden oder Abszesse zu nennen.

Beim *zytotoxischen Ödem* kommt es zu einer intrazellulären Flüssigkeitsansammlung, z. B. durch den Zusammenbruch der ATP-abhängigen Natrium-Pumpe bei einer akuten Hypoxie. Betrifft die Schwellung die kapillären Endothelzellen, fällt durch den ansteigenden Gefäßwiderstand die cerebrale Durchblutung in dieser Region aus. Ursachen für das zytotoxische Ödem sind die Hypoxie, eine Wasserintoxikation und besonders die metabolische Enzephalopathie renaler, diabetischer oder hepatischer Genese. Das zytotoxische Ödem spricht im Gegensatz zum vasogenen Ödem nicht auf Kortikoide an, hier sind verschiedene andere dehydrierende Substanzen indiziert.

Der raumfordernde Effekt des Hirnödems führt zu Gewebekompressionen und Gewebeverlagerungen, insbesondere der *oberen Einklemmung* bei Kompression des Mittelhirns durch Temporallappenherniationen in den Tentoriumschlitz oder auch der *unteren Einklemmung* mit der Kompression der Medulla oblongata durch Verlagerung der Kleinhirntonsillen in das Foramen magnum. Mit der Gewebeverlagerung kommt es konsekutiv zu bedrohlichen Hirndruckzeichen und Regulationsstörungen von Atmung und Kreislauf.

Ein weiterer wesentlicher Grund der Hirndrucksteigerung ist die *cerebrale Blutvolumenzunahme*, die durch einen lokalen oder generalisierten Verlust der Autoregulation der Hirndurchblutung mit konsekutiver Vasodilatation entsteht. Hirndrucksteigerungen durch cerebrale Blutvolumenzunahme werden bei zahlreichen Erkrankungen beobachtet, da schon normalerweise jede Minute ca. 60 ml Blut 100 g Gehirn versorgen, d. h. 15% des Herzminutenvolumens in die Schädelhöhle fließen. Der Zustand der Luxusperfusion mit Überschreiten der 15%-Marke wird durch CO_2-Anstieg, Anfall saurer Metaboliten, systolische Blutdruckwerte über 160 mm Hg und venöse Abflußstörungen begünstigt. Bemerkenswerterweise finden sich cerebrale Blutvolumenzunahmen nicht nur lokal bei Hirnischämien (sog. Luxusperfusion), sondern auch generalisiert im Rahmen schwerer Schädelhirntraumen.

101

Der steigende intrakranielle Druck führt zu einer Verringerung des effektiven cerebralen Perfusionsdruckes, da das arteriovenöse Druckgefälle immer kleiner wird. Damit kommt es aber zu einem Circulus vitiosus, da die resultierende Durchblutungsabnahme zu Acidose und damit zur Vasodilatation und weiterer Hirnödembildung beiträgt. Schließlich kann die Hirndurchblutung ganz unterbrochen werden, wenn der intrakranielle Druck den Blutdruck übersteigt. Dabei ist zu berücksichtigen, daß der normale Druck im Ventrikel bei 0–20 mm Hg, bzw. 0–200 mm H_2O und lumbal in horizontaler Lage bei 2–20 mm Hg, bzw. 20–225 mm H_2O liegt. Für die cerebrale Versorgung ist es notwendig, daß die Differenz zwischen arteriellem Blutdruck und dem Hirndruck (d.h. also der *cerebrale Perfusionsdruck*) größer als 50 mm Hg ist, da sonst die Gefahr einer cerebralen Ischämie besteht.

Die Zunahme des cerebralen Wassergehaltes ist die häufigste Reaktionsform des Gehirnes auf unterschiedlichste Schädigungen. Das klinische Korrelat der intrakraniellen Drucksteigerungen ist physikalischen Druckwerten oft nicht zuzuordnen, da sie ggf. nicht mit der epiduralen Meßtechnik, sondern nur intraventrikulär zu erfassen sind. Ist der globale intrakranielle Druck aber größer als 30 mm Hg, so ist immer mit Auswirkungen auf die cerebrale Durchblutung zu rechnen. Werden Drucke von über 80 mm Hg gemessen, so muß mit ausgedehnten bleibenden Hirnschädigungen gerechnet werden, klinisch finden sich dann u.a. ein Blutdruckabfall, weite Pupillen, Streckkrämpfe und Extrasystolen.

Die *Indikation der Hirndruckmessung* ist meist bei schweren Schädelhirntraumen gegeben, insbesondere wenn bereits Hämatome ausgeräumt wurden und Nachblutungen oder weitere Komplikationen zu befürchten sind. Bei Status epilepticus, cerebralen Hypoxien, Enzephalitiden oder cerebralen Durchblutungsstörungen ist die Indikation nur in Ausnahmefällen gegeben. Dies gilt insbesondere, wenn man bedenkt, daß keine einfache Beziehung zwischen Höhe des intrakraniellen Druckes und dem Grad der Bewußtseinsstörung besteht. Auch kann es zu Temporalpoleinklemmungen und Einklemmungen in der hinteren Schädelgrube kommen, ohne daß dies durch epidurale oder ventrikuläre Druckmessungen immer direkt erfaßt werden kann.

Die Therapie der Hirndrucksteigerung ist immer ursachenbezogen durchzuführen (z.B. Tumorexstirpation, Hämatomdrainage, Hydrocephalusdrainage); eine Reihe von konservativen wie auch seltener operativen Maßnahmen sind aber parallel oder oft auch schon vor dem operativen Eingriff durchzuführen.

3.7.1 Konservative Hirndrucktherapie

a) Allgemeine Maßnahmen

Sie sind nicht nur im Rahmen der Therapie von Hirndrucksteigerung, sondern in der Mehrzahl auch schon zur Prophylaxe einzusetzen.

• **Sicherstellung einer ausreichenden Ventilation.** Bei einer *Spontanatmung* ist ein pCO_2 von kleiner als 42 mm Hg bei einem Bereich von 38–42 mm Hg anzustreben, da Hyperkapnie über die Vasodilatation immer auch zu einer weiteren intrakraniellen Volumenzunahme führt. Der arterielle O_2 muß bei der Spontanatmung immer oberhalb von 80 mm Hg, möglichst aber 100 mm Hg liegen.

Husten, Pressen, Behinderung der Atemwege etc. sind zu vermeiden, da sie zu einer Störung des cerebralen Abflusses beitragen und damit eine retrograde cerebrale Volumenzunahme bewirken. Es ist daher in Zweifelsfällen das Freihalten der Atemwege mit frühzeitiger Intubation anzustreben (s. Abschn. 3.7.1 B).

Die Beatmung muß ggf. mit Sedativa und Relaxantien erfolgen, da jede Art von Unruhezuständen, Husten usw. intrakranielle Druckerhöhungen auslösen können. Als Relaxantien bieten sich Pancuronium (0,1 mg/kg KG) als nicht depolarisierende Substanz an, zur Intubation ist Succinylcholin (1,5–2 mg/kg KG) nach vorangegangener Gabe von Atropin (0,01 mg/kg KG) bewährt, wobei vor einer Succinylcholin-Injektion Thiopental, Hypnomidate oder ein Benzodiazepinderivat, wie z. B. Valium i. v. gegeben werden kann. Halothane sind bei der Dauerbeatmung von Patienten mit Hirndrucksteigerung kontraindiziert, da sie als cerebrale Vasodilatatoren den Hirndruck steigern.

Neben der optimalen Spontanatmung bzw. Beatmung ist auch darauf zu achten, daß die Absaugmanöver kurzgehalten werden; in manchen Fällen kann sogar auf das regelmäßige Lagern vorübergehend verzichtet werden, um den Patienten vor hirndrucksteigernden Lagerungsmanövern zumindesten eine gewisse Zeit zu schützen.

Die Fixation von Trachealkanülen darf nie zu einer Stauung führen.

bei Normotonikern

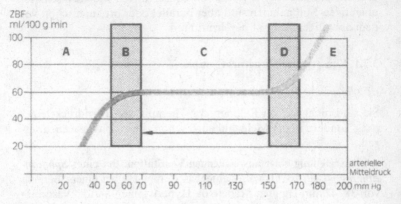

bei Hypertonikern

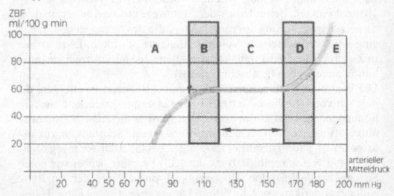

Abb. 6. Das Verhalten der Hirndurchblutung in Abhängigkeit vom arteriellen Mitteldruck und Darstellung der Autoregulationsgrenzen beim Normotoniker und Hypertoniker.
A druckabhängiger Rückgang des ZBF, *B* untere Grenze der zerebralen Autoregulation, *C* Bereich der aktiven Autoregulation, *D* obere Grenze der zerebralen Autoregulation, *E* druckabhängiger Anstieg des ZBF, *ZBF* zerebraler Blutfluß

104

- **Oberkörperanhebung** von 35-45° führt zu einer Verbesserung des venösen Abflusses aus dem Schädelinnenraum. Dabei muß der Kopf bei Rückenlage gerade liegen; Kopftieflage, Seitenlage und Abkippen des Kopfes zur Seite wirken hirndrucksteigernd, obgleich damit ggf. die Bronchialdrainage gefördert werden kann.

- **Vermeidung arterieller Blutdruckschwankungen.** Beim Normotoniker ist im Bereich eines arteriellen Mitteldruckes von 60-160 mm Hg der cerebrale Blutfluß konstant bei etwa 60 ml/100g/min. Bei einem Hypertonie-Patienten ist aber aktive Autoregulation deutlich nach oben verschoben, so daß nur in einem Bereich von 110 bis etwa 160 mm Hg noch eine ungestörte cerebrale Autoregulation vorliegt (Abb. 6). Es ist daher wegen der häufig beeinträchtigten Autoregulation darauf zu achten, daß beim Hypertoniker der systolische Blutdruck nie Werte von 160 mm Hg überschreitet, andererseits aber auch ein arterieller Mitteldruck von 100 mm Hg nicht unterschritten werden soll. Bei systolischen Werten unter 100 mm Hg ist damit zu rechnen, daß der cerebrale Perfusionsdruck abfällt und der möglicherweise schon erhöhte intrakranielle Druck noch zunimmt.

- **Beschränkung der Flüssigkeitszufuhr.** Positive Flüssigkeitsbilanzen sind bei erhöhtem Hirndruck in jedem Falle zu vermeiden, da sie selbst schon eine zunehmende Hirnschwellung bewirken können. Bei schweren Hirndruckzeichen ist eine negative Bilanzierung mit einem Volumenersatz von nur ⅔ der ausgeschiedenen Urinmenge für 2-3 Tage vertretbar, wenn dabei eine Hämokonzentration vermieden wird. Wir sehen wegen der Gefahr der Nebenwirkungen schon eine negative Bilanzierung von einer um 5% reduzierten Einfuhr im Vergleich zur Ausfuhr für einige Tage als ausreichend an und halten eine negative Bilanz immer dann für kontraindiziert, wenn ausreichende Kreislaufverhältnisse nur noch mit erheblichen medikamentösen Maßnahmen aufrecht erhalten werden können. Nach 2-4tägiger knapp negativer Bilanzierung ist eine *strenge Bilanzierung* nach der Gleichung:

Einfuhr = Ausfuhr + 500 ml

vorzunehmen, wobei die Korrektur einer Temperaturerhöhung zusätzlich zu berücksichtigen ist. Immer ist auf eine Normalisierung potentieller Elektrolytstörungen und der Blutviskosität zu achten; eine Hämodilution mit Gaben von Plasmaexpandern und Elektrolytstörungen kann in Verbindung mit Aderlässen notwendig werden, wenn Hämatokritwerte über 45 vorliegen.

Die Erzeugung einer negativen Wasserbilanz („Entwässerung") hat immer mit der Erhaltung einer normalen Elektrolytkonzentration wie auch Osmolalität im Serum einherzugehen, da die Gefahr einer Exsiccose stärkeren Ausmaßes über Oligurie, Adynamie bis hin zur Bewußtseinsstörung führt, die sich labormäßig durch Hypernatriämie, Hypokaliämie und Hyperosmolalität ankündigt.

- **Verhinderung einer cerebralen Hypoxidose.** Schutzmaßnahmen vor einer cerebralen Hypoxie sind:
  - ausreichende kardiale Leistungen
  - Hb > als 10 mg%
  - pO_2 arteriell > als 100 mm Hg, d.h. gegebenenfalls ist die frühzeitige Intubation mit Beatmung und Sedierung angezeigt.
  - Hochkalorische Ernährung zur Verhinderung bzw. Überwindung schwerer kataboler Zustände (> 2000–2500 kCal/die).
  - Kontrolle epileptischer Anfälle, da sie zu Stoffwechselsteigerung und damit Hirndruckanstieg selbst bei voller Relaxierung führen können.
  - Temperaturkontrolle: Hyperthermie ist zu verhindern, da eine Erhöhung um 1 °C eine cerebrale Stoffwechselsteigerung von 5–7% bewirkt. Hypothermien sind wegen der erhöhten Infektionsgefahr und gehäufter Arrhythmien unzweckmäßig.
  - Blutdruckstabilisierung mit optimalen Werten von 100–120 mm Hg bei normalen Ausgangswerten. Zu niedrige systolische Werte führen wegen der Autoregulation zur Vasodilatation und damit zu intrakraniellem Druckanstieg; umgekehrt bewirkt ein erhöhter systolischer Druck eine Hirnödemzunahme im Bereich der gestörten Autoregulation und damit auch der gestörten Blut-Hirn-Schranke. Antihypertonika vom Vasodilatatortyp wirken auch cerebral gefäßerweiternd (z. B. Nitroprussid, Hydralazine, Nitroglycerin, Trimethapan) und sind daher vorsichtig zu geben, damit es nicht zu weiterem Hirndruckanstieg kommt.
  - Gegebenenfalls Albumin- und Elektrolytsubstitution.
  - Bei Therapieresistenz von Hirnschwellungszuständen ist ggf. eine Tris-Puffergabe zur Koupierung vermehrt anfallender saurer Valenzen in den geschädigten Hirnarealen zu geben, wobei normale Blutgase nicht gegen eine lokale cerebrale Azidose sprechen müs-

sen. Manche Autoren empfehlen eine Dosis von 2,5 ml Sterofun-
din-Tris/kg KG innerhalb von 24 Stunden gegeben über einen
Zeitraum von 2–3 Tage.

b) Hyperventilation

Die arterielle Hypokapnie in den gesunden ZNS-Arealen führt zu einer cerebralen Vasokonstriktion, die Vasoparalyse im gestörten
Areal bleibt auch bei einer allgemeinen arteriellen Hypokapnie wegen der Azidose im Läsionsbereich bestehen. Hypokapnie führt über
die respiratorische Alkalose zu einer Abnahme des cerebralen Blutflusses in den nicht betroffenen ZNS-Arealen und es kommt somit
zu einer intrakraniellen Druckabnahme nebst inversem Steal-Syn-
drom. Die Tatsache einer schon spontanen Hyperventilation wird
insbesondere bei Patienten mit schweren Schädelhirntraumen nicht
selten beobachtet.
Die Hyperventilation ist nur bei schweren Hirndruckzeichen indiziert und sollte erreichen, daß der pCO_2-Wert zwischen 30 und
35 mm Hg schwankt. Es sollte bei dieser Alkalose ein positiver end-
exspiratorischer Druck (peep) von bis zu 5 cm Wassersäule erzielt
werden, um mit dieser peep-Beatmung Atelektasen zu verhindern
und ggf. noch eine bessere Oxygenation zu erreichen. Eine Wechsel-
druckbeatmung ist wegen der Gefahr von Lungenatelektasen kontraindiziert, wenngleich damit der venöse cerebrale Blutabfluß gefördert würde. Nur wenn es die pulmonalen Aspekte zulassen, ist
mit einem negativen exspiratorischen Druck von etwa 2 bis 5 cm
Wassersäule zu beatmen; dies ist in der Praxis nur selten zu realisie-
ren.

c) Osmotherapie

Werden in Bezug auf das Plasma hypertone Lösungen mit nieder-
molekularen Substanzen schnell infundiert und penetrieren sie nicht
sofort die Blut-Hirn-Schranke, so baut sich ein Osmolaritätsgradient
zwischen Blut und Hirngewebe auf. Ist der Gradient größer als
35 mosmol/l, so wird Wasser aus dem Hirngewebe in die Blutbahn
gezogen und es kommt über eine Volumenminderung des Gehirns
zu einem Hirndruckabfall und einer Perfusionsverbesserung. Die renale Ausscheidung mit Steigerung der Diurese bei Anwendung von
Mannit bzw. die zusätzliche Metabolisierung bei Verwendung von

Sorbit begrenzt die Wirkung der beiden verwandten Substanzen, da es über die zunächst gesteigerte Diurese zu einer sekundären Hämokonzentration kommt und dies durch den Viskositätsanstieg dann wieder zu einem Durchblutungsabfall im ZNS führen kann.

Der Wasserentzug bei Verwendung hypertoner niedermolekularer Lösungen ist im Bereich der gesunden Hirnregionen stärker ausgeprägt als in den geschädigten Hirnarealen. Eine zerstörte Bluthirnschranke größeren Ausmaßes bedeutet aber eine Kontraindikation der Osmotherapie, da dann durch Mannit- oder Sorbit-Austritt im gestörten Areal der umgekehrte Effekt eintreten kann.

Bewährt haben sich Mannit 20% oder Sorbit 40%; der hirndrucksenkende Effekt setzt bei beiden Substanzen schon 5-10 Minuten nach der Schnellinfusion ein und kann bei einem Durchschnitt von 3-4 Stunden zwischen 2 und 12 Stunden anhalten. Wir ziehen Sorbit dem Mannit noch vor, da es auch metabolisiert werden kann, dies aber bei einer renalen Ausscheidungsstörung oder bei einer stärker geschädigten Blut-Hirn-Schranke vorteilhaft ist. Bei schweren renalen oder hepatischen Störungen sollte statt Sorbit und Mannit besser Glyzerin eingesetzt werden, welches komplett verstoffwechselt wird und über mehrere Tage gegeben einen geringeren Rebound-Effekt haben soll.

Gegenüber Mannit und Sorbit sind die Laevulose 40% oder Glukose 40-50% nur sehr kurz wirksam. Glyzerin 10% erscheint nach der Mehrzahl der Untersuchungen dem Sorbit 40% in der Dauer der Wirksamkeit unterlegen, so daß es alle 2 Stunden intravenös gegeben werden muß. Die übliche Dosis liegt bei 0,5-1,5 g/kg KG. Ein schnelles parenterales Einlaufen von Glyzerin verbietet sich wegen der Hämolysegefahr. In der Praxis werden 500 ml 10% Glyzerinlösung/die gegeben, die Infusionsrate sollte 2 ml/min nicht überschreiten. Der Vorteil von Glyzerin ist aber die Tatsache, daß es oral gleichfalls gegeben werden kann und auch einen antiketogenen Begleiteffekt aufweist. Oral wird Glyzerin in 85%iger Lösung in einer Dosis von 2 ml/kg KG/die gegeben, wobei die Gesamtmenge in mindestens 4 Einzeldosen zu verteilen ist. Glyzerin 85% 4 × 100 ml/die oral gegeben ist bei Niereninsuffizienz *und* Hirndruckerhöhung das Mittel der 1. Wahl beim Einsatz hypertoner Lösungen.

Die Infusion von Sorbit 40% muß schnell, d.h. 50-100 ml in 10-20 Minuten erfolgen, um schnell einen hohen Osmolaritätsgradienten zu erreichen. Im Notfall sind 1-2 g/kg KG über 30 Minuten zu geben; die tägliche Dosis liegt bei ca. 3×80 ml über je 20–30 Minuten appliziert. Erfahrungsgemäß wird am ersten Tag eine Dosis von 2 g/kg KG Sorbit, in den nachfolgenden 2–3 Tagen als Erhaltungsdosis 0,3 bis 1 g/kg KG gegeben. Immer ist eine Überwachung von Serumelektrolyten und ggf. auch Serumosmolatität notwendig, für die Substitution von ausreichend freiem Wasser muß gesorgt werden.

Gefahrlos ist die Wiederholung der Osmotherapie immer dann möglich, wenn die Serum-Ausgangs-Osmolarität unter 300 mosmol/l liegt. Wird eine Serumosmolarität von mehr als 330–360 mosmol/l erreicht oder ist die Urinausscheidung bei 5–8 l/Tag angelangt, so ist die Osmotherapie kontraindiziert, da sonst die Gefahr eines hyperosmolaren Komas oder eine Nierentubulischädigung besteht. Hypoosmolarität stärkeren Ausmaßes ist wegen der Hirnödemzunahme gleichfalls gefährlich, weshalb man statt 5% Fruktose oder Glukose die Dextrose-Infusion besser in physiologischer Kochsalzlösung oder in Ringer-Lösungen geben sollte.

d) Diuretika

Furosemid (Lasix) und Acetazolamid (Diamox) verursachen eine Minderung der Liquorproduktion und dadurch ein Absinken des intraventrikulären Liquordruckes. *Acetazolamid* ist in der Lage, die Reduktion der Liquorproduktion durch Hemmung der Carboanhydrase zu erreichen. Es sollte zur Reduktion der Liquorproduktion immer dann eingesetzt werden, wenn die Kortikoidgabe wegen bestehender Begleiterkrankungen, wie z. B. ein Diabetes mellitus, zu gefährlich ist.

Furosemid hat den Hauptangriffsort an der Niere, wodurch es zu einer Verminderung des zirkulierenden Plasmavolumens und damit zu einem Wasserrückstrom aus dem extra- in den intravasalen Raum kommt. Die Furosemid-Tagesdosis muß unter 250 mg liegen, da es sonst zu einem umgekehrten Effekt kommen kann; die Mehrzahl der Diuretika beeinflussen durch die Plasmavolumenschrumpfung die Hämodynamik ungünstig und können bei Höchstdosen einen Rebound-Effekt bewirken.

Als Monotherapie des Hirnödems sind sowohl Furosemid wie auch Acetazolamid ungeeignet, da das Maximum der hirndrucksenkenden Wirkung erst nach etwa 6 Stunden erreicht wird. Vorteilhaft ist ihr Einsatz in Ergänzung zur Osmotherapie, da hierbei ein additiver Effekt erreicht werden kann.

Aldosteronantagonisten, wie z. B. Spirolactone (Aldactone), zeigen keinen oder nur einen geringen Effekt auf das Hirnödem und haben sich daher zumindest in der Akutbehandlung der schweren Hirndrucksymptomatik nicht bewährt. Ihr Einsatz ist aber in therapieresistenten Fällen berechtigt, z. B. in einer Tagesdosis von 2 × 200 mg. Nebenwirkungen sind Hyperkaliämie und Hyponatriämie.

e) Onkotherapie

Hypertone Lösungen, z. B. niedermolekulare Dextrane oder Humanalbumin, führen aufgrund ihres Molekulargewichtes von 16000 bis 70000 zu einem erhöhten kolloidosmotischen Druck und können nur sehr langsam aus der Blutbahn abdiffundieren. Damit kommt es aber zu einer Vermehrung des Plasmavolumens, konsekutiv zu einer Viskositätssenkung und damit einhergehend zu einer Verbesserung auch der cerebralen Durchblutung.

Zu den hypertonen Lösungen zählen Macrodex 10%, Rheomacrodex 10% und Humanalbulmin 20%.

Der hirndrucksenkende Effekt ist im Vergleich zur Durchblutungsverbesserung gering und tritt erst Stunden nach der intravenösen Gabe auf. Der Vorteil ist aber, daß onkotisch wirksame Substanzen die sekundär bedingte Hämokonzentration der Osmotherapeutika vermindern helfen. Wir geben daher bei der Hirnödembehandlung ggf. zusätzlich zur Osmotherapie über 12 bis 24 Stunden 500 ml Rheomacrodex 10%. Zu beachten ist dabei, daß die entstehende intravasale Hypervolämie zu einer kardialen Belastung führen kann.

f) Steroide

Steroide senken die Liquorproduktion, vermindern die Gefäßpermeabilität bei einem vasogenen Ödem und aktivieren die Natrium-Kalium-ATPase. Dexamethason wird dem Prednison nur deshalb vorgezogen, weil es keinen mineralocorticoiden Effekt hat. Die antiphlogistische Wirkung ist ca. 20 bis 30mal stärker als die von Hydrocortison.

Die Dosierung hat individuell zu erfolgen, 20 mg Dexamethason (Decadron, Fortecortin) entsprechen etwa 130 mg Prednison. Der Wirkungseffekt ist dosisabhängig. Eine Verteilung auf mehrere Dosen, z. B. alle 6 Stunden appliziert, ist wichtig, da bei einer einzigen Gabe pro Tag die Hirndrucksymptomatik sich zwischendurch immer wieder verschlechtern kann.

Dosierung. Am 1. und 2. Tag geben wir bei schweren Hirndruckzeichen 1 mg/kg KG, wobei die ersten 48 mg i. v. als Erstdosis und der Rest alle 6 Stunden i. v. appliziert wird. Demzufolge werden am 1. und 2. Tag insgesamt 96 mg i. v. im 6-Stunden-Intervall gegeben. Diese Dosen werden gut toleriert.

Am 3. und 4. Tag erfolgt eine Dosierung von 0,5 bis 0,75 mg/kg KG, in der Praxis sind dies 48 mg Gesamtdosis i. v. In den darauffolgenden Tagen erfolgt ein kontinuierlicher langsamer Dosisabfall entsprechend dem klinischen Bild.

Indikation. Der beste Effekt zeigt sich bei Glioblastomen und Astrozytomen vom Grad III und IV, bei Metastasen, schweren Kontusionen, Hirnabszessen, Enzephalitiden und Tuberkulomen. Beim schweren Hirntrauma hat sich die i. v.-Applikation von 100 mg Dexamethason schon am Unfallort bewährt. Umstritten ist die Steroidtherapie bei ischämischen Apoplexen, da hier primär ein zytotoxisches Ödem vorliegt, gegen welches Kortikoide meist unwirksam sind. Nach den Untersuchungen von Hartmann (1983) am Pavian hat nur die Dexamethason-Frühgabe in den ersten Stunden das Hirninfarktödem im Vergleich zur Kontrollgruppe verkleinert. Wir setzen Kortikoide bei Hirninfarkten immer dann ein, wenn eine ausgeprägte oder initial progrediente neurologische Symptomatik vorliegt und im CT ein deutlicher ischämischer Bezirk sichtbar wird.

Nebenwirkungen
- *Erhöhtes Infektionsrisiko.* Daher sollte ggf. antibiotisch oder auch tuberkulostatisch abgeschirmt werden. Trotz dieses erhöhten Infektionsrisikos ist bei nachgewiesenem Hirnödem mit Einklemmungszeichen selbst im Rahmen eines Abszesses oder Tuberkulomes die Gabe von Dexamethason absolut indiziert. Wir halten auch die Gabe von Dexamethason bei Herpes-Enzephalitiden mit drohenden Einklemmungszeichen für indiziert, obgleich Kortikoide die erwünschte Antikörperproduktion hemmen.
- *Magen-Darm-Blutungen bzw. Ulzera.* Sie treten in bis zu 5% auf und es sind daher prophylaktisch bei allen Patienten oral zwischen den Mahlzeiten Antacida (z. B. Maaloxan) und intravenös der Histamin-Antagonist Cimetidin (Tagamet) zu geben.

- *Metabolische Störungen.* Hierzu zählen die Myopathien und der Einfluß auf das Endokrinium. Steroidmyopathien als Folge des katabolen Effektes scheinen nicht gehäuft bei den 9-α-fluorierten Steroidderivaten aufzutreten, wenn man die unterschiedlichen Verschreibungszahlen berücksichtigt.
- *Cushing-Syndrom* und *Hypertonie*
- *Steroid-Psychose*
- *Diabetische Stoffwechselstörungen.* Sie machen regelmäßig Blutzuckerkontrollen unter der hochdosierten Dexamethason-Behandlung notwendig.

g) Barbiturate

Barbiturate erhöhen die Anoxie- und Ischämietoleranz, wobei die Toleranzerhöhung aber nicht nur durch die Stoffwechseldepression und die damit einhergehende Senkung der O_2-Umsatzrate erklärt werden kann. Darüber hinaus sollen Barbiturate auch freie Radikale entfernen können, die bei einem Sauerstoffmangel in den Mitochondrien entstehen und als nichtoxydierte freie Radikale Membranlipide zerstören sollen. Neben einer Senkung des Bedarfes an energiereichen Phosphaten reduzieren Barbiturate auch den cerebralen Blutfluß durch eine Konstriktion der Hirnarteriolen.

Unter der hochdosierten Barbiturat-Therapie kommt es zusätzlich zu einem Temperaturabfall auf 33–35 °C. Die Hypothermie erklärt aber nicht allein den positiven Effekt der Barbiturate, es ist lediglich ein additiver Effekt anzunehmen.

Hypothermiewerte zwischen 30 und 33 °C, wie sie früher zur Anoxie-Toleranz-Verlängerung nicht selten empfohlen wurden, haben sich wegen der verringerten Infektionsabwehr, dem vermehrten Auftreten von Arrythmien und der sich erhöhenden Blutviskosität nicht bewährt. Ein weiterer Nachteil dieser extremen Hypothermien ist das Muskelzittern und die Vasokonstriktion, die Muskelrelaxantien und Vasodilatatoren notwendig machen können.

Die Dosis zur Erzeugung einer Ischämie-Protektion liegt in einem Bereich, welcher im EEG eine Null-Linie, zumindest aber ein burst-suppression-Muster erzeugt.

Die *Indikation* der hochdosierten Barbituratbehandlung ist bei Herzkreislaufstillstand mit generalisierter schwerer cerebraler Ischämie oder schwersten Schädelhirntraumen gegeben, wenn alle ande-

112

ren hirndrucksenkenden Maßnahmen versagt haben. Ihre Wirksamkeit zeigte sich aber nur dann, wenn als Ausgangsbefund eine schwere Bewußtlosigkeit bestand.

Barbiturat-Dosis. Von Pentobarbital oder Thiopentone werden in den ersten 15 Minuten 10–30 mg/kg KG i.v. gegeben, danach liegt die Dosis bei 1–2 mg/kg KG/Stunde. Als Kontrolle für die optimale Dosis gilt der Blutspiegel, der bei 2,5–5 mg% liegen soll; als weitere Kontrollparameter dienen das EEG (mindestens ein burst-suppression-Muster, ggf. auch eine Null-Linie), der Hirndruck und die Temperatur (unter 35 °C).

Die Barbiturat-Therapie erfolgt immer zusammen mit der übrigen hirndrucksenkenden Behandlung. Sie ist dann zu beenden, wenn der intrakranielle Druck mehr als 48 Stunden lang unter 15 mm Hg liegt und der Blutdruck im Normbereich bleibt. Ist dies nicht der Fall, so sollte die Therapie nach spätestens 14 Tagen langsam in ausschleichender Form abgebrochen werden.

Risiken dieser hochdosierten Barbiturat-Therapie sind die Gefahr, neurologische Komplikationen zu übersehen, da ja auch alle Hirnstammreflexe ausfallen und daher regelmäßige CT-Kontrollen zur Erfassung von Komplikationen notwendig sind.

Zur Sedierung beatmungspflichtiger Patienten nutzen wir den potentiellen hirndrucksenkenden Effekt, indem wir oft die Barbiturate (z. B. Luminal) den Benzodiazepinen vorziehen, insbesondere wenn auch ein guter antikonvulsiver Schutz erwünscht ist.

Bei Verwendung des Einleitungsanästhetikums Etomidat (Hypnomidate) ist gleichfalls ein hirndrucksenkender Effekt beschrieben worden. Die Initialdosis als Bolus oder Kurzinfusion über 15 Minuten gegeben liegt bei 1 mg/kg KG, daran anschließend bei 0,15–0,3 mg/kg KG. Diese Dauerdosis wird in der Weise appliziert, daß eine Infusion ca. alle 6 Stunden ausgewechselt wird, in der 1 mg/kg KG Hypnomidate gelöst sind.

3.7.2 Operative Maßnahmen

Die entscheidende druckentlastende Maßnahme ist die *Entfernung der Raumforderung selbst*, z. B. die Tumorexstirpation, die Entlastung einer intrakraniellen Blutung oder auch die Abszeßexstirpation. Die Art und die Indikation zur Operation einer Raumforde-

Tabelle 5. Medikamentöse Therapiemaßnahmen bei Hirndruckzeichen im Erwachsenenalter.

	Sorbit 40% 3×80 ml über je 15 min.	Sorbit 40% 6×80 ml über je 15 min. (ü. 24 Std)	Dexamethason i.v. 4×6 mg	Dexamethason 4×12 mg	Dexamethason initial 48 mg u. erste 2 Tage 96 mg	Furosemid 3×20 mg/die (ggf. mit Aldactone 2×200 mg/die)	Barbiturate
Leichte Hirndruckzeichen (Kopfschmerzen, Stapa, Hemiparese etc.)			×				
Mittelschwerer Hirndruck (Kopfschmerzen, Erbrechen, Stapa, Benommenheit, Pupillenerweiterung)	×			×			
Schwerste Hirndruckzeichen (Bewußtseinsstörung, Atmungsregulationsstörung, Bradykardie, ggf. Streckkrämpfe)	×	notfalls rasch 100–200 ml zusätzlich infundieren ×			×	×	
Schwerstes Schädelhirntrauma bzw. Herzstillstand mit cerebraler Anoxie					×	×	×
Hirninfarkt	× *plus Onko-Therapie (Rheomacrodex 10%)*		(×)				

rung hängt vom Ort der Raumforderung, der Art des Tumors, dem Allgemein- und Ernährungszustand und dem Alter des Patienten ab.

In manchen Fällen einer allgemeinen Hirndruckerhöhung, immer aber bei einem nachgewiesenen Hydrocephalus internus occlusus ist parallel zur Hirndrucktherapie eine *Drainage* zumindest vorübergehend anzulegen, bewährt hat sich die Pudenz-Heyer-Drainage mit einem ventrikulo-atrialen Shunt. Der Effekt einer Drainage überrascht nicht, wenn man berücksichtigt, daß schon im Normalfall das Liquorsystem eine konstante Zuflußrate von 20–30 ml/Stunde, d.h. ca. 500 ml in 24 Stunden aus dem Plexus chorioideus der Seitenventrikel hat. Ist nur eine vorübergehende Liquordrainage erwünscht, so ist statt einem Einlegen eines Shuntsystems der intraventrikuläre Katheter vorzuziehen. Nachteile des intraventrikulären Katheters sind aber das erhöhte Infektionsrisiko und die Schwierigkeit, die Drainage über längere Zeit offenzuhalten.

Bei generalisiertem Hirnödem mit Streckkrämpfen, wie es nicht selten im Rahmen einer schweren cerebralen Anoxie nach Herzstillstand, bei schwerer Contusio cerebri und auch gelegentlich bei Pseudotumor cerebri zu beobachten ist, kann auch einmal ein vorübergehend anzulegender *Trepanationsdefekt* im Sinne einer sogenannten temporalen Dekompression erwogen werden. Dabei muß neben einer möglichst beidseitigen Schädelknochenentfernung auch die Dura durch eine Plastik erweitert werden. Der Effekt dieser beidseitigen Trepanation zur Raumerweiterung für das unter hohem Druck stehende Gehirn ist umstritten.

Operative, allgemeinmedizinische und insbesondere medikamentöse Maßnahmen zur Hirndrucksenkung ergänzen einander, ihr jeweiliger Einsatz ist auch bei Berücksichtigung von Schemata (Tabelle 5) nur im Einzelfall zu entscheiden.

Literatur

Allert ML (1978) Die neurogenen Blasenstörungen. In: Flügel KA (Hrsg) Neurologische und psychiatrische Therapie. Perimed, Erlangen, S 112–116
Baumgartner R (1978) Orthopädietechnische Versorgung des Hemiplegikers. MOT 95–98

115

Baust W (1970) Ermüdung, Schlaf und Traum. Wissenschaftliche Verlags GmbH, Stuttgart

Beckmann H, Haas S (1984) Therapie mit Benzodiazepinen: eine Bilanz. Nervenarzt 55: 111–121

Bobath K, Bobath B (1975) Die Behandlung der Hemiplegie des Erwachsenen. Krankengymnastik 27: 356–360

Brandt T (1976) Optisch-vestibuläre Bewegungskrankheit, Höhenschwindel und klinische Schwindelformen. Fortschr Med 94: 1177–1182

Brandt T, Büchele W (1983) Augenbewegungsstörungen. Fischer, Stuttgart New York

Brandt T, Daroff RB (1980) Physical therapy for benign paroxysmal positional vertigo. Arch Otolaryng 106: 484–485

Büchele, W (1984) Standataxie und physikalische Therapie bei vestibulären Funktionsstörungen: benigner paroxysmaler Lageschwindel, akuter Vestibularisausfall, Downbeat-Nystagmus-Syndrom. Habilitationsarbeit Neurologische Universitätsklinik Essen

Enkelmann R (1979) Schlafmittel-Verordnung aus psychiatrischer Sicht. Fortschr Med 97: 1326–1328

Ernst H (1984) Schmerzen bei Tumorkranken. Med Welt 35: 1230–1234

Finke J (1984) Schwindel – Differentialdiagnose und Therapie. Med Welt 35: 396–406

Forth W (1981) Erhöhte Myopathiegefahr durch Triamcinolon und andere 9-α-fluorierte Derivate. Dtsch Ärztebl 30: 1457

Girke W, Lieske V (1974) Pathophysiologie und Therapie des Hirnödems. Med Klin 69: 1–11

Gobiet W (1980) Grundlagen der neurologischen Intensivmedizin. Springer, Heidelberg

Haldemann G, Zajic J, Jurkiewicz J, Costabile G, Probst C (1982) Hirnödemprophylaxe und Verlängerung der Anoxietoleranzzeit mit Hilfe von Barbituraten und Etomidat. Schweiz Med Wschr 112: 969–970

Hartmann A (1983) Die medikamentöse Behandlung des Hirnödems. Nervenarzt 54: 277–293

Hultsch EG, Hartmann J (1961) Singultus. Pathophysiologie und Therapie. M Med Wschr 103: 1916–1918

Iurna I (1984) Pharmakologische Grundlagen der Schmerztherapie. Dtsch Ärztebl 81: 1441–1447

Kisten P (1979) Therapie der Hyperhidrosis. Akt Neurol 6: 111–116

Klawans HL, Weiner WJ (1981) Textbook of clinical Neuropharmacology. Raven

Klitz R-R (1978) Sucht und Pharmaka. Dtsch Ärztebl 75: 433–437

Krämer W, Rompel C, Umlauf B, Ulm K (1981) Kontrollierte, vergleichende Blindstudie zur Wirkung von Glyzerin-Infusionen beim frischen ischämischen Insult. Med Welt 32: 813–816

Kubicki S, Neuhaus GA (1981) Pentazocin im Spiegel der Erfahrungen. Springer, Berlin Heidelberg New York

116

Paeslack V (1971) Behandlung und Rehabilitation Querschnittsgelähmter. Fortschr Med 89: 52–54

Payk TR (1984) Medikamentöse Therapie intensiver chronischer Schmerzsyndrome. Akt Neurol 11: 89–91

Peter HJ (1979) Anatomie und Physiologie der Blase. In: Stöhrer M (Hrsg) Urologie bei Rückenmarksverletzten. Springer, Heidelberg, S 27–41

Richard KE (1980) Intrakranielle Drucksteigerung, ihre Pathogenese, Klinik und Behandlung. Nervenarzt 51: 392–405

Rockoff MA, Kennedy SK (1983) Physiology and clinical aspects of raised intracranial pressure. In: Ropper AH, Kennedy SK, Zervas NT (eds) Neurological and Neurosurgical intensive care. University Park Press, Baltimore, pp 7–20

Rockoff MA, Ropper AH (1983) Treatment of intracranial hypertension. In: Ropper AH, Kennedy SK, Zervas NT (eds) Neurological and Neurosurgical intensive care. University Park Press, Baltimore, pp 21–37

Schmidt MH (1984) Schlafstörungen bei Kindern und Jugendlichen. Dtsch Ärztebl 81: 1373–1377

Schreml W, Hügl W, Kossmann B, Heimpel H (1983) Stufenplan der medikamentösen analgetischen Therapie bei Tumorpatienten – eine prospektive Studie. Tumordiagn Ther 4: 189–196

Wolters A, Sökeland J, Weil W, Kopf H (1980) Parasympathikolytische Therapie neurogener Blasenfunktionsstörungen. Dtsch Med Wschr 105/39: 1344–1347

Zenglein R (1978) Psychopharmaka in der Schmerzbehandlung bei neurologischen Erkrankungen. Med Welt 29: 1289–1293

Zimmermann M., Handwerker HO (1984) Schmerz. Springer Heidelberg Berlin New York Tokyo

117

4 Neurologische Intensivmedizin

Ursache für eine neurologische Intensivbehandlung sind vorwiegend Atemstörungen oder schwere Bewußtseinsstörungen, wie sie besonders häufig bei intrakraniellen Blutungen, schweren cerebralen Ischämien, Meningoenzephalitiden, Subarachnoidalblutungen, Intoxikationen, Polyradikulitiden oder myasthenischen Syndromen zu beobachten sind. Atemprobleme einhergehend mit Zeichen eines erhöhten Hirndruckes finden sich aber auch bei ausgedehnten intrakraniellen Tumoren, schweren cerebralen Kontusionen oder nach intraoperativ eingetretenen generalisierten Hypoxien. Querschnittssyndrome spinaler Genese bedürfen, wenn ihr Läsionsort unterhalb von C_4 liegt, keiner neurologischen Intensivbetreuung.

Die Behandlung von Schwerstkranken bezieht gerade in der Neurologie immer auch die Angehörigen mit ein, um diese schwierige Periode erfolgreich durchstehen zu können. Die Therapeuten benötigen nicht nur profunde medizinische, technische und pflegerische Kenntnisse, sondern auch menschliche Wärme und charakterliche Integrität. Gerade wenn es um die Entscheidung der Frage geht, anhand der Behandelbarkeit der Grundkrankheit, dem biologischen Alter des Patienten und den aktuellen Überlebenschancen zu entscheiden, ob eine intensiv-medizinische Behandlung in Frage kommt oder nicht, ist jeder Einzelne gefordert. Aufgabe soll es sein, das *Leben,* nicht aber das Sterben des Kranken zu verlängern. Ärzte sind auch nach geltendem Recht nicht grundsätzlich zum Einsatz aller lebensverlängernden Maßnahmen verpflichtet. Es ist erlaubt und nicht strafbar, nach sorgfältiger Prüfung im konkreten Falle von einer „unmenschlichen" Intensivbehandlung abzusehen.

Auch wenn im Einzelfalle im juristischen Sinne von unterlassener Hilfeleistung gesprochen werden könnte, ist eine Intensivbehandlung mancher schwerstkranker Hirnverletzter, Apalliker oder Karzinompatienten im Finalstadium ärztlich nicht vertretbar. Höchste Handlungsrichtlinie hat es bei bewußtseinsgestörten Patienten immer zu sein, in ihrem vermeintlichen bzw. mutmaßlichen Interesse zu handeln („Voluntas aegroti suprema lex"). Angehörige können demzufolge für den mündigen Bürger auch im Stadium der Bewußtseinsstörung keine Willenserklärung abgeben.

Sind bei Suicidanten Willenserklärungen vor dem Selbstmordversuch abgegeben worden, so sollte im Stadium der Bewußtlosigkeit ebenso wie bei bewußtlos gewordenen Hungerstreikenden verfahren werden: Der Arzt soll alles tun, das Leben dieser Menschen zu retten, da die Erfahrung gezeigt hat, daß die vorher abgegebene Willensbekundung nicht mit Sicherheit erkennen läßt, daß diese auch im Stadium der Bewußtseinstörung noch dem Willen des Suicidanten entspricht.

Man wird wohl jedem Patienten einer neurologischen Intensivstation gerecht, wenn man dem Rat des Anästhesisten FREY folgt: „Es ist unsere Aufgabe, uns um das Leben unserer Patienten zu kümmern; da der Tod ein Teil des Lebens ist, muß unsere Sorge auch gleichermaßen dem Sterbenden zugute kommen."

4.1 Bewußtseinsstörungen

Unter Bewußtsein versteht man den Status des Wachseins („Vigilanz") *und* die psychologisch verstehbare Reaktionsfähigkeit auf verschiedene Reize. Bewußtsein beinhaltet somit die Summe aller cerebralen kortikalen Funktionen unter Einschluß nicht nur der Wachheit, sondern auch des Gedächtnisses, der Sprache und der Intelligenz. Die Mechanismen, die für die Wachheit und die Erweckbarkeit verantwortlich sind, sind in dem oberen Hirnstamm, und dabei insbesondere im Mittelhirn und der Formatio reticularis lokalisiert; die Formatio reticularis erstreckt sich von der Medulla bis hoch zum Thalamus. Eine erniedrigte Bewußtseinslage kommt demzufolge entweder durch eine Störung beider Hemisphären oder aber eine zentrale Dysfunktion des Hirnstammes zustande.

4.1.1 Systematik und Pathogenese

Bewußtlosigkeit wird durch drei Hauptmechanismen verursacht:
- *Supratentorielle Prozesse,* die primär raumfordernd sind, sekundär dann den Hirnstamm komprimieren und dadurch auch Teile der Formatio reticularis lädieren. Hirntumoren, Abszesse, Schädelhirntraumen oder Hämatome sind die häufigsten Ursachen.
- *Infratentorielle Läsionen* mit direkter Affektion des Hirnstammes selbst; Beispiele sind Thrombosen der A. basilaris oder zerebelläre Raumforderungen mit sekundärer Hirnstammkompression.
- *Metabolische und toxische Prozesse* mit der Affektion des Hirnstammes wie auch beider Hemisphären. Beispiele sind die Urämie, das diabetische Koma, die Hypoglykämie, endokrine Störungen, generalisierte cerebrale Hypoxien, hepatische Enzephalopathien, anaphylaktische Reaktionen, Elektrolytstörungen und medikamentöse Intoxikationen.

Bewußtseinsstörungen alleine lassen selten Rückschlüsse auf ihre Ursachen zu, sie sind nur eine einförmige Reaktion des Cerebrums auf unterschiedliche Noxen. Nur weitere klinische Symptome, Anamnesedaten, Laborparameter und die Graduierung der Bewußtseinsstörung erlauben eine Koma-Differenzierung. Dabei spielen die einzelnen diagnostischen Untersuchungsbefunde bei der Gradeinteilung der Bewußtseinsstörung eine größere Rolle als zusätzliche apparative Ergebnisse.

Grad der Bewußtseinsstörung
- *Somnolenz.* Der Patient ist benommen, er ist fähig zu antworten; dabei aber verlangsamt und die Abwehrbewegungen sind nach Schmerzreizung gezielt und reproduzierbar.
- *Sopor.* Es besteht eine inkomplette Wachheit auf Schmerzreize; Antworten auf verbale Kommandos sind inkonstant und vage, die motorischen Antworten sind aber bei Schmerzreizen noch vom abwehrenden Typ. Insgesamt besteht ein schläfriger Zustand.
- *Leichtes Koma mit Restreaktionen.* Es finden sich primitive unkoordinierte und ungezielte motorische Antworten auf Schmerzreize, insbesondere nach Reizung an der Innenseite der Oberarme und der Oberschenkel wie auch der hinteren Partie des Unterkiefers. Erweckbarkeit besteht nicht mehr, verbale Antworten sind nicht zu erhalten, die Pupillenreflexe, der Ziliospinalreflex (algo-

Tabelle 6. Graduierung nach der Glasgower- oder Innsbrucker Koma-Skala
a. Glasgower-Koma-Skala (der Grad setzt sich aus der Summe der 3 geprüften Bereiche zusammen, maximal kommt es zu 15, minimal zu 3 Punkten). (Nach Teasdale und Jennet 1974)

Prüfungsbereich	Reaktion	Grad
Augenöffnen	spontan	4
	nach Aufforderung	3
	auf Schmerzreiz	2
	kein Augenöffnen	1
verbale Reaktion	orientiert	5
	verwirrt	4
	inadäquat (schreit, flucht)	3
	unverständlich	2
	keine verbale Reaktion	1
motorische Reaktion	kommt Aufforderungen angemessen nach	6
	nur halbseitig	5
	normale Beugung z. B. auf Schmerzreiz	4
	abnorme Beugungsbewegung	3
	strecken	2
	keine Reaktion	1

b. Innsbrucker Koma-Skala (19 Punkte stehen für die Graduierung des komatösen Patienten zur Verfügung, die Punkte 20–23 sind für die Aufwachphase als weitere Kontrollmöglichkeit vorgesehen). (Nach Gerstenbrand et al. 1984)

Prüfungsbereich	Reaktion	Grad
Reaktivität auf akustische Reize	Zuwendung	3
	besser als Streckreaktion	2
	Streckreaktion	1
	keine Reaktion	0
Reaktivität auf Schmerz (Kneifen Trapeziusrand)	gerichtete Abwehr	3
	besser als Streckreaktion	2
	Streckreaktion	1
	keine Reaktion	0
Körperhaltung/ -Bewegung	normal	3
	besser als Streckstellung	2
	Streckstellung	1
	schlaff	0
Lidposition	Augenöffnen, spontan	3
	Augenöffnen, akust. Reiz	2

Tabelle 6. (Fortsetzung)

Prüfungsbereich	Reaktion	Grad
Lidposition	Augenöffnen, Schmerz	1
	kein Augenöffnen	0
Pupillenweite	normal	3
	verengt	2
	erweitert	1
	weit	0
Pupillenreaktion	ausgiebig	3
	unausgiebig	2
	Spur	1
	fehlend	0
Bulbusstellung	optisches Folgen	3
und -Bewegung	Bulbuspendeln	2
	divergent, wechselnd	1
	divergent, fixiert	0
orale Automatismen	spontan	2
	auf äußere Reize	1
	keine	0

gener Pupillenreflex), Würgereflexe, Hustenreflexe und Fremdreflexe sind insgesamt nachweisbar.
- *Koma ohne jede Reaktion mit Atemantrieb.* Wegen des noch erhaltenen Atemantriebes ist meist eine assistierte Beatmung möglich, bei tiefer Bewußtlosigkeit werden allenfalls noch Streck- oder Beugemechanismen nach Schmerzreizung beobachtet.
- *Schweres Koma ohne jede Reaktion.* Es fehlen jegliche Arten von Schmerzreizantworten, ein Atemantrieb ist nicht mehr nachzuweisen, so daß eine kontrollierte Beatmung notwendig ist. In der Mehrzahl ist eine Entsteuerung des Kreislaufes nachzuweisen, Streck- oder Beugemechanismen sind auch spontan nicht zu beobachten.

Diese *Stadieneinteilung* wird weder den Erfordernissen der Akutversorgung noch denen der Intensivüberwachung ganz gerecht, so daß von vielen Autoren auch zahlreiche neue Stadieneinteilungen vorgeschlagen wurden. Für die Intensivüberwachung ist die Glasgow-Komaeinteilung am verbreitetsten; sicherere prognostische Aussagen scheinen mit der Innsbrucker Koma-Skala möglich zu sein (Tabelle 6). Es hat sich gezeigt, daß bei Indexwerten von unter 8 gemäß der Glasgower Koma-Skala auf eine schwere Hirnfunktionsstörung geschlossen werden kann. Haben Patienten beim Beginn des Komas weniger als 6 Punkte gemäß der Innsbruck-Skala oder liegen die Mittelwerte im Verlauf unter 11, so muß mit dem Exitus gerechnet werden.

4.1.2 Allgemeine Therapiemaßnahmen

Die Therapie von bewußtseinsgestörten Patienten ist optimal nur auf einer Intensivpflegestation gewährleistet, da diese durch ihre räumliche Gliederung und ihr besonders geschultes Personal eine dauernde Überwachung und auch alle notwendigen Maßnahmen wie Beatmung, Infusionstherapie etc. gewährleistet. Vor dem Transport in eine solche Spezialabteilung sollten die Erstdiagnose und die Erstversorgung mit Blutzuckerbestimmung, EKG, Anlegen eines zentral-venösen Zuganges und Sicherstellung einer ausreichenden Atmung erfolgen. Eine ggf. lebensnotwendig indizierte Lumbalpunktion kann praktisch bei jedem Patienten erfolgen, wenn folgende Bedingungen eingehalten werden:

- Kopftieflage,
- Benutzung einer schlanken Nadel,
- Belassen des Mandrins in der Nadel beim Abtropfen des ersten Liquortropfens,
- weiteres Vorgehen erst nach Entscheidung über die sog. 3-Tropfen-Probe: blutig – eitrig – klar.

Am besten ist es, die Liquorpunktion dort erst durchzuführen, wo die Patienten auch weiter behandelt werden sollen.

Nach entsprechender Erstversorgung und unter Begleitung eines Arztes kann praktisch jeder Patient transportiert werden (per Auto, Helicopter etc.), wenn Möglichkeiten für eine künstliche Beatmung, Absaugen, Infusion und Gabe von Notfall-Medikamenten bestehen.

Die Therapie der bewußtseinsgestörten Patienten unterteilt sich in Sofortmaßnahmen und spezifische therapeutische Maßnahmen der ersten Stunden.

a) Sofortmaßnahmen

• **Gewährleistung freier Atemwege.** Dies kann eine Intubation und eine Beatmung notwendig machen. Die sofortige Intubation ist z.B.

bei schweren Hirnstammsymptomen mit Atemstörungen zentraler Genese indiziert. Vor der Intubation sollte ein venöser Zugang gelegt werden. An erster Stelle steht aber als wichtigste Sofortmaßnahme die sorgfältige Lagerung mit dem Ziele, die Atemwege freizuhalten bzw. frei zu bekommen. Die Zunge darf nicht nach hinten absinken, den Kehldeckel herabdrücken und so die Luftzufuhr abdrosseln. Deshalb soll der Bewußtlose flach auf den Rücken oder auf eine Seite gebettet werden. Bei Rückenlage wird der Kopf zur Seite gewendet und nach hinten gestreckt. Liegt der Kranke auf der Seite, so muß der Kopf mit einem möglichst wenig nachgiebigen Kissen oder Polster unterlegt und nach vorne gebeugt werden. Das Zurücksinken der Zunge kann, wenn diese Maßnahmen nicht ausreichen, durch das Einlegen eines Rachentubus (Guedel-Tubus) verhindert werden. Bei Ateminsuffizienz sind die in Kap. 4.2 beschriebenen Maßnahmen zu ergreifen.

Bei der Erstversorgung kann die Korrektur des Säure-Basen-Haushaltes durch Bicarbonatlösung (z. B. 100–250 ml $NaHCO_3$ i. v.) wichtig sein, um der akuten Hirnschwellung, z. B. beim schweren Schädelhirntrauma, vorzubeugen.

• **Legen eines parenteralen Zugangs.** Der zentrale Zugang hat, wenn er über eine Armvene, die Vena jugularis oder die Vena subclavia in die obere Hohlvene geführt wird, den Vorteil, daß nicht nur Blut zur Klärung eines Intoxikationsverdachts oder Untersuchung bestimmter Laborparameter zu erhalten ist, sondern daß hiermit auch eine Zufuhr hochprozentiger Lösungen, wie z. B. Sorbit 40%, Glukose 40% etc., risikolos möglich ist. Auch kann bei zentral liegendem Zugang bei Verdacht auf ein hypoglykämisches Koma eine 50 ml-Glukoselösung 40–50% direkt gegeben werden.

Die korrekte Lage in der rechten Vena cava superior muß immer durch Röntgenkontrolle gesichert werden, mögliche Komplikationen im Rahmen des Katheterlegens können dabei gleichzeitig erfaßt werden.

• **Stabilisierung.** Anlegen eines EKG's und die *Stabilisierung bzw. Überwachung eines stabilen Herz-Kreislaufes* steht an dritter Stelle. So ist parallel zur Freihaltung der Atemwege für eine schnelle effektive Schockbekämpfung zu sorgen; kolloidale Lösungen sind bei Blutungsverdacht, z. B. einer Subarachnoidalblutung, wegen der Blutgerinnungsbeeinflussung kontraindiziert. Im Zweifelsfalle sind bei hypotonen Kreislaufverhältnissen daher nur Sympathikomimetika und Humanalbumingaben indiziert. Blutdruckwerte oberhalb von 160 mm Hg systolisch sind zu senken.

- **Kontrolle** blutchemischer Parameter, der Körpertemperatur, der Urinproduktion, Rö-Thorax, ggf. Rö-Schädel.

- **Gegebenenfalls Sondenlegung** zur Drainierung des Magensekretes.

b) Diagnostik und Behandlung spezieller Krankheitsprozesse

Spezielle Behandlungsmaßnahmen wie z. B. Kortikoide und Plasmapherese im Rahmen einer myasthenischen Krise sollen im Rahmen der speziellen Krankheitslehre besprochen werden. Eine *prophylaktische Antibiotikatherapie* ist nicht indiziert, wenn die Grundregeln der Hygiene bereits vor dem Transport beachtet werden.

Bei *Hypoglykämieverdacht* sollte sofort 50 ml 40%ige Glukose i. v. gegeben werden; dies ist auch bei Patienten ohne hypoglykämisches Koma nicht schädlich, da so dem Gehirn seine wichtigste metabolische Substanz gegeben wird und ja ggf. unbekannt ist, wie lange der Patient ohne Nahrungszufuhr war.

Bei dem Verdacht einer *Opium-Überdosierung* kann Naloxon, z. B. 0,4 mg i. v. alle 5 bis 10 Minuten bis zur Wiedererlangung des Bewußtseins gegeben werden. Es gibt Entgiftungszentren, die bei jedem bewußtlosen Patienten unklarer Genese routinemäßig 0,4 0,8 mg Naloxon i. v. geben, da dieses Mittel auch in den Fällen ohne Opiatzufuhr nützlich sein soll.

Bei Verdacht auf eine *Wernicke-Enzephalopathie* ist 100 mg Thiamin (Vitamin B_1) i. v. vor der Gabe von Glukose zu geben, um so einem akuten Defizit schon vor der Glukosegabe vorzubeugen.

Bei *Absencen-Status* sind eine *EEG-Ableitung* und diagnostisch wie therapeutisch Diazepam oder Clonazepam i. v. zu geben. Phenytoin (z. B. als Kurzinfusion) ziehen wir bei Grand mal-Anfällen im Rahmen von Bewußtlosigkeit in der Regel vor, da es die Bewußtseinslage nicht weiter verschlechtert und somit eine neurologische Überwachung am besten gewährleistet ist (Kap. 4.9.1.8).

Bei Verdacht auf *Herpes-Enzephalitis* (Liquor, EEG, CT, Titer abnehmen im Serum und Liquor) ist sofort mit Cylosporin A (Zovirax) zu behandeln.

Bei unklarer Bewußtlosigkeit müssen Blut-, Urin- und Magensaftproben zu *toxikologischen Zwecken* eingesandt werden. Weitere Diagnostik wie Dopplersonographie, Computertomographie, Arteriographie, Laboruntersuchungen etc. hängen vom Einzelfall ab; z. B. sollte bei *Einklemmungszeichen* sofort Sorbit 40%, zusätzlich Decadron 100 mg i. v. und parallel dazu eine Diagnostik und ggf. Operation erfolgen. Im Zweifelsfalle empfehlen manche Autoren, jedem bewußtlosen Patienten bei der ersten Untersuchung einmalig Kortikoide zu geben, da die Gefahr der Einklemmung auch im Rahmen bakterieller Meningitiden oder Abszesse größer sei als das theoretische Risiko der Herabsetzung der Körperabwehr mit nachfolgenden Infektionen. Wir entscheiden uns nur im Einzelfalle und lehnen eine generelle Kortikoidgabe bei Bewußtseinsgestörten ab.

Sofortige Blut- und Urinentnahmen sind zur Klärung metabolischer Ursachen bzw. sekundär metabolischer Komplikationen unumgänglich. Darunter verstehen wir Blutbild und Differentialblutbild, Elektrolyte, Kreatinin, Leberfunktionstests, Blutzucker, arterielle Blutgase bei Verdacht auf Atemstörungen und toxikologische Untersuchungen aus Blut-, Urin- und ggf. Magensaft. Diese Screeninguntersuchungen haben zum Ziel, Spiegelbestimmungen von Barbituraten, Hypnotika im weiteren Sinne, Analgetika und ggf. auch Antikonvulsiva vorzunehmen.

c) Die pflegerische Betreuung von Bewußtlosen

In Kap. 4.5 ist die pflegerische Betreuung zusammenfassend dargestellt. Hierzu zählen die Dekubitus- und Kontrakturprophylaxe, die Bronchialtoilette, Augenpflege, Urinentleerung, Ventilationskontrolle, Aufstellung eines Ein- und Ausfuhrplanes, Blaseninfektionsprophylaxe und Thromboseprophylaxe. Immer erfolgt sofort bei der Aufnahme auf Station bei schwerer Bewußtlosigkeit die Gabe einer Magensonde und eines Blasenkatheters.

Die Überwachung des Bewußtlosen erfordert eine sorgfältige *Dokumentation*. Die übliche Fieberkurve reicht nicht aus, es ist ein besonderes Überwachungsblatt mit Stundeneinteilung anzulegen. Meßwerte wie Temperatur, Pulsfrequenz, Blutdruck sind stündlich einzutragen. Alle Medikamente, Infusionen, dauernde O_2-Gaben, Art der Beatmung und die Menge des ausgeschiedenen Urins sind zeitgerecht zu vermerken. Es ist weiter anzugeben, wann abgesaugt, der Kranke umgelagert oder abgeklatscht wird. Der Stuhlgang wird täglich vermerkt. Auch das psychische Verhalten, die Veränderung der

Bewußtseinslage oder der Pupillenstand werden beschrieben. Notfallmaßnahmen werden exakt eingetragen. Aus Übersichtsgründen ist es sinnvoll, Medikamente und Infusionen bzw. Transfusionen durch Verwendung mehrerer Farben übersichtlicher darzustellen. Alle 24 Stunden ist eine Bilanzierung nach entsprechender Berechnung von Ein- und Ausfuhr durchzuführen. Erst bei Besserung des Patientenzustandes, d.h. Stabilisierung von Blutdruck, Atmung und Kreislauf, kann es erlaubt sein, die Zeitabstände der Eintragungen auf 2, 3 oder 6 Stunden zu verlängern.

Eine exakte Dokumentation ist nur möglich, wenn auch entsprechend täglich ärztliche Anordnungsbögen erstellt werden.

4.1.3 Differentialdiagnose organischer Bewußtseinsstörungen

Die wichtigste Differentialdiagnose ist der *Stupor,* ein Zustand der stärksten psychomotorischen Erstarrung oder Sperrung bei Bewußtseinsklarheit. Die Kranken sind wie versteinert und antworten je nach Ansprache allenfalls hauchend das eine oder andere Wort. Schmerzreaktionen sind durch die hysterische Analgesie meist aufgehoben.

In der Neurologie spielt der *psychogene Stupor* die Hauptrolle, seltener sehen wir stuporöse Zustände im Rahmen endogener Psychosen. Die Therapie ist optimale Zuwendung in offener Partnerschaft und zusätzlich Antidepressiva, z.B. Anafranil oder Ludiomil im Tropf.

Als weitere Differentialdiagnose hat das *Locked-in-Syndrom* zu gelten, welches Folge einer ventralen Ponsläsion (meist vaskulär) ist.

4.2 Atemstörungen – Pathophysiologie, Diagnostik, Therapie

4.2.1 Physiologie der Atmung

Aufgabe der äußeren Atmung ist die Sauerstoffaufnahme und die Abgabe des produzierten CO_2 des Gesamtorganismus. Der Grad der Sauerstoffaufnahme variiert je nach körperlicher Arbeit zwischen 0,3 l/min in Ruhe bis zu 3 l/min bei Schwerstarbeit, die Elimination von sauren Stoffwechselendprodukten liegt unter Ruhebedingungen bei einem Äquivalent von ca. 13 000 mval H^+-Ionen.

Die Gesamtventilation der Atemluft pro Minute wird als *Atemminutenvolumen* (AMV in l/min) gemessen, welche die alveoläre Ventilation und die Totraumventilation umfaßt. Das normale AMV liegt bei etwa 6 l/min, davon sind 4 l alveoläre- und 2 l Totraum-Ventilation. Die alveoläre Ventilation ist direkt abhängig von der Kohlendioxydproduktion und steht im umgekehrten Verhältnis zum pCO_2. Die arterielle CO_2-Spannung steuert dabei über zentrale Mechanismen die alveoläre Ventilation, so daß der Kohlensäuregehalt konstant gehalten wird. Bei deutlicher Hypoxämie oder chronischen Lungenerkrankungen (z. B. Emphysematiker) übernehmen die pO_2-Rezeptoren im Glomus caroticus die *Atemregulation*.

Der *Sauerstoffpartialdruck in den Alveolen* wird durch die inspiratorische O_2-Konzentration bestimmt und liegt bei einer Luftatmung mit 21% Sauerstoff bei einem pO_2 von 104 mm Hg. Bei reiner Sauerstoffatmung kann der pO_2 höchstens einen Wert von 680 mm Hg erreichen, wenn der Umgebungsluftdruck bei 760 Torr liegt und die Lungenfunktion intakt ist. Der *O_2-Druck im arterialisierten Blut* liegt mit 85–95 mm Hg niedriger als in den Alveolen. Der pO_2-Unterschied zwischen Alveolarluft und arterialisiertem Blut kommt durch die geringe Blutmenge zustande, die keinen Kontakt mit dem Alveolarraum hat (z. B. Bronchialvenenblut).

Es ist zu beachten, daß bei der Messung des pO_2 lediglich der in Lösung befindliche Sauerstoffanteil erfaßt wird, obgleich Hämoglobin ja der eigentliche Sauerstoffträger ist. Der Sauerstofftransport im Blut erfolgt nach der Formel

$$O_2 \text{ (Gesamt)} = Hb\text{-}O_2 + O_2 \text{ (im Plasma gelöst)}$$

1 g Hämoglobin binden etwa 1,34 ml Sauerstoff. Die Lösung von O_2 im Plasma ist dosisabhängig und es werden nach dem Henryschen Gesetz in 1 ml Plasma nur 0,003 ml Sauerstoff gelöst, wenn man es einem Druck von 1 mm Hg aussetzt. Dies zeigt, daß bei starker Anämie selbst bei Beatmung mit hohen (hyperbaren) O_2-Drücken keine ausreichende O_2-Konzentration in den Geweben erreicht werden kann. Es ist daher immer auf eine ausreichende Menge von Erythrozyten (Hb über 10 g) zu achten. Eine Zyanose ist erst zu erwarten, wenn mehr als 5 g % des Hb reduziert sind.

Als entscheidender Transportregler hat das Hämoglobin zu gelten, wobei die chemische Bindung des O_2 an das Hämoglobin im wesentlichen durch Temperatur und pH-Wert beeinflußt wird (Abb. 7). So wird im leicht acidotischen Gewebe O_2 schneller abgegeben als unter alkalischen Bedingungen (sog. Bohr-Effekt). Daher wird in der Lunge durch die alkalischen pH-Werte die Sauerstoffaufnahme begünstigt.

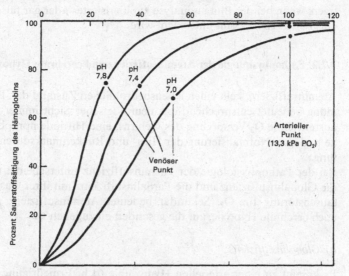

Abb. 7. Relation von Sauerstoffspannung im arteriellen Blut und Sauerstoffsättigung unter normalen und pathologischen pH-Bedingungen. Bei einer Sauerstoffspannung von 100 mm Hg herrscht im arteriellen Blut eine Sauerstoffsättigung von 100%; im venösen Bereich ist die Sauerstoffspannung von 100 auf 40 mm Hg gefallen, ca. 25% Sauerstoff sind aus dem Hämoglobin freigesetzt worden. Entsprechende Verschiebungen finden sich bei alkalischem und saurem pH-Wert

Tabelle 7. Normwerte der arteriellen Blutgasanalyse und des Säure-Basen-Status unter Spontanatmung.

pO_2	85–95 mm Hg
pCO_2	38–42 mm Hg
pH	7,38– 7,42 mm Hg
Standardbikarbonat	22–26 mval/l
base excess (BE)	±3 mval/l

Den in Tabelle 7 aufgeführten *Normalwerten des arterialisierten Blutes* liegt ein gesamtes Atemminutenvolumen von 7,5 l/min und eine alveoläre Ventilation von 5,6 l/min zugrunde. Im gemischt venösen Blut zeigen sich deutlich niedrigere O_2-Drucke; meist liegen die Werte bei pO_2 von 38–40 mm Hg, der CO_2-Druck (= pCO_2) ist entsprechend auf 45 mm Hg gestiegen. Diese Werte sind zu berücksichtigen, wenn bei der Blutgasanalyse kapillarisiertes oder gar fälschlicherweise venöses Blut untersucht wird.

4.2.2 Pathophysiologie der Ateminsuffizienz und cerebrale Hypoxie

Ateminsuffizienz stellt einen lebensbedrohlichen Zustand dar, Beatmung bedeutet entsprechend aus neurologischer Sicht immer eine ausreichende O_2-Versorgung des Gehirns, eine Hirnödemprophylaxe und eine Normalisierung der Hirn- und Rückenmarksdurchblutung.

Bei der Pathophysiologie der Ateminsuffizienz unterscheidet man die Globalinsuffizienz und die Partialinsuffizienz mit ihrer Gasaustauschstörung für O_2. Sekundär bedeutet Ateminsuffizienz aber auch cerebrale Hypoxie, auf die gesondert einzugehen ist.

a) Globalinsuffizienz

Es kommt zu einer arteriellen Hypoxämie (d.h. Erniedrigung von pO_2) und einer Hyperkapnie (d.h. pCO_2-Anstieg). Ursache können jeder Atemstillstand oder ungenügende Ventilation unter Luftatmung sein. Therapeutische Konsequenz ist die Verbesserung der alveolären Ventilation, z.B. durch Schaffung freier Atemwege oder eine kontrollierte bzw. assistierte Beatmung.

b) Partialinsuffizienz

Es liegt lediglich eine Störung des Gasaustausches für O_2 vor, der Gasaustausch für CO_2 bleibt ungestört, da die noch gesunden Alveolargebiete der Lunge durch eine regionale Hyperventilation den vermehrt anfallenden Anteil an CO_2 mit abatmen können. Demzufolge ist der arterielle pCO_2 nicht erhöht, oft sogar wegen der Überkompensation infolge der Hypoxämie etwas erniedrigt.

Ursachen für eine Partialinsuffizienz sind eine Diffusionsstörung, ein pulmonaler Rechts-Links-Shunt (sog. venöse Beimischung) und eine Verteilungsstörung im engeren Sinne.

Diffusionsstörung. Störungen der Diffusion kommen durch eine Verlängerung der Diffusionsstrecke, z.B. bei Lungenödem auf dem Boden einer Linksherzinsuffizienz, beim interstitiellen Lungenödem („Fluid lung"), bei Lungenfibrosen oder auch der Schocklunge vor. Zu einer Verkürzung der Kontaktzeit zur O_2-Aufsättigung des Blutes kommt es auch im Rahmen eines obstruktiven Lungenemphysems oder einer Lungenfibrose. Therapeutisch ist ggf. die inspiratorische O_2-Konzentration zu erhöhen, wenn nicht eine Ursachenbehandlung, z. B. des Lungenödems u. a. durch Überdruckbeatmung, möglich ist.

Bemerkenswert ist die Tatsache, daß auch ohne kardiopulmonale Grunderkrankungen fulminante Lungenödeme bei verschiedenen ZNS-Erkrankungen entstehen können, besonders bei schweren Schädelhirntraumen, intrakraniellen Tumoren, Meningitiden, aber auch schweren Guillain-Barré-Syndromen. Die fulminanten Lungenödeme zeichnen sich durch massive Lungengefäßstauungen, eiweißreiches Ödem und intraalveoläre Hämorrhagie aus. Man vermutet tumorale und neuronale Mechanismen für das Linksherzversagen und/oder die erhöhte Lungengefäßpermeabilität, da u. a. Ähnlichkeiten mit dem Adrenalin-induzierten Lungenödem bestehen. Die massive adrenerge Aktivitätssteigerung führt schließlich über eine systemische Vasokonstriktion zur Blutumverteilung, einer Pulmonalarteriendruckerhöhung und konsekutiven Lungengefäßläsion. Die Prognose ist trotz intrakranieller Drucksenkung, PEEP-Beatmung, genauer Flüssigkeitsbilanzierung und ggf. Alpha-Rezeptorblockergaben in Kombination mit zentral dämpfenden Pharmaka meist infaust.

Pulmonale Rechts-Links-Shunt. Als Ursache einer Partialinsuffizienz spielt die venöse Blutbeimischung in der neurologischen Intensivmedizin eine besondere Rolle, da gerade bei Langzeitbeatmung die Atelektasengefahr groß ist. Bei Atelektasen sind aber die Alveolen von der Ventilation abgeschnitten, obgleich sie noch perfundiert werden. Entsprechend wird venöses Blut in diesem Bereich nicht arterialisiert, so daß eine arterielle Hypoxämie die Folge ist. Typischerweise ist diese Störung durch eine Sauerstoffatmung kaum zu beeinflussen, da ja der erhöht applizierte Sauerstoff die atelektatischen Bezirke nicht erreichen kann, die gesunden Lungengebiete aber bereits mit Luftatmung eine volle Aufsättigung erhalten. Therapeutische Konsequenz ist demzufolge die Bronchialtoilette, ggf. die Bronchiallavage, die Blähung der Lunge durch manuelle Blähung bzw.

PEEP-Beatmung und ggf. die Atmung mit künstlicher Totraumvergrößerung (z. B. Giebel-Rohr).

Ventilatorische Verteilungsstörung. Hierzu zählen Stenosen durch Sekretansammlung oder Bronchokonstriktion, die zu einer inhomogenen Ventilation der Lunge führen und eine regionale Minderbelüftung bei unveränderter Blutperfusion verursachen. Der durch die regionale Minderbelüftung gestörte Gasaustausch läßt sich durch O_2-Anreicherung der Inspirationsluft ausgleichen, therapeutische Konsequenz ist aber zusätzlich die Broncholyse, Sekretolyse und Bronchialtoilette.

Bei einer Partialinsuffizienz ist eine O_2-Anreicherung der Atemluft also nur bei Diffusionsstörungen, z. B. einer Verlängerung der Diffusionsstrecke beim Lungenödem und den ventilatorischen Verteilungsstörungen sinnvoll, bei den häufigen pulmonalen Rechts-Links-Shunts im Rahmen der Atelektasen aber unwirksam.

Oft sind die Ursachen der Partialinsuffizienz selten getrennt zu finden, so daß auch die therapeutischen Konsequenzen die Kombination der Funktionsstörungen berücksichtigen muß.

c) Pathogenese der cerebralen Hypoxie

Hauptursache der cerebralen Hypoxie ist die Ateminsuffizienz, die zu einer *ventilationsbedingten Hypoxie* führt. Eine arterielle Hypoxie mit unzureichenden arteriellen Sauerstoffwerten kann aber auch durch einen erniedrigten Hämoglobingehalt zustande kommen *(anämische Hypoxie)*.

Bei einer cerebralen lokalisierten *ischämischen Hypoxie* kommt es durch eine Reduzierung der Hirndurchblutung zu einem lokalen pO_2-Abfall und pCO_2-Anstieg.

Ventilationsbedingte arterielle Hypoxien weisen meist pO_2-Werte unter 60 mm Hg auf. Sie sollten zunächst durch Erhöhung des O_2-Angebotes behandelt werden, z. B. mit Hilfe einer nasalen Sauerstoffsonde. Bei einer Gabe von 3 Liter Sauerstoff/min über eine nasale Sauerstoffsonde erreicht man eine inspiratorische O_2-Konzentration von 30%, bei 5 Liter/min von 38% O_2. Gibt man den Sauerstoff mit einer Dosis von 10–12 l/min über eine Plastikgesichtsmaske, wird die Inspirationsluft auf 60% O_2 angereichert. Bei solch hohen O_2-Insufflationen ist zu bedenken, daß bei langzeitiger Erhöhung der

O_2-Zufuhr auf über 50% die Gefahr der Sauerstoffschädigung des Lungengewebes besteht.

Die *anämische Hypoxie* durch Hämoglobinwerte unter 10 mg% bedarf einer gezielten Substitutionsbehandlung mit Vollblut bzw. Erythrozytenkonzentraten. In Grenzfällen mit Hb-Werten um 10 mg% bestehen noch Kompensationsmechanismen zwischen O_2, Hämoglobin und Hirndurchblutung, so daß die Indikation zur Sauerstoffgabe bzw. Beatmung einerseits oder der Gabe von Erythrozyten bzw. Vollblut andererseits nicht immer bei Unterschreiten der angegebenen Werte bestehen muß.

4.2.3 Ursachen akuter/subakuter Ateminsuffizienz

Als Ursachen kommen zentral ausgelöste Atemstörungen, z.B. durch Ausfall des Atemzentrums und periphere Ursachen, z.B. durch muskuläre oder nervale Schädigungen oder Störungen der Atemmechanik in Frage.

a) Periphere Ursachen

- *Mechanische Ursachen* führen oft zu einer Blockade der oberen Luftwege, an erster Stelle stehen Verlagerungen der Zunge, Laryngospasmus, Aspiration von Fremdkörpern bzw. Mageninhalt.
- *Pulmonale Störungen* wie Pneumonien, Lungenödem, Status asthmaticus spielen ebenso eine Rolle wie die verschiedensten Arten der Thoraxtraumata einschließlich des Pneumothorax, Spannungspneumothorax und Rippenserienfrakturen mit Hautemphysem.
- *Peripher neuro-myogene Störungen* spielen auf neurologischen Intensivstationen eine besondere Rolle, wobei als Ursache Polyradikuliditen, myasthenische Syndrome, Phrenicusparesen, schwere Myopathien, Dyskaliämien und hohe Querschnittslähmungen in Frage kommen. Bei diesen Störungen kommt es über den kraftlosen Hustenstoß zu einer mangelhaften Expektoration von Sekret und mit der Ansammlung von Bronchialsekret dann zur Atelektasenbildung mit Partialinsuffizienz oder Bronchopneumonie mit einer globalen Insuffizienz. Zu den peripher verursachten Atemstörungen gehören auch die medikamentösen Ursachen, insbesondere die Paresen durch depolarisierende bzw. hyperpolarisierende Muskelrelaxantien.

b) Zentral ausgelöste Atemstörungen

Bei intrakranieller Drucksteigerung kann es sowohl zum *Cheyne-Stokes'schen Atmungstyp* wie auch zur *Maschinenatmung* kommen (Tabelle 8), gleichgültig ob als Ursache eine Hirnkontusion, ein Tumor oder eine Blutung vorliegt. Bei zunehmender Kompression des Hirnstammes mit Schädigung der Medulla oblongata ist eine ataktische, d.h. irreguläre Atmung mit Übergang in eine *Schnappatmung* nachzuweisen. Eine *Kussmaul'sche Atmung* mit sehr tiefen Atemzügen erhöhter Frequenz findet sich häufig als Folge einer azidotischen Stoffwechselentgleisung.

Intoxikationen durch Einnahme von Barbituraten, Benzodiazepinen, Opiaten in Überdosierung oder auch Clomethiazol (Distraneurin) führen bei Höchstdosen zu plötzlichen und tiefen Atemzügen, die von unregelmäßigen Pausen unterbrochen werden und somit den Charakter einer *Schnappatmung* einnehmen.

Störungen im Atemzentrum können nicht nur zu einem akuten Atemstillstand, sondern auch zu einer Veränderung der Atemsteuerung führen, wobei Zustände schwerer Hyperventilation besonders häufig zu beobachten sind. Hyperventilation kann dabei sowohl in Form einer periodischen an- und abschwellenden Atmung (sog. Cheyne-Stokes'sche Atmung) als auch einer hyperventilierten vertieften Atmung (sog. Maschinenatmung) beobachtet werden.

4.2.4 Symptomatik der Ateminsuffizienz und Beatmungsindikationen

a) Akute Ateminsuffizienz (akute Erstickung)

Die häufigste Ursache ist der akute Atemstillstand als Folge einer Fremdkörperobstruktion. Der zeitlich stark variierende Ablauf der Ateminsuffizienz beginnt mit Lufthunger (Dyspnoe), Einsatz der Atemhilfsmuskulatur und es kommt dann über eine Zyanose und Pulserhöhung nach 60 bis maximal 80 Sekunden zur Bewußtlosigkeit. Mit der Bewußtlosigkeit vermindert sich die Atembewegung, der Blutdruck steigt an; über eine Einflußstauung können als Folge des O_2-Mangels Krämpfe auftreten und nach ca. 2 Minuten tritt der Atemstillstand durch Lähmung des Atemzentrums ein. Durch die Lähmung des Vasomotorenzentrums sinkt der Blutdruck ab, Vaguslähmung führt zu einer steigenden Pulsfrequenz und es tritt dann

Tabelle 8. Typen eines gestörten Atemrhythmus

Gestörter Atemrhythmus		
Verschiedene Störungen des Atemrhythmus bei Bewußtlosen		
	Atemrhythmus	**Pathogenese**
Cheyne-Stokes-Atmung	Rhythmisches An- und Abschwellen von Atemfrequenz und Atemtiefe in regelmäßigem Wechsel mit kürzeren Atemstillständen	Tiefliegende, meist beidseitige Groß- und Kleinhirnläsionen. Auch bei Beteiligung des oberen Hirnstamms
Zentrale Hyperventilation (Maschinenatmung)	Ununterbrochen schnelle, regelmäßige Atemzüge, forcierte Ein- und Ausatmung	Läsionen im Bereich des unteren Mittelhirns oder der oberen Ponsregion
Biotsche Atmung	Unregelmäßige Atemzüge im Wechsel mit längeren Atemstillständen	Kann auf Läsionen im unteren Pons- oder oberen Medullabereich hinweisen. Auch bei Meningitis
Ataktische Atmung	Völlig ungeordneter Atemrhythmus mit unregelmäßigen flachen und tiefen Atemzügen und unregelmäßigen Pausen	Kann Schädigung der Medulla bedeuten. Kann in (agonale) Schnappatmung übergehen

nach unterschiedlicher Dauer die Schnappatmung ein, die durch ein gesondertes, wahrscheinlich im oberen Halsmark lokalisiertes unempfindlicheres Atemzentrum niederer Ordnung wirksam wird. Die Schnappatmung ist nicht als ausreichende Atemfunktion fehlzuinterpretieren und sie geht mit weiten lichtstarren Pupillen und Reflexlosigkeit einher. Nach 1 bis 4 Minuten hört auch die Schnappatmung auf, das Herz kann demgegenüber noch 10 bis 15 Minuten nach Sistieren jeglicher Atemtätigkeit weiter schlagen. Bei akutem Atemstillstand ist bereits nach 3 Minuten ein pO_2-Wert von unter 10 mm Hg zu messen, während nach 1-minütigem Atemstillstand der pO_2 von 92 auf ca. 40 mm Hg abfällt.

b) Protrahierte Ateminsuffizienz

Hierbei ist die Symptomatik entsprechend dem Grad der Entwicklung der Ateminsuffizienz unterschiedlich stark ausgeprägt; im Vordergrund stehen Dyspnoe, Tachypnoe, Atemgeräusche, vegetative Symptome, Zyanose in Abhängigkeit von der absoluten Menge an reduziertem Hämoglobin, Kreislaufsymptome durch CO_2-Anstieg und O_2-Mangel und cerebrale Symptome.

An Laborparametern kann der pO_2 arteriell erniedrigt sein; der arterielle pCO_2 als Meßwert für die Beurteilung einer ausreichenden alveolären Ventilation kann bei Patienten mit chronischer Globalinsuffizienz, z.B. bei Lungenemphysem, lange Zeit erhöht sein, ohne daß dies zu Symptomen einer protrahierten Ateminsuffizienz führen muß. Bei bestehender Dyspnoe ist oft aber auch der arterielle pH erniedrigt, wenn eine dekompensierte respiratorische Azidose vorliegt. Das Standardbikarbonat bzw. der positive Basenüberschuß ist bei einer Kompensation einer länger anhaltenden respiratorischen Azidose im Sinne einer metabolischen Gegenregulation erhöht.

c) Beatmungsindikationen

Für die *chronischen* respiratorischen Insuffizienzen sind generelle Richtlinien für eine Beatmungsindikation nicht möglich, da selbst Blutgaswerte von pCO_2 über 60 mm Hg und pO_2 unter 60 mm Hg nicht selten ohne weiteres toleriert werden können. Eine Beatmung wird aber meist nötig, wenn die Vitalkapazität 0,8–1 Liter unterschreitet, wie dies bei myasthenischen Krisen oder einer akuten Guillain-Barré-Polyradikulitis auftreten kann.

Bei *akuter* respiratorischer Insuffizienz ist eine Beatmungsindikation meist bei pO_2-Werten unter 60 mm Hg und pCO_2-Werten von über 60 mm Hg gegeben, Einzelheiten s. Tab. 9.

4.2.5 Behandlung der Ateminsuffizienz

Prinzipien der Behandlung sind neben der Beseitigung der Ursache sofortige Maßnahmen zur Behebung der gestörten Vitalfunktion.

4.2.5.1 Freihaltung der Atemwege

- *Reinigung der Mundhöhle* und des Rachens, ggf. mit Freisaugen der Mundhöhle.
- *Esmarch'scher Handgriff.* Er wird bei Bewußtlosen wegen möglichem Zurücksinken der Zunge angewandt, wobei der Hals nach hinten überstreckt, der Kopf in den Nacken geschoben und anschließend der Unterkiefer mit beiden Händen an den Kieferwinkeln vorgezogen wird. Eine geräuschlose, nichtschnarchende Atmung ist dann Zeichen der freien oberen Luftwege.
- *Rachentubus.* Hierzu zählen der Oropharyngealtubus nach Güdel wie auch der Nasopharyngealtubus nach Wendel; der Wendel-Tubus wird bei nichtbewußtlosen Patienten besser toleriert. In Notfällen außerhalb der Intensivstation kann auch der oropharyngeale Doppeltubus nach Safar verwandt werden, der eine einfache Mund-zu-Mund-Beatmung ermöglicht.

4.2.5.2 Endotracheale Intubation

Die endotracheale Intubation nasal oder oral ist die sicherste Methode zur Vorbeugung einer Aspiration und zur gleichzeitigen Schaffung freier Atemwege. Sie ist erforderlich, wenn 1. die orale oder nasale O_2-Insufflation unzureichend ist, 2. eine Beatmungsindikation besteht oder 3. eine optimale Bronchialtoilette mit anderen Methoden nicht mehr gewährleistet werden kann. Die Intubation ist nicht nur zwingend, wenn eine Beatmungsindikation besteht (Tabelle 9), sondern wenn der Patient sehr erschöpft ist, eine periphere oder zentrale Zyanose besteht und neben der Tachypnoe auch eine Bewußtseinsstörung zu beobachten ist. Bei der Indikation zur Intubation ist zu bedenken, daß gerade bei Patienten mit neurologischen Erkrankungen die respiratorische Insuffizienz auf ein funktionseingeschränktes Gehirn treffen und daher im Vergleich zum cerebral Gesunden weniger gut kompensiert werden kann. In Einzelfällen kann

Tabelle 9. Indikation zur Intubation und Beatmung bei zentralen oder peripheren Atemstörungen

pO_2	< 60 mm Hg (trotz O_2-Zufuhr)
pCO_2	> 60 mm Hg
Dyspnoe-Zeichen	auch bei pO_2 > 80 mm Hg
pathologische Atemformen	z. B. Tachypnoe > 35/min
Vitalkapazität	< 0,8 l bzw. < 15–20 ml/kg KG

auch bei pathologischen Atemformen mit Maschinenatmung, Cheyne-Stokes'sche Atmung oder auch Hyperventilation trotz normaler Blutgase eine Intubation indiziert sein, wenn z. B. bewußtseinsgetrübte Patienten durch Unruhe, Kreislaufzentralisation etc. beeinträchtigt sind. Immer ist aber vor einer Intubation die Verlegung der oberen Luftwege auszuschließen (Inspektion der Mundhöhle sowie des Kehlkopfes auch mit Hilfe des Laryngoskops!).

In Notfallsituationen ist der Orotracheal-Tubus vorzuziehen, der meist 48 Stunden belassen werden kann. Bei genügender Zeit zur Intubation ist aber dem transnasalen Vorgehen mit einem weichen Tubus der Vorzug zu geben, da hierbei die Gefahr von Granulationen im Tracheabereich mit nachfolgender Stenosierung seltener ist.

Immer muß man sich bei der Indikationsstellung zur Intubation auch der Risiken und Komplikationen der Intubation selbst wie auch der Beatmung im klaren sein, so daß die Prognose und die Art des Krankheitsverlaufes mit in die Indikationsstellung einbezogen werden müssen; meist ist auch vor einer Beatmung eine optimale physikalische und medikamentöse Therapie einschließlich Sauerstoffinsufflation, z. B. über eine Nasensonde oder Maske zu versuchen (s. Kap. 4.2.5.3 und 4.2.5.4).

a) Praktische Durchführung vor jeder endotrachealen Intubation
Vorbereitung:

- *Venöser Zugang*
- *0,5 mg Atropin i. v.,* Bereitstellung der Notfallmedikamente
- *Rückenlagerung* mit Unterlage unter dem Kopf („Schnüffelstellung")
- Beatmung mit 100%igem Sauerstoff *(„Präoxygenation")* über Maske mit Ambu-Beutel

- *Sedierung (bzw. Kurznarkose)* (außer bei bereits bestehender deutlicher Bewußtseinsstörung) z. B.:
  - Thiopental (Trapanal) 5-10 mg/kg KG
  - Diazepam (Valium) 5-10 mg i. v.
  - Dormicum 2-4 mg i. v.
  - Hypnomidate Ampulle (10 ml, d. h. 20 mg); Dosierung 0,2-0,3 mg/kg KG i. v., welches eine Schlafdauer von 2-3 Minuten bewirkt. Bis zur Wirkung der Sedation hat die Beatmung mit 100%igem Sauerstoff zu erfolgen.
- *Muskelrelaxation* (außer bei Reflexlosigkeit mit schlaffem Tonus). Wenn eine Muskelrelaxation erfolgt, ist eine vorangegangene Sedierung bzw. Narkose zwingend; *z. B. depolarisierende Muskelrelaxantien:* Suxamethonium (Succinylcholin) 1 mg/kg KG i. v. Nebenwirkungen: Muskelfibrillieren, Herzrhythmusstörungen, insbesondere wenn nicht Atropin vorher injiziert wurde, selten ist eine maligne Hyperthermie.

  Antagonisierung ist nur bei Patienten mit Cholinesterasemangel durch Injektion von Serumcholinesterase i. v. möglich.

  z. B. nicht depolarisierende Muskelrelaxantien: Pancuronium 4-6 mg i. v. als Initialdosis, Wirkungseintritt erst nach 90 Sekunden, der volle Effekt erst nach 2 Minuten.

  Wirkungsdauer etwa 45 Minuten, Antagonisierung ist mit Neostigmin und Atropin möglich, z. B. 2 Ampullen Prostigmin und 1 Ampulle Atropin i. v., wobei Atropin die kardiale Wirkung von Prostigmin aufheben soll.

  Will man eine Intubation, ohne daß es zu einem Anstieg des intrakraniellen Druckes oder dem Auftreten von Faszikulationen kommt, so kann folgendermaßen vorgegangen werden:
  - Nach Vorspritzung von 0,02 mg/kg KG Pancuronium zur Verhinderung der Faszikulationen wird 2 Minuten später Thiopental 5-10 mg/kg KG injiziert. Anschließend gibt man 0,5 mg Atropin und 1,5 mg/kg KG Succinyl, bevor dann die Intubation erfolgt.

b) Orotracheale Intubation

Sie ist mit Hilfe des Laryngoskops bei allen schnell notwendigen Intubationen und bei jedem Notfall indiziert. Nach dem vorsichtigen Einführen des Tubus in die Trachea hat die Blockung in der Weise zu erfolgen, daß der Tubus unter Beatmung gerade luftdicht abschließt.

139

Die Lagekontrolle erfolgt visuell durch Nachweis der Thoraxhebung bei Beatmung und auskultatorisch durch Nachweis von Atemgeräuschen über beiden Lungen.

Der orotracheale Tubus kann bei tief komatösen Patienten problemlos 48 Stunden bis zur Umintubation liegengelassen werden. Je nach weiterer Beatmungsnotwendigkeit ist dann möglichst bald die nasotracheale Umintubation oder aber die Tracheotomie durchzuführen.

Fehlintubationen führen einerseits zu einer Tubuslagerung in den Oesophagus, was zur Magenaufblähung bis hin zur Perforationsgefahr und zu einem fehlenden Atemgeräusch führt; andererseits kann ein zu tief eingeführter Tubus zu einer einseitigen Beatmung (meist rechte Lunge) führen, so daß ungleiche Thoraxbewegungen beobachtet werden. Im Zweifelsfalle sind Röntgenkontrollaufnahmen des Thorax sowohl zur Kontrolle der Tubuslage als auch zum Ausschluß eines Pneumothorax bzw. Mediastinalemphysems indiziert. Die Tubusspitze soll in Projektion auf das Jugulum zu sehen sein, und sie liegt dann etwa 10 cm von der Carina entfernt; bei einem Abstand von weniger als 2 cm zur Carina besteht die Gefahr einer einseitigen Lungenventilation.

c) Nasotracheale Intubation

Sie ist für kritische Situationen weniger geeignet, da sie nicht so zügig durchgeführt werden kann. Bei Koagulopathien sollte wegen der Blutungsgefahr keine nasotracheale Intubation erfolgen, da schon bei normalem Gerinnungsstatus in 4% eine Epistaxis auftritt, die mit Cocain 4% lokal behandelt werden kann.

Ist eine Langzeitintubation mit einer Beatmung von ca. 2–3 Wochen geplant, so ist die nasotracheale Intubation indiziert, da diese Tubuslage vom Patienten wesentlich besser toleriert wird und der Tubus auch nicht zugebissen werden kann. Der Patient kann mit dem nasalen Tubus leicht schlucken, eine Mundtoilette ist immer gut möglich und eine Sedierung bzw. Analgetikagabe zur Tolerierung des Tubus meist überflüssig. Technisch ist für eine Schleimhautanästhesie der Nasengänge mit Xylocain Spray und für Gleitmittel auf dem Tubus zu sorgen; die Einführung erfolgt durch den unteren Nasengang (d.h. senkrecht zur Gesichtsebene), bei Schwierigkeiten mit der Drehung des Tubus in die Trachea hinein kann die Magill-Zange benutzt werden. Bei der Auswahl des Tubus ist zu bedenken, daß die Tubusweite nicht durch die Stimmritzenweite, sondern die nasale Enge bestimmt wird.

Vorteil der nasotrachealen Intubation ist die Möglichkeit, den Tubus mindestens 2–3 Wochen belassen zu können, wobei aber bei Sinusitis-Verdacht eine Umintubation mit Benutzung des anderen Nasenloches nach etwa 1 Woche notwendig werden kann. Langzeitnebenwirkungen kommen nach mehrwöchiger nasotrachealer Intubation aber in gleicher Weise als Folge der lokalen Tracheitis mit späteren Stenoseentwicklungen vor, so daß für mehrwöchige Intubationen die Tracheotomie auch nach Einführung von Tuben mit hochvolumigen Cuffs und einer Niederdruckblockermanschette noch nicht verdrängt worden ist. Gerade die Trachealstenosen sind als Folge der mehrwöchigen Langzeitintubation anzusehen, da der Cuff im Gegensatz zum Tracheostoma unmittelbar subglottisch sitzt und gerade diese Schleimhaut durch Scherkräfte leicht verletzt wird.

Wir verwenden Tuben mit hochvolumigen Cuffs und einer Niederdruck-Blockermanschette (z. B. Safty-Tracheal-Tubus der Fa. W. Rüsch, Rommelshausen bei Stuttgart oder auch den Lanz-Tubus), da niedrigvolumige Cuffs leicht einen zu hohen Druck erzeugen können, der sich dann auf die Kapillarperfusion der Trachealmukosa negativ auswirkt.

Bei liegendem Tubus muß der Cuff-Druck zweimal täglich manometrisch gemessen werden, da der Druck gegen die Trachealwand unter dem Kapillarfüllungsdruck von etwa 25 mm Hg liegen soll. Eine periodische Entblockung alle paar Stunden ist sicher, wenn möglich, empfehlenswert, dies kann aber auch nicht sicher die gefürchteten Drucknekrosen vermeiden helfen. Bei den Tuben mit großlumigen Niederdruck-Manschetten (high volume low pressure cuff) kann der Cuff mit Flüssigkeit über ein Steigrohr gefüllt werden, wobei das Steigrohr so hoch gehalten und befestigt wird, daß der gefüllte Cuff gerade die Trachea abdichtet und somit kein Leckgeräusch mehr zu hören ist (Abb. 8).

Bei *Umintubationen* ist der Mageninhalt über die Magensonde abzusaugen, eine Prämedikation und auch Relaxierung je nach Bewußtseinslage notwendig und der Cuff auf Dichtheit zu prüfen. Erfolgt eine *Entblockung* wegen Tubusdislokation, so muß vorher die Trachea abgesaugt werden, anschließend erfolgt eine Absaugung oberhalb der Blockung über die Mundhöhle und zuletzt wird nach der

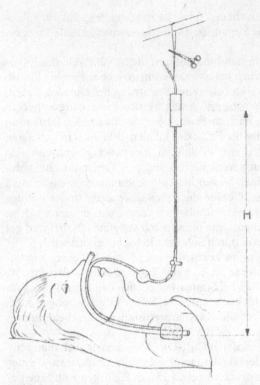

Abb. 8. Nasotrachealer Tubus mit vorgeblähter großlumiger Niederdruckmanschette (Cuff) die mit dem offenen Steigrohrsystem gebläht ist. Der zur Manschette führende Verbindungsschlauch wird über einen Dreiwegehahn mit dem Infusionsbesteck verbunden. Die Höhe „H" gibt den minimalen hydrostatischen Druck an, mit welchem die Manschette in der Trachea endinspiratorisch abgedichtet worden ist

Entblockung mit einem neuen Absaugkatheter die Trachea nochmals abgesaugt, um jede Aspiration zu vermeiden.

d) Notfallintubation

Nach Gabe von 0,5 mg Atropin i.v. werden 20 mg Hypnomidate oder 10 mg Valium intravenös gegeben. Eine Muskelrelaxation ist kontraindiziert, wenn über den Mageninhalt keine Kenntnis besteht.

Von einem leeren Magen ist nur auszugehen, wenn die letzten 8 Stunden weder Flüssigkeit noch Nahrungsmittel zugeführt wurden.

Die Notfallintubation hat immer zügig und daher orotracheal zu erfolgen. Zum Aspirationsschutz sind zwei Maßnahmen zu beachten: Entweder erfolgt die Intubation im *wachen* Zustand zur Beibehaltung der pharyngealen Schutzreflexe und es erfolgt nach einer Lokalanästhesie lediglich eine geringe Sedierung oder aber es wird sofort nach Injektion eines Kurznarkotikums z. B. Thiopental laryngoskopiert und mit Beginn der Sedierung erfolgt unter Cricoiddruck (Regurgitationsschutz!) die Intubation und anschließende Cuff-Aufblasung.

Bei lebensbedrohlichem Laryngospasmus mit krampfartiger Verschließung des gesamten Kehlkopfes ist nach der Sedierung ein schnell wirksames depolarisierendes Muskelrelaxans (z. B. Succinylcholin 100 mg i. v.) zu geben.

Bei Ileus oder Subileus muß immer vor der Sedierung und der anschließenden Intubation eine Magensonde gelegt werden und der Mageninhalt abgesaugt werden.

a) Blinde Intubation

Sie ist nur unter besonderen Umständen für die Notfallsituation geeignet, z. B. bei vollem Magen, bei dem Muskelrelaxantien absolut kontraindiziert sind. Es sollte zum Schutz vor einer Aspiration während der nasotrachealen Tubusschiebung eine Kompression des Krikoidknorpels gegen den 5. Halswirbelkörper erfolgen (sog. Sellick-Manöver). Die Patienten können auch in halbaufgerichteter Sitzstellung zum Schutz vor einer Aspiration gelagert werden.

Nur bei sehr kooperativen, bewußtseinsgetrübten und geschwächten Patienten kann die blinde nasotracheale Intubation problemlos eingesetzt werden. In der Neurologie hat sie sich insbesondere bei myasthenischen Patienten in Notfällen bewährt. Voraussetzung ist immer eine ausreichende Spontanatmung ohne Relaxation, da das Atemgeräusch als Leithinweis für den Intubationsvorgang hinzugezogen werden muß. Nach dem nasalen Einführen zeigt das hörbare Ausatemgeräusch am Tubusende an, daß die Tubusspitze oberhalb der Stimmritze liegt. Der Tubus ist danach mit der Inspiration in die Trachea einzuführen.

Die Vorteile der blinden nasotrachealen Intubation werden besonders in der englischsprachigen Literatur beschrieben (Ropper et al. 1983) und auf ihren Wert bei sich langsam entwickelnden Ateminsuffizienzen im Rahmen der Myasthenie oder der aufsteigenden Landry'schen Paralyse hingewiesen. Für die akute Notsituation ist diese Intubationstechnik sicher unbrauchbar.

4.2.5.3 Bronchialtoilette

Die Inhalationstherapie soll nicht nur zur Sekretverflüssigung beitragen, sondern zur Bronchuserweiterung und Entzündungshemmung dienen. Ist es zu einer abnormen Bronchialsekretentwicklung gekommen, so ist diese durch endotracheale Absaugung, Bronchialspülung oder gar eine bronchoskopische Absaugung zu entfernen, um nicht durch Anstauung die Ventilation zu beeinträchtigen und eine Bronchopneumonie-Entwicklung zu begünstigen.

a) Inhalationstherapie

Je nach der Pathogenese der respiratorischen Störungen können folgende Medikamente zur Inhalation eingesetzt werden:
- Broncholytika
- Sekretolytika
- Antibiotika
- Kortikoide.

Kortikosteroide sind in der Inhalationsbehandlung mit größter Zurückhaltung einzusetzen.

Die Gabe von *antibiotischen Aerosolen*, z.B. von Nebacetin- oder Gentamycin-Lösung zur Prophylaxe von Bronchopneumonien, ist umstritten. Der Einsatz von Antimykotika kann aber bei einer Lungenmykose den entscheidenden Effekt bringen.

Zur *Sekretolyse* bieten sich eine Reihe von Medikamenten an, genannt sei nur N-Acetyl-Cystein (Mucolytikum Lappe), Ozothin oder Bromhexin (Bisolvon). Neben der Gabe von Sekretolytika ist auf die Befeuchtung der Atemluft und die Sekretmobilisation aus der Lungenperipherie durch physikalische Maßnahmen wie Vibrationsmassage, Klopfmassage, Lagerungsdraining bis hin zur Quinke'schen Hängelage und die Förderung des Hustenstoßes besonders zu achten.

Als *Broncholytika* haben sich β_2-Sympathikomimetika wie z. B. Salbutamol oder Orciprenalin (Alupent 0,5–2%) im Vernebler bewährt; zusätzlich kann ein Theophyllin-Derivat, z. B. Aminophyllin 2,4% zur Beatmungsinhalation hinzugegeben werden.

Als Lösungsmittel für die vier Substanzgruppen wird destilliertes Wasser oder eine isotonische Kochsalzlösung verwandt, da hypertonische Lösungen meist eine unerwünschte Hypersekretion hervorrufen. Man benutzt von den genannten Substanzen jeweils 1 ml bzw. von Alupent 5–10 Tropfen und appliziert dies zusammen mit jeweils 1 ml physiologischer NaCl-Lösung und 1 ml Aminophyllin alle 4–6 Stunden über das Inhalationsgerät.

Bei Neigung zu starker Verschleimung kann auch die Gabe von 0,5–1 mg Atropinum sulfuricum subkutan hilfreich sein, welches alle 2–3 Stunden gegeben werden kann.

b) Endotracheale Absaugung

Sie wird besonders an intubierten bzw. tracheotomierten Patienten durchgeführt, kann aber auch am nicht intubierten Patienten notwendig werden. Die endotracheale Absaugung hat steril zu erfolgen; die Läsion der Schleimhaut ist dadurch zu vermeiden, daß beim Einführen des Katheters kein Sog gebildet wird. Die endotracheale Absaugung muß möglichst zügig, schonend, aber auch effektiv sein und sollte bei gefährdeten Patienten immer erst dann durchgeführt werden, wenn vorher eine Oxygenation durch 100%ige O_2-Atmung erfolgte, um so beim hypoxischen Patienten keinen Herzstillstand zu provozieren. Bei Gefahr der Bradykardie ist Atropin bereitzuhalten bzw. vorher zu applizieren.

Vor der endotrachealen Absaugung soll die Lunge z. B. mit einem Ambu-Beutel zur Verbesserung der Belüftung gebläht werden; ggf. kann zur Sekretverflüssigung auch 5–10 ml physiologische Kochsalzlösung vor der Absaugung in den Tubus instilliert werden („Lavage"). Der Absaugkatheter ist unter drehenden Bewegungen langsam zurückzuziehen und es soll immer darauf geachtet werden, daß die Absaugung nicht länger als 15 Sekunden dauert.

c) Bronchialspülung („Lavage")

Bei Aspirationsverdacht ist das Bronchialsystem immer umgehend ausgiebig zu spülen, wobei z. B. 10 ml physiologische Kochsalzlösung während der Inspirationsphase in den Tubus instilliert und anschließend wieder endotracheal abgesaugt werden. Dieser Vorgang wird so lange wiederholt, bis die Absaugflüssigkeit klar ist.

Liegt kein Aspirationsverdacht vor, so soll vor dem Absaugen und nach der Kochsalzinstillation die Lunge mit einem Ambu-Beutel überbläht werden, um die NaCl-Lösung bis in die Lungenperipherie zu bringen.

Wir führen bei den intubierten Patienten zur Sekretverflüssigung die Bronchial-Lavage mit physiologischer Kochsalzlösung erst dann durch, wenn bei dem beatmeten Patienten vorher über 3–4 Minuten 100%iger Sauerstoff gegeben wurde. Auch erfolgt das Absaugen immer unter Monitorkontrolle, um bei einer auftretenden Bradykardie z. B. Atropin injizieren zu können. Diese Komplikation ist insbesondere bei Patienten mit einer Polyradikulitis und Beteiligung des vegetativen Nervensystems häufig zu beobachten.

d) Bronchoskopische Absaugung

Sie ist bei der Aspiration größerer Fremdkörper wie aspirierten Gegenständen oder Speiseresten notwendig; sie kann aber auch bei ausgedehnten Atelektasen auf dem Boden eines Sekretbolus notwendig werden, wobei dann nach der bronchoskopischen Absaugung eine anschließende Spülung unter bronchoskopischer Sicht möglich ist. Vor der Entscheidung zur bronchoskopischen Absaugung sollte immer ein Versuch mit Applikation von Broncholytika (Euphyllin) und Sultanol 0,5%-Inhalation erfolgen (Sultanol 0,5% 5 Tropfen gemischt mit 10 ml physiologischer Kochsalzlösung).

4.2.5.4 Sauerstoff-Therapie

a) Indikation

Die O_2-Insufflation ist indiziert:
- Bei jeder schwer beeinträchtigten O_2-Gewebeversorgung wie z. B. im Kreislaufschock, bei massiven Blutungen mit verminderter O_2-Transportkapazität und bei jedem Atem-Kreislauf-Stillstand.
- Bei schweren Gasaustauschstörungen (schwere Bronchopneumonie, Status asthmaticus etc.).

Die Sauerstofftherapie kann aber auch bei schwerem obstruktiven Lungenemphysem oder Globalinsuffizienz schaden, da diese Patien-

146

ten über eine Hypoxämie und nicht über einen gesteigerten pCO_2-Wert ihre Atmung regulieren und durch O_2-Gaben der Atemantrieb reduziert wird. Wichtig ist bei jeder O_2-Insufflation eine Luftanfeuchtung, da bei einer Luftfeuchtigkeit von unter 70% die Bronchialschleimhaut schwer geschädigt werden kann.

b) Methoden der Sauerstoff-Therapie

- O_2-Therapie durch Nasenkatheter oder Nasopharyngealkatheter: Mit einem Nasopharyngealkatheter wird bei einer Zufuhr von 4 l O_2/min die Einatemluft auf 40% O_2 angereichert.
- O_2-Therapie über Maske: Im Notfall kann auch über ein Ambu-Beutel beatmet werden.
- O_2-Therapie bei liegendem Trachealtubus: Ein T-Stück sorgt dabei sowohl für die Sauerstoffzufuhr als auch für die Luftbefeuchtung.

c) Nebenwirkungen einer erhöhten O_2-Therapie

Sauerstoffkonzentrationen von über 50% über Stunden gegeben schädigen das Lungenparenchym und sollten daher wenn eben möglich vermieden werden. Eine Exposition mit 100% O_2 bei 1 Atmosphäre ruft schon nach 3–6 Stunden eine Tracheitis und eine herabgesetzte bronchotracheale Mucusclearance hervor, später kommt es zu Lungenödem und Tod im respiratorischen Lungenversagen. Besonders schädigend wirkt hochkonzentrierter Sauerstoff bei Neugeborenen, da hier eine retrolentale Fibroplasie eintreten kann. Bei Neugeborenen ist daher das Überschreiten eines pO_2-Wertes von 100 mg Hg im arteriellen Blut streng kontraindiziert.

4.2.5.5 Apparative Beatmung (Indikation und Technik)

a) Indikation der apparativen Beatmung

Während im Notfall zunächst eine Beatmung ohne Hilfsmittel (Mund-zu-Mund- oder Mund-zu-Nase-Beatmung) und später eine Beatmung mit einfachen Hilfsmitteln (über Safar-Tubus, Beatmung über Maske oder Tubus) versucht wird, muß eine apparative sog. Langzeitbeatmung in folgenden Fällen als indiziert angesehen werden:

147

- Bei *schwerer pulmonaler Globalinsuffizienz* auf dem Boden von Medikamentenintoxikationen, Landry'schen Paralysen, Myasthenien.
- Zur *Durchführung einer Hyperventilation* zur Senkung des intrakraniellen Drucks bei Hirndruckzeichen im Rahmen einer Contusio cerebri oder eines ausgeprägten Hirninfarktes mit Hirndruckzeichen. Der erwünschte pCO_2-Wert liegt bei 30–35 mm Hg, Werte unter 30 mm Hg sollten nur für wenige Stunden beibehalten werden, da es sonst auch zu einem paradoxen Hirndruckanstieg kommen kann.
- Zur *Verbesserung des pulmonalen Gasaustausches,* z. B. im Kreislaufschock, postoperativ nach thorakalen Eingriffen, bei Status asthmaticus, dekompensierter Pneumonie, Lungenödem etc.
- Bei Astrup-Werten von $pO_2 < 60$ trotz O_2-Insufflation von 10 l/min oder pCO_2-Werten von über 60 mm Hg (s. Tabelle 9).

b) Physiologische und technische Grundlagen

Der Gasvolumenaustausch in den Lungen wird bei der Beatmung durch zwei physiologische Faktoren wesentlich beeinflußt:
1. Durch die elastischen Lungen- und Thoraxwiderstände.
2. Durch die Strömungswiderstände der Atemwege.
Die Voraussetzung für jede Gasströmung in die Lunge ist eine Druckdifferenz. Das Beatmungsgerät (Respirator) transportiert in periodischen Intervallen, die durch Frequenz und Hubvolumen bestimmbar sind, ein Gasgemisch von bestimmten Luft- und Sauerstoffanteilen. Dabei kommt es während der Inspiration zu einer Aufblähung der Lunge, im Rahmen der Ausatmung öffnet sich ein Exspirationsventil, so daß das Gasgemisch entweichen kann und sich die Lunge elastisch zusammenzieht. Entsprechend ist bei der Spontanatmung ebenso wie bei der apparativen Beatmung die Inspiration ein aktiver Vorgang; ein grundsätzlicher Unterschied findet sich aber beim Bestimmen des intrathorakalen Druckes, da bei der Spontanatmung während der Inspiration ein negativer fallender Druck (subatmosphärische Werte in den Alveolen), bei der apparativen Beatmung aber während der Inspiration ein positiver steigender Druck im Sinne einer „Überdruckbeatmung" vorliegt.
Unter einer Spontanatmung begünstigt der negative Druck im Thorax den venösen Rückstrom zum Herzen, da ja zwischen den extra- und intrathorakalen Venen ein Druckgefälle aufrechterhalten wird.

Es wird nämlich während der Inspiration nicht nur Luft, sondern auch Blut in den Thorax gesogen, ein Mechanismus, der bei einer positiven Druckbeatmung gestört werden muß. Entsprechend sinkt zu Beginn einer positiven Druckbeatmung auch das Herzzeitvolumen und der arterielle Systemdruck ab. Normalerweise kommt es aber durch Ansteigen des peripheren Venendrucks als Kompensationsmechanismus zu einer Normalisierung des venösen Angebotes zum rechten Herzen. Wichtig ist als weitere Nebenwirkung der Beatmung der unphysiologisch hohe Alveolardruck, der bei zu hohen Beatmungsdrücken oder ungleichmäßiger Verteilung der Gase in den Lungen zu einer Störung des Lungenkreislaufes führen kann. Eine Kompression der Lungenkapillaren ist immer zu befürchten, wenn sich der Alveolardruck dem Druck im kapillären Lungenkreislauf nähert; die Folge davon ist dann eine Druckerhöhung im Lungenkreislauf mit Rechtsherzbelastung.

Die Beatmungsgeräte sind so eingerichtet, daß die Umschaltung zwischen Inspiration und Exspiration bei den gebräuchlichen Respiratoren über eine Drucksteuerung wie auch über Zeit- bzw. Volumensteuerung erfolgen kann. Bei der *Drucksteuerung* kommt es zur Umschaltung nach Erreichen eines bestimmten einstellbaren intrathorakalen Druckes, womit das Hubvolumen indirekt festgelegt wird (z. B. beim Bird-Respirator). Demgegenüber zeigt sich bei der *Zeitbzw. Volumensteuerung* eine Umschaltung erst nach Erreichen einer selbst wählbaren Inspirationszeit bzw. eines selbst festgelegten Hubvolumens. Bei der Volumensteuerung bleibt das Beatmungsminutenvolumen unabhängig von den Lungeneigenschaften konstant, welches sich für die Langzeitbeatmung und bei der Beatmung von Patienten mit schweren Lungenparenchymerkrankungen im Vergleich zur Drucksteuerung besser bewährt hat.

c) Beatmungsformen

Hierzu zählen die kontrollierte Beatmung, die assistierte Beatmung und die IMV- bzw. SIMV-Beatmung. Auf die alternierende positivnegative Druckbeatmung soll an dieser Stelle nicht eingegangen werden, da durch den in der Exspiration wirksam werdenden negativen Druck sehr viel ungünstigere Einwirkungen auf die Lunge bestehen im Vergleich zur intermittierenden positiven Druckbeatmung.

Die alternierende positiv-negative Druckbeatmung ist daher nur bei hypervolämischen Schockzuständen oder Rechtsherzinsuffizienz gerechtfertigt.

– *Kontrollierte Beatmung.* Die Eigenatmung des Patienten ist völlig ausgeschaltet, wobei ggf. eine Sedierung und Relaxation notwendig werden kann. Das Beatmungsgerät übernimmt die volle Atmungsfunktion mit Steuerung der Frequenz und des Beatmungsvolumens. Die Einstellung des Respirators erfolgt durch klinische und Blutgasanalyseüberwachung.

Um eine Gegenatmung bei nicht bewußtseinsgestörten Patienten zu verhindern, kann zur optimalen kontrollierten Beatmung eine Sedierung und Analgesierung nötig werden; ein Wechsel zwischen Diazepam 10 mg und Fentanyl 1 mg ist oft ausreichend, ggf. kann aber auch zusätzlich bzw. alternativ alle 4–6 Stunden Phenobarbital 0,1–0,2 g verwandt werden. Wegen der längeren Halbwertzeit kann Fentanyl durch Dipidolor ersetzt werden. Wenn eine Relaxierung notwendig ist, so empfiehlt sich meist initial eine Einleitungsdosis von 4–6 mg Pancuronium i.v.; die Zweitdosis von 2 mg i.v. erfolgt nach ca. 30 Minuten, die weiteren Erhaltungsdosen von Pancuronium liegen bei 1 mg i.v. alle 30 bis 45 Minuten.

– *Assistierte Beatmung.* Hierbei hat der Patient noch eine Restfunktion an Eigenatmung, er atmet aber insuffizient und bedarf daher der unterstützenden Funktion des Respirators. Der Patient löst selbst einen Inspirationsimpuls aus (Abb. 9), wobei die Empfindlichkeit dieser Triggerung am Gerät eingestellt werden kann. In Abhängigkeit von der Triggerempfindlichkeitseinstellung löst dann der Inspirationsimpuls des Patienten einen Inspirationsstoß des Respirators aus, so daß der Respirator lediglich eine unterstützende, d.h. assistierende Funktion hat, indem er den Atemzug des Patienten jeweils vergrößert. Vorbedingung einer assistierten Beatmung ist es demzufolge, daß der Patient noch einen Atemimpuls hat, die Atemregulation funktionstüchtig ist und die Frequenz im Normbereich bleibt. Daher darf der Patient weder relaxiert sein, noch darf eine stärkere Sedierung erfolgen; das Atemzentrum muß eine normale Impulsfrequenz besitzen.

– *IMV-Beatmung* („*I*ntermittent *M*andatory *V*entilation"). Es liegt eine Kombination zwischen Spontanatmung und Beatmung vor.

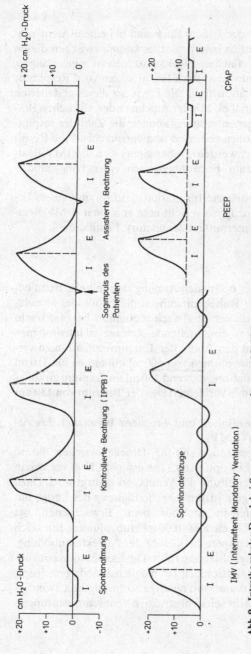

Abb. 9. Intrathorakaler Druck bei Spontanatmung und unterschiedlichen Beatmungstechniken.

Obere Zeile: Intrathorakaler Druck bei Spontanatmung, kontrollierter Beatmung (IPPB) und assistierter Beatmung. Bei der kontrollierten Beatmung geht am Ende der Exspiration der positive Beatmungsdruck auf 0 zurück, man spricht daher auch von einer Überdruckbeatmung (IPPB). Bei der assistierten Beatmung werden die Sogimpulse des Patienten deutlich, die jeweils die apparative Inspiration auslösen.

Untere Zeile: Die IMV-Beatmung wird nach jeweils 3 Spontanatemzügen von einer tiefen Inspiration durch den Respirator gefolgt. Die Beatmung mit positivem endexspiratorischen Druck (PEEP) führt zu einer besseren Ausdehnung der Lunge, da am Ende der Exspirationsphase ein positiver Druck von ca. 5 cm H_2O bestehen bleibt. Die CPAP-Atmung beinhaltet eine Spontanatmung unter kontinuierlich positivem Druck und führt somit gleichfalls zu einer besseren Ausdehnung der Lunge, allerdings im Gegensatz zur PEEP-Beatmung unter Spontanatmungsbedingungen

Wie Abb. 9 zeigt, atmet der Patient flach und bei einem Atemvolumen von ca. 200 ml deutlich insuffizient; es kommt zwischen diesen meist zu schnellen und flachen Eigenatemzügen in regelmäßigen, durch das Gerät bestimmten Intervallen zu einem vom Respirator gesteuerten tiefen Inspirationshub. Die Frequenz dieses gesteuerten Inspirationshubes ist variabel. Mit der zunehmenden klinischen Besserung der patienteneigenen Atmung können die Zahl der respiratorgesteuerten Inspirationen reduziert und entsprechend die Respiratorintervalle verlängert werden. Daher eignet sich die IMV-Beatmung besonders gut zum Entwöhnen nach einer Langzeitbeatmung.

Erfolgt die respiratorgesteuerte Inspiration synchron mit einem beginnenden Spontanatemzug, so spricht man von einer SIMV-Beatmung („*S*ynchronizid *I*ntermittent *M*andatory *V*entilation").

d) Beatmungsdetails

Um die Normwerte einer optimalen Atmung zu ermitteln, ist zu berücksichtigen, daß unter Ruhebedingungen die Größe der alveolären Ventilation bei normaler Stoffwechselsituation bei 4–5 l/min liegt. Das am Respirator einzustellende *Atmungsminutenvolumen* (AMV) ist aber noch um den Anteil der Totraumventilation zu vergrößern. Bei einem Atemvolumen von 500 ml kommt es für 350 ml zu einer effektiven Ventilation, während 150 ml im Totraum zirkulieren. Bei einer Tracheotomie verkleinert sich der Totraum von 150 auf etwa 50 ml.

Das Produkt von Hubvolumen und Frequenz beinhaltet das Atmungsminutenvolumen (AMV).

Eine optimale O_2-Konzentration soll pO_2-Drucke zwischen 70 und 120 mm Hg erreichen. Ein optimaler Gasaustausch liegt vor, wenn für eine gleichmäßige Verteilung der Ventilation gesorgt wird. Dazu dient in der Regel eine gute inspiratorische Blähung der Lunge mit einem *großen Hubvolumen,* welches beim Erwachsenen bei 10–15 ml/kg KG liegt, d.h. ca. 800–1000 ml Hubvolumen. Ein solch großes Hubvolumen verringert die Gefahr der Atelektasenbildung, da es zu einer guten Lungenblähung führt. Die Exspirationszeit sollte das Doppelte der Inspirationszeit bei möglichst niedrigem Inspirationsdruck betragen. Immer sind niedrige Strömungsgeschwindigkeiten einzustellen, da nicht selten obstruktive Ventilationsstörungen vorliegen. Niedrige Strömungsgeschwindigkeiten erreicht man aber an erster Stelle durch eine möglichst niedrige Beatmungsfrequenz, z. B. von 8-10/min.

Die Normaleinstellung eines Respirators ist Tabelle 10 zu entnehmen: Als wichtigste Parameter gelten neben dem Atemzugvolumen von 800-1000 ml eine Beatmungsfrequenz von 8-12 und ein Inspirations/Exspirationsverhältnis von 1:2. Beim Gesunden kann nicht selten auch in der Ruheatmung ein Verhältnis von 1:1 beobachtet werden. Die Strömungsgeschwindigkeit soll immer relativ niedrig liegen, auf ein PEEP von über 5 cm H_2O sollte immer verzichtet werden, wenn ein erhöhter Hirndruck besteht. Mit einem positiven PEEP kommt es über den erhöhten intrathorakalen Druck auch zu einer Behinderung des venösen Rückstromes aus den Jugularvenen.

Wenn auch der Sauerstoffgehalt der Beatmungsluft immer dem klinischen Befund angepaßt werden muß, so hat jeder Intensivtherapeut die Erfahrung gemacht, daß O_2-Spannungen von mehr als 250 mm Hg in der Alveolarluft bzw. einem Anteil der Beatmungsluft von mehr als 50% Sauerstoff den pulmonalen Gasaustausch auf Dauer beeinträchtigen muß. Schon bei Gesunden kommt es unter Sauerstoffwerten von über 50% zu Mikroatelektasen und Schäden

Tabelle 10. Respirator-Normaleinstellung zur Erreichung optimaler arterieller Blutgaswerte

---

a) Respirator-Normaleinstellung

Atemminutenvolumen	6-10 l/min
Atemzugvolumen	12-15 ml/kg KG
Atemfrequenz	8-12 (maximal 15)/min
endexspiratorischer Druck	0
O_2-Gehalt	40%
Inspiration: Exspiration	1:2
Flow Bereich	20-60 (maximal 120)l/min
Spitzendruck	35-40 cm H_2O

b) Optimale arterielle Blutgaswerte unter Beatmung

pO_2	100-120 mm Hg
pCO_2	35- 40 mm Hg
pCO_2 bei Hyperventilation	30- 35 mm Hg
pH	7,35- 7,43 mm Hg
Standardbicarbonat	22- 26 mval/l
Basenüberschuß	± 3 mval/l

---

an der Lungengefäßmuskulatur, die über eine Störung des Ventilations-Perfusions-Verhältnisses zu einer Zunahme des Rechts-Links-Shunts führt.

Wird die Respiratoreinstellung von dem Patienten nicht toleriert, so kann eine Sedierung (z. B. mit Valium oder Rohypnol) oder noch besser eine Analgesierung z. B. mit Fentanyl oder Dipidolor erwogen werden.

e) Variationen des Beatmungsdrucks

Hierzu zählen die IPPB-Beatmung, die PEEP-Beatmung und die CPAP-Beatmung. Auf die alternierende positiv-negative Druckbeatmung soll hier nicht eingegangen werden. Bei der *IPPB-Beatmung* (d. h. Intermittent Positive Pressure Breathing) wird in der Inspirationsphase mit positivem Druck gearbeitet; während der Exspiration kommt es zu einem Abfall bis auf 0 cm Wassersäule.

PEEP-Beatmung bedeutet *P*ositive *E*ndexspiratory *P*ressure-Beatmung; dabei geht in der Exspirationsphase der Beatmungsdruck nicht auf 0 zurück, sondern bleibt bei 1-15 cm H_2O bestehen. Mit dieser Beatmungsform gelingt es, die Oxygenation zu verbessern, den pO_2 zu erhöhen und die alveolär-arterielle Sauerstoffdruckdifferenz herabzusetzen. Über die Lungenblähung kommt es zu einer gleichmäßigeren ventilatorischen Verteilung der Einatmungsluft und Atelektasen können sich schlecht entwickeln, bzw. Mikroatelektasen werden beseitigt. Die Anwendung von PEEP basiert auf der Erkenntnis, daß für die Alveole nicht der Druck, sondern der Sauerstoff schädlich ist.

Ein PEEP führt aber auch zu einer Erhöhung des zentral venösen Druckes und damit zu einer Reduktion des cerebralen Perfusionsdruckes. Der cardiale output und der Blutdruck können abfallen. Der „optimale PEEP" soll eine maximale Reduktion des intrapulmonalen Shunts, d. h. einen maximalen O_2-Transport erreichen, ohne daß es zu einer deutlichen Beeinträchtigung der kardialen Funktion und des cerebralen Druckes kommt. Nach unserer Erfahrung liegt dieser „optimale PEEP" bei 5-10 cm H_2O.

Die *CPAP-Beatmung* („*C*ontinous *P*ositive *A*irway *P*ressure") ist eine Spontanatmung unter einem ständig erhöhten intrathorakalen Druck, so daß die Lunge immer leicht gebläht ist und es dadurch zu einer besseren Lungenausdehnung kommt. Die Werte liegen erfahrungsgemäß bei 5-10 cm H_2O.

Inflation hold. Es handelt sich dabei um das Festhalten eines positiven inspiratorischen Druckes für 1–2 Sekunden, bevor es zur Exspirationsphase kommt.

Sowohl die CPAP- als auch die PEEP-Beatmung beeinträchtigen den venösen Rückstrom des Blutes zum Herzen und damit das Herzzeitvolumen; sie können den venösen Druck intrakraniell erhöhen und die cerebrale Perfusionszeit vermindern. Es muß daher ein Kompromiß zwischen der möglichst gut geblähten Lunge und ihrem optimalen Gasaustausch einerseits und dem erträglichen Einfluß auf den erhöhten Hirndruck und die Kreislaufsituation andererseits gesucht werden. Die Einstellung eines PEEP von mehr als 5 cm H_2O und eine hinausgezögerte beginnende Exspiration (inflation hold) sollten daher wegen ihrer ungünstigen Auswirkungen auf den Hirndruck nur in begründeten Fällen eingesetzt werden. Wir verwenden die CPAP- oder PEEP-Beatmung mit Werten über 5 cm H_2O bei Patienten mit möglichem Hirndruck allenfalls nur dann, wenn weder die Vergrößerung des Atemzugvolumens noch die Vorschaltung eines künstlichen Totraumes („Giebel-Rohr") den intrapulmonalen Rechts-Links-Shunt verbessert hat. Dabei sollte der niedrigste, gerade noch wirksame PEEP angewandt werden und auf den intrakraniellen Druck, das Herzminutenvolumen, den Blutdruck und die Astrup-Werte besonders geachtet werden.

Im Rahmen der PEEP-Beatmung soll immer der zentral venöse, wenn möglich auch der intrakranielle Druck bei gefährdeten Patienten gemessen werden. Normalwerte des zentral venösen Druckes (ZVD-Druck) liegen bei 4–12 cm H_2O.

4.2.5.6 Entwöhnung von der Maschine und Extubation

Hat die SIMV-Beatmung zu assistierten Atemfrequenzen von 4 und weniger geführt und haben unter diesen Bedingungen stabile klinische Verhältnisse bestanden, so können zur Vorbereitung der Extubation Phasen der Spontanatmung eingelegt werden. Diese Spontanatmungsphasen sollten alle 2 Stunden über 15–20 Minuten erfolgen und es sind unter der Spontanatmungszeit besonders genau das Befinden des Patienten wie auch Blutdruck, Puls und pCO_2 zu beobachten. Die Spontanatmung soll aber nicht versucht werden, wenn der intrapulmonale Rechts-Links-Shunt bei normalem Herzminutenvolumen größer als 20% ist, d. h. wenn die arterielle O_2-Spannung unter reiner O_2-Beatmung weniger als 200 mm Hg beträgt. Manchmal ist zur Entwöhnung von der Maschine auch das CPAP-System einzusetzen, wobei die Vitalkapazität über 20 ml/kg KG liegen soll. Nach der Entwöhnung vom Respirator kann die Atmung durch Totraumvergrößerer, z. B. das Giebel-Rohr sinnvoll sein. Durch diese vorgeschalteten Toträume kommt es zu einer Steigerung des Atemhubvolumens, zur Ausdehnung der minderbelüfteten Lungenbezirke und zum Zwang des Abhustens. Der Anstieg der alveolären Kohlensäurekonzentration löst zentral eine Ventilationssteigerung und Vertiefung der Atmung aus.

Eine Extubation ist dann möglich, wenn der Patient ausreichend über 24 Stunden spontan geatmet hat, dabei keine Dyspnoe-Zeichen bestehen, der arterielle pO_2-Wert über 80 mm Hg ohne O_2-Insufflation liegt und die Atemfrequenz 20–25/min nicht überschreitet. Bei

Tabelle 11. Intubations-Komplikationen

---

1. Komplikationen beim Einführen
a) Blutungen, Verletzungen
b) Fehllage im Oesophagus oder in einem Hauptbronchus
c) Reflektorische Störungen:
   - Arrhythmie (bis Asystolie)
   - Laryngo- oder Bronchospasmus

2. Komplikationen bei liegendem Tubus
a) Infektion (Sinusitis oder Otitis)
b) Mechanische Verlegung (Sekret)
c) Verrutschen in Hauptbronchus
d) Tracheooesophageale Fistel
e) Epistaxis

3. Komplikationen nach Extubation
a) Frühkomplikationen:
   - Funktionsstörungen (Heiserkeit, Aphonie, Schluckstörung, Aspiration)
   - Laryngospasmus (sofort!)
   - Larynx-/Glottis-Ödem (bis 24 Stunden nach Extubation)
   - Tracheomalazie
b) Spätkomplikationen:
   - Granulome
   - Tracheomalazie
   - Trachealstenose (gravierend ab 50% Lumeneinengung)

---

bewußtlosen Patienten sind Extubationsversuche bzw. das Entfernen der Trachealkanüle meist gefährlich, da pharyngeale und tracheale Reflexe reduziert sind und der Hustenstoß mit spontaner Sekretexspektoration unzureichend ist.

Eine Extubation sollte niemals erfolgen, wenn nicht eine Spontanatmungsphase unter 21%igem O_2 bei normaler Totraumgröße erfolgreich absolviert wurde. Immer ist in den ersten 24 Stunden nach der Extubation der Patient zu beaufsichtigen und dabei auch für eine Weiterführung der Atemluftbefeuchtung zu sorgen. Gerade bei verwirrten unruhigen Patienten kann in den ersten 24 Stunden nach der Extubation noch ein Stridor verspätet auftreten und zu gezielten Therapiemaßnahmen Anlaß geben (Tabelle 11).

4.2.5.7 Tracheotomie

Die Tracheotomie ist bei allen Patienten indiziert, bei denen auch nach nasotrachealer Intubation und etwa 2–3wöchiger Beatmung kein Ende der Respiratorbehandlung absehbar ist. Nicht zuletzt durch die auf den Tubus einwirkenden Scherkräfte kommt es nämlich nicht erst nach mehrwöchiger Beatmung zu Schleimhautläsionen und Stenosen im glottischen und subglottischen Raum. Es sollte daher eine Tracheotomie bis zur 2. oder 3. Woche nur dann verzögert werden, wenn aufgrund von Diagnose und Prognose die begründete Hoffnung besteht, daß schon in den ersten 1–2 Wochen nach der Intubation eine Extubation möglich werden kann. Eine über mehrere Wochen prolongierte Intubation beatmeter Patienten halten wir trotz mancher anderer Lehrmeinungen wegen der Spätkomplikationen, aber auch der Gefahr von Sinusitiden und Otitiden, nicht für zweckmäßig. Die Zahl der Trachealstenosen korreliert nämlich streng mit der Intubationsdauer. Andererseits erscheint uns der Rat der HNO-Ärzte, eine Tracheotomie bereits 24 Stunden nach der Intubation durchzuführen, als verfrüht.

Immer hat die Tracheotomie unter optimalen äußeren Bedingungen zu erfolgen; wir lassen sie grundsätzlich durch den HNO-Arzt im Operationssaal durchführen. Die Trachealkanüle wird mindestens jeden dritten bis fünften Tag, bei starker Verschleimung auch täglich ausgetauscht und es ist nach jedem Wechsel die korrekte Lage auskultatorisch zu überprüfen.

Wir verwenden als Trachealkanülen besonders die Tracheoflex. Weiterhin werden neben den sehr gewebefreundlichen Silberkanülen die vollflexiblen Kanülen aus Kunststoff mit einem Drahtskelett empfohlen, welche eine physiologische Krümmungslinie und einen in die Wand eingearbeiteten Ballon besitzen.

Das *Dekanülement* erfolgt über Silberkanülen, wobei erst bei ausreichenden Blutgaswerten und nach 24-stündiger Spontanatmung mit 21%igem O_2 die Trachealkanüle gegen eine Silberkanüle mittlerer Weite ausgetauscht werden darf. Silberkanülen haben in der Regel keine Blockierungsmöglichkeit. Bei weiterbestehendem gutem klinischem Bild und normalen Blutgaswerten kann dann eine partielle und schließlich totale Abstöpselung der Silberkanüle erfolgen. Das endgültige Dekanülement ist möglich, wenn eine verschlossene Kanüle über 24 Stunden gut toleriert wird. Nach dem Dekanülement ist das Tracheostoma mit sterilen Platten bzw. Pflastern abzudecken. Zumindest in den ersten 24 Stunden nach Entfernen der Kanüle ist der Patient sorgfältig zu überwachen, da insbesondere verwirrte Patienten im Stadium des Durchgangssyndroms durch potentiell kritische Situationen, welche sie nicht erkennen, immer wieder gefährdet sind.

4.3 Störungen des Säure-Basen-Haushaltes

4.3.1 Physiologie

Alle vitalen Funktionen sind beim Menschen eng an die Wasserstoffionenkonzentration und damit an den Säure-Basen-Haushalt gebunden. Zur Regulation des Säure-Basen-Haushaltes stehen dem Körper im wesentlichen 3 Kompensationsmechanismen zur Verfügung:

1. Die Pufferung bzw. Neutralisation intra- und extrazellulär.
2. Die CO_2-Ausscheidung durch die Lunge (pulmonale Kompensation).
3. Die Ausscheidungsfunktion der Niere für saure oder basische Substanzen.

Die wichtigsten Puffersysteme sind das Hämoglobin-Puffersystem, das Phosphat-Puffersystem und das Kohlensäure-Bikarbonatsystem; an der Aufrechterhaltung des Verhältnisses Kohlensäure zu Bicarbonat, welches normalerweise eine Relation von 1:20 besitzt, ist sowohl die Niere als auch die Lunge beteiligt.

Während die pulmonale Kompensation sehr rasch einsetzt, ist die renale Ausscheidung nur verzögert möglich, so daß der Einfluß der Nierenausscheidung besonders bei chronischen Störungen des Säure-Basen-Haushaltes zum Tragen kommt. Über die Tubuluszelle werden bei einem Überangebot von sauren Valenzen im Blut vermehrt Säuren und damit H-Ionen ausgeschieden; die Niere ist aber in gleicher Weise in der Lage, vermehrt Basen auszuscheiden bzw. zurückzuhalten.

Pulmonal kommt eine Senkung des pH-Wertes *(Azidose)* sowohl durch eine Erhöhung des CO_2-Druckes als auch durch eine Abnahme des Bicarbonatgehaltes zustande. Umgekehrt wird eine Erhöhung des pH-Wertes und damit eine *Alkalose* durch eine Verminderung des CO_2-Druckes oder auch durch eine Erhöhung des Bicarbonatgehaltes erreicht.

Der Normalwert im arteriellen Blut liegt bei einem $pH = 7,38$ (Grenzwerte 7,35–7,43).

Der *Kohlensäuredioxid-Partial-Druck (pCO₂)* ist ein Maß für die respiratorische Komponente des Säure-Basen-Gleichgewichtes und liegt normalerweise bei einem arteriellen pCO_2 von 40 mm Hg (34–45 mm Hg).

Das *Standard-Bicarbonat* des Plasmas soll unter Standardbedingungen von $pCO_2 = 40$ mm Hg, einer vollen O_2-Sättigung und einer Temperatur von 37 °C einen Wert von 24 mval/l aufweisen.

Der *Basenüberschuß (Baseexcess)* ist ein Maß für den Überschuß an nichtflüchtigen Säuren oder Basen im volloxygenisierten Blut; der Normalwert liegt bei ± 3 mval/l. Entsprechend ist bei einem positiven Baseexcess ein Säuremangel (Alkalose), bei einem negativen Wert ein Säureüberschuß (Azidose) anzunehmen.

4.3.2 Pathophysiologie

Der Organismus ist immer bemüht, das Verhältnis Kohlensäure zu Bicarbonat konstant zu halten. Entsprechend führt eine Verminderung des Bicarbonates zu einer vermehrten CO_2-Abgabe, eine Vermehrung des Bicarbonates führt umgekehrt zu einer verminderten CO_2-Abgabe.

159

Veränderungen des Säure-Basen-Haushaltes können durch metabolische oder auch respiratorische Entgleisungen entstehen. Die respiratorischen Störungen zeigen sich durch Veränderungen des pCO_2-Gehaltes im Blut, wobei es durch eine Hyperventilation zu einem pCO_2-Abfall und bei einer Hypoventilation zu einem pCO_2-Anstieg kommt. Umgekehrt führen metabolische Störungen zu einer Azidose, wenn es zu einer Retention von H^+-Ionen oder einem Verlust von Basen kommt; ein Anfall von Basen und damit einer Alkalose entsteht entweder durch einen Verlust von Säuren oder durch einen vermehrten endogenen Basenanfall. Ein Anstieg der Wasserstoffionen in der Körperflüssigkeit und damit eine Azidose läßt sich nicht nur durch eine verminderte renale Elimination, sondern auch durch eine vermehrte exogene Zufuhr oder durch eine vermehrte H^+-Ionenproduktion durch die verschiedensten Stoffwechselprozesse erklären.

Zu Dekompensationen und demzufolge zu pH-Änderungen kommt es erst dann, wenn die Kapazität der einzelnen Puffermöglichkeiten erschöpft ist. Primär metabolische Entgleisungen werden durch eine verstärkte Abatmung (pulmonale CO_2-Abgabe) bei Azidose oder umgekehrt durch eine CO_2-Retention bei einer Alkalose ausgeglichen. Umgekehrt führen respiratorische Störungen bei einer Azidose mit Anstieg des pCO_2 zu einer verminderten Ausscheidung des Standard-Bicarbonates und entsprechendem Anstieg von HCO_3; bei einer respiratorischen Alkalose mit pCO_2-Abfall kommt es auch zu einem Abfall des HCO_3 und entsprechend einem negativen Baseexceß zur Kompensation der respiratorischen Alkalose. Charakteristischerweise sind aber bei einer respiratorischen Azidose oder auch Alkalose Standard-Bicarbonat und Baseexcess *primär* normal; erst sekundär kommt es über Kompensationsmechanismen zu entsprechenden Verschiebungen.

4.3.3 Technik der Blutabnahme

pO_2, pCO_2 und der pH-Wert werden im arteriellen Blut bestimmt und es können mit Hilfe dieser drei Werte dann sowohl das Bicarbonat als auch die Basenabweichung anhand von Tabellen errechnet werden. Beim Bestimmen arterieller Blutgaswerte ist es am günstigsten, die Blutabnahme von einem liegenden A. radialis-Katheter zu entnehmen. Ein A. femoralis-Katheter sollte wegen der Thrombose-gefahr und der damit verbundenen Gefahr einer akuten Verschlech-terung einer bestehenden arteriellen Verschlußkrankheit nur in Not-fällen als indiziert angesehen werden.

Zur Blutgasanalyse kann neben arteriellem Blut auch Blut aus einem Ohrläppchen nach Finalgoneinreibung entnommen werden; man spricht dann auch von kapillarisiertem Blut. Diese Methode bringt nur dann unbrauchbare Werte, wenn eine schwere Herzinsuffizienz mit schlechter peripherer Durchblutung besteht.

4.3.4 Therapiemaßnahmen bei Azidosen oder Alkalosen

a) Metabolische Azidose:

Ursachen der häufigsten metabolischen Azidosen

- Ein Überschuß von sauren Valenzen durch eine allgemeine Hyp-oxidose mit konsekutiver Gewebshypoxie; die Gewebshypoxie ist bei kardiogenem Schock wie auch allen Formen des Herz-Kreis-lauf-Versagens am deutlichsten und führt zu einer Lactatazidose.
- Unphysiologisch hohe Stoffwechselsteigerungen, wie sie nicht nur beim Fieber oder Grand mal-Status, sondern auch beim Alkohol-entzugsdelir oder der diabetischen Ketoazidose mit Anhäufung von Beta-Hydroxybuttersäure und Acetessigsäure vorkommen.
- Ein Verlust körpereigener Basen ist bei Ileus oder starkem Erbre-chen, eine verminderte Ausscheidung von H^+-Ionen bei renaler Insuffizienz zu beobachten.

Typische Labordaten. Es kommt zu einer Verminderung des Bicarbo-nates im Plasma, der pH-Wert wird zunächst durch eine vermehrte CO_2-Abatmung noch konstant gehalten, später kommt es zu einer pH-Erniedrigung in den azidotischen Bereich (pH < 7,35), da dann der pulmonale Ausgleich durch CO_2-Abgabe nicht mehr ausrei-chend möglich ist. Der Basenüberschuß liegt unterhalb von − 3 mval/l.

Therapie der metabolischen Azidose

- *Behandlung der Ursachen.* Hierzu gehören die Schockbekämp-fung zur Verbesserung der peripheren Perfusion und damit einherge-hend der Reduktion der Gewebshypoxie; weitere Maßnahmen sind die Steigerung des Herzzeitvolumens, die Sedierung psychomotorisch unruhiger Patienten, die Unterbrechung eines Grand mal-Status etc.

• *Medikamentöse Azidosebehandlung.* Es werden körpereigene Basen zur Bindung und Entfernung überschüssiger Wasserstoffionen eingesetzt, an erster Stelle steht Natrium-Bicarbonat, an zweiter Stelle Trispuffer (THAM-Puffer, d.h. Tris-Hydroxymethyl-Aminomethan).

- *Pufferung mit Natrium-Bicarbonat.* Es steht eine 8,4%ige Infusionslösung (1 molar) und als Konzentratampullen eine 1 molare Lösung (1 ml = 1 mmol) zur Verfügung. Die 8,4%ige Infusionslösung darf unverdünnt nur über einen zentral venösen Zugang gegeben werden.

Die erforderliche mmol oder ml der molaren Lösung errechnet sich nach der Formel:

$$\text{ml der molaren Lösung Natrium-Bicarbonat} = \text{negativer Basenüberschuß (BE)} \times 0,3 \times \text{kg KG}$$

Der Faktor $0,3 \times \text{kg KG}$ repräsentiert den extrazellulären Raum. Beim Einsatz vom Natrium-Bicarbonat ist ein ungestörter CO_2-Abtransport Vorbedingung, eine Hypernatriämie ist auszuschließen.

- *Pufferung mit Trispuffer.* Es steht die 3molare THAM-Lösung zur Verfügung. Die Dosis errechnet sich nach der Formel:

$$\text{ml THAM (3-molar)} = \text{negativer BE} \times \text{kg KG} \times 0,1$$

Maximal sind von dem Trispuffer 1,2 ml/kg KG in 24 Stunden zu geben. Grundlage einer Pufferung mit THAM ist eine gute renale Funktion, eine Hypernatriämie gilt nicht als Kontraindikation. THAM ist intrazellulär wirksam und darf nur als Zusatz zu einer Basislösung, nie aber unverdünnt gegeben werden. Bei Überdosierung kann es zu Atemstillstand kommen.

Bei der medikamentösen Azidosebehandlung reicht meist die Natrium-Bicarbonat-Gabe aus, da sowohl die extra- wie auch intrazelluläre Pufferwirkung von Bicarbonat größer als die von Trispuffer ist. Zu beachten ist aber, daß es bei schwerer metabolischer Azidose zu einer kompensatorischen respiratorischen Alkalose und bei schwerer Azidämie auch zu einer Hyperkaliämie kommen kann. Eine Blindpufferung ist daher grundsätzlich nur bei einem Kreislaufstillstand indiziert; die Anfangsdosis liegt in einem solchen Falle bei 1 mmol/kg bis maximal 100 mmol Natrium-Bicarbonat.

b) Respiratorische Azidose

Häufigste *Ursache* ist eine Lungenfunktionsstörung mit entsprechendem Anstieg des arteriellen pCO_2. Liegt eine Globalinsuffizienz z. B. im Rahmen einer Hypoventilation vor, so ist auch eine ausgeprägte Hypoxie zu beobachten (Tabelle 12).

Die *Therapiemaßnahmen* hängen davon ab, ob als Ursache eine Verlegung der Atemwege, ein Lungenödem, eine Atelektase, eine neuromuskuläre Störung oder auch eine akute Hirnfunktionsstörung mit Hyperventilation zugrundeliegen. Immer ist für eine Verbesserung der alveolären Ventilation zu sorgen, so daß in schwersten Fällen eine Intubation und Respiratorbeatmung notwendig werden kann, wenn z. B. eine Atemwegstoilette initial erfolglos geblieben ist.

Als Ursachenbehandlung ist bei einer Depression des Atemzentrums durch Morphine die Gabe von Nalorphan, bei einer myasthenisch bedingten Ventilationsstörung die Gabe von Prostigmin bzw. einem Mestinon-Tropf indiziert; bronchiale Obstruktionen sind durch Freimachen der Atemwege und Asthmolytika zu behandeln.

Tabelle 12. Störungen im respiratorischen und metabolischen System und ihre Einflußnahmen auf die Blutgase und den pH-Wert

1. Störungen im respiratorischen System	pO_2	pCO_2	pH	StB (sekundär)
a) Azidose	↓	↑	↓	↑
– Hypoventilation				
– Diffusionsstörung		n o.↑		
b) Alkalose	n	↓	↑	↓
– Hyperventilation				

2. Störungen des Metabolismus	StB	BE	pH	pCO_2 (sekundär)
a) Azidose	↓	↓	↓	↓
b) Alkalose	↑	↑	↑	↑

Wenn eine maschinelle Beatmung notwendig wird, so sind Atemfrequenzen von ca. 10–12/min bei einem O_2-Anteil von ca. 30% anzustreben.

Wird als Ursache der respiratorischen Azidose ein Lungenödem festgestellt, so ist eine kardiale Stützung und eine Herabsetzung des Flüssigkeitsdruckes und des venösen Rückstromes notwendig (u. a. Nitrolingual-Tropfinfusion) (s. Kap. 4.9.2.5).

c) Metabolische Alkalose

Ursachen. Verlust von sauren Valenzen wie z. B. durch Ableitung von Magensaft oder starkes Erbrechen, Verlust von Kalium und Chlor bei Diuretikagaben, Überkorrektur einer metabolischen Azidose durch Bicarbonat-Überdosierung etc.

Laborwerte. Erhöhtes Bicarbonat, positiver Basenüberschuß (BE positiv oberhalb +3 mval/l, steigender pH-Wert über 7,45).

Therapie.
- Behandlung des Grundleidens.
- Zufuhr von Salzsäure: Schwer entgleiste metabolische Alkalosen sollten direkt durch Gabe von Salzsäure völlig ausgeglichen werden; es bietet sich eine Infusion einer Lösung von 60 ml n-Salzsäure auf 600 ml isotonische Laevulose (also 600 ml einer n/10-Salzsäure) an.
- *Zufuhr von Chlor-Ionen.* Z. B. in Form von Kaliumchlorid 7,45% oder n/10 HCL-Lösung.
  - Die KCL-Lösung ist in einer Dosis von 20 mval/Std. in einer Infusion verdünnt zu geben.
  - NaCl-Lösung (5,85%) gilt als Methode der 1. Wahl bei einem isolierten Chlor-Ionen-Mangel.
  - L-Lysinchlorid-Lösung ist in einer Infusion verdünnt zu geben (Medikament der 2. Wahl).
  - L-Arginin-HCL ist als Infusionslösung im Handel erhältlich (Tutofusion Alk). Die Dosierung erfolgt nach der Formel:

$$\text{ml Lösung (1-molar)} = \text{positive BE} \times \text{kg KG} \times 0{,}3$$

Bei schweren metabolischen Alkalosen müssen auch die fehlenden Kationen, insbesondere Kalium, substituiert werden, da fast immer schon alleine dadurch eine Hypokaliämie entsteht, daß als Ausgleich für die Wanderung von Kalium in die Zelle hinein H-Ionen auswandern. Ein Kaliumersatz ist daher immer dann in Erwägung zu ziehen, wenn der Basenüberschuß oberhalb von $+10$ mval liegt. Bei Serum-Kalium-Werten von unter 3 mval sollten 200–400 mval Kalium substituiert werden; bei Kalium-Werten oberhalb von 3 mval im Serum sollten 100–200 mval substituiert werden, wenn Zeichen einer metabolischen Alkalose vorliegen.

d) Respiratorische Alkalose

Ursachen. Hyperventilation durch psychoreaktive Mechanismen stellt die häufigste Ursache dar. Bei Patienten mit schweren Enzephalitiden, cerebralen Durchblutungsstörungen oder Intoxikationen kann es gleichfalls durch eine „zentrale Ursache" zu einer Hyperventilation kommen.

Sekundär kann sich eine metabolische Azidose entwickeln, da die Niere kompensatorisch Wasserstoffionen im Austausch gegen Kalium und Bicarbonat retiniert und folglich ein negativer Baseexceß mit abfallendem Standard-Bicarbonat auftreten kann.

Therapie. Die Reduzierung des Atemminutenvolumens erfolgt durch Beruhigung, ggf. die Gabe von Sedativa (z. B. 5–10 mg Valium und Totraumvergrößerung (z. B. mit einem Giebel-Rohr). Bei zentral bedingter Hyperventilation können neben der Sedierung und Analgetika-Gaben eine Relaxierung und kontrollierte Beatmung zur Reduktion der Atemfrequenzen unter 25/min notwendig werden. Ist es als Gegenregulation zu einer metabolischen Azidose gekommen, so ist eine zusätzliche Pufferung mit Standard-Bicarbonat zu erwägen.

Eine sekundäre metabolische Azidose als Folge einer respiratorischen Alkalose sollte bei zentralen Ursachen immer vermeidbar sein, wenn man möglichst früh die Erkrankung (z. B. Fieber, Sepsis, Leberkoma, Delirium tremens, Meningoenzephaltis etc.) gezielt behandelt. Ist die Ursache noch unklar, so muß der Nachweis einer respiratorischen Alkalose auch an einen beginnenden septischen Schock als Folge einer Infektion mit gramnegativen Keimen denken lassen.

Wird die Therapie zu spät eingeleitet und ist eine sekundäre metabolische Azidose entstanden, so kann es über einen Abfall von pCO_2 auch zu einer Reduzierung der freien Kalzium-Konzentration und demzufolge zu einer Erhöhung der neuromuskulären Erregbarkeit kommen.

4.4 Künstliche Ernährung (enteral und parenteral) und Regulierung des Flüssigkeits- und Elektrolythaushaltes

Die künstliche parenterale oder auch enterale Ernährung kann aus zahlreichen Gründen nötig werden und hat bei der Zusammenstellung des Ernährungsplanes nicht nur den täglichen Kalorienbedarf, sondern auch eine genaue Flüssigkeits-, Elektrolyt- und Vitaminzufuhr zu berücksichtigen (Tabelle 13). Bei einem gesunden Erwachsenen errechnet sich der tägliche Kalorienbedarf aus dem Grundumsatz und dem Arbeitsumsatz. Der Grundumsatz liegt bei 1 Kcal/kg/Std, dies sind bei 70 kg KG 1680 Kcal in 24 Stunden.

Der hinzukommende Arbeitsumsatz ist bei Bettruhe am geringsten und erhöht sich um 10%; bei mittlerer Arbeit sind 60-90%, bei leichter Arbeit aber nur 30% des Grundumsatzes hinzuzurechnen.

In streßbedingten katabolen Stoffwechselsituationen, z. B. schweren Bewußtseinsstörungen im Rahmen von Meningoenzephalitiden oder Schädelhirntraumen, kommt es durch direkte Eiweißverluste zu Störungen des Proteinstoffwechsels. Werden die Eiweißverluste nicht auf oralem Weg ersetzt, so baut der Organismus zur Aufrechterhaltung des Eiweißstoffwechsels körpereigenes Protein ab. Wird bei einer Steigerung des Energiebedarfes bis hin zu 3000-5000 Kcal/Tag nicht genügend des wichtigsten Energieträgers Glukose zugeführt, so erfolgt eine Glukoneogenese durch den Abbau von Aminosäuren. Die Folge ist eine negative Stickstoffbilanz.

Die Folgen einer auftretenden Hypoproteinämie führen aber nicht nur zu einer verlängerten Rekonvaleszenz, einer Verminderung der Infektresistenz, sondern auch zu einer Erniedrigung des Serumeiweises mit Verschlechterung von Wundheilungen etc.

Nur durch eine frühzeitige gezielte enterale oder parenterale Ernährung mit Zufuhr von dem Energieträger Glukose und weiteren Kohlehydraten wie auch einer frühzeitigen Aminosäuresubstitution läßt sich die katabole Stoffwechsellage ausgleichen. Nur die künstliche hochkalorische Ernährung ist in der Lage, die bei schwerstkranken Patienten schon nach einigen Tagen drohende Katabolie zu reduzieren bzw. erst gar nicht entstehen zu lassen.

Bei dem täglichen Nährstoffbedarf ist nicht nur auf eine ausreichende Kalorienzufuhr in Form von Kohlehydraten, Aminosäurelösungen und essentiellen Fettsäuren zu achten, sondern es ist auch für eine ausgeglichene Flüssigkeits- und Elektrolytbilanz Sorge zu tragen.

Tabelle 13. Durchschnittlicher täglicher Nährstoffbedarf eines ca. 70 kg schweren Erwachsenen (Modif. nach Matzkies 1980)

Grundnahrungsbestandteile		Spurenelemente		Vitamine	
Kohlenhydrate	3–5 g/kg KG	Eisen	10–15 mg (0,36–0,54 mval)	*Wasserlösliche*	
Proteine	0,9 g/kg KG	Zink	10 mg (0,30 mval)	B$_1$ (Thiamin)	1,5–2 mg
ess. Fettsäuren	10 g/die	Kupfer	5 mg (0,16 mval)	B$_2$ (Riboflavin)	2 mg
Wasser	20–45 ml/kg KG	Mangan	5 mg (0,18 mval)	B$_6$ (Pyridoxin)	1,8–2 mg (je nach Proteinzufuhr)
Kalorien	35 kcal/kg KG	Fluor	1 mg (0,05 mval)	B$_{12}$ (Cobalamin)	5 ug
				Folsäure	0,4 mg
Elektrolyte		In Spuren sind notwendig:		Nikotinsäure	6,6 mg/1000 kcal
		– Kobalt		Pantothensäure	10 mg
Calcium	400 mg (20 mval)	– Molybdän		Vit. C (Ascorbinsäure)	75 mg
Phosphor	400 mg/die	– Vanadium		Biotin	150–300 ug
Natrium	2–3 g/die (87–130 mval)	– Chrom		*Fettlösliche*	
Chlorid	3–5 g/die (85–141 mval)	– Selen		Vit. A	5000 IE (1,5 mg)
Kalium	2–3 g (51–77 mval)	– Jod		Vit. D	in Spuren bis 1000 E
Magnesium	260 mg (22 mval)			Vit. E	20 mg
				Vit. K	1 mg

Auf Tabelle 13 ist der tägliche Nährstoffbedarf eines 70 kg schweren Erwachsenen zusammengestellt, wobei die Elektrolyte, Spurenelemente und Vitamine in einer Tagesdosis in mg bzw. mval angegeben sind.

4.4.1 Sondennahrung

Jede parenterale Ernährung führt auf Dauer zu einer allmählichen Hypoplasie und Funktionsminderung der Dünndarmschleimhaut, die auf lange Sicht eine Verschlechterung der Absorptionsfähigkeit bewirkt. Deshalb sollte in jedem Falle eine frühzeitige Zufuhr absorbierbarer Nahrungsmittel über das Darmlumen erfolgen, wobei bei initialer rein parenteraler Ernährung die parenterale Flüssigkeitszufuhr nur schrittweise im Austausch gegen Sondenkost verringert werden darf. Die Sondennahrung ist portionsweise zu vergrößern, wenn die Darmgeräusche auskultierbar sind und die ersten Stühle abgesetzt werden.

Die Sondennahrung erlaubt nicht nur eine weitgehend physiologische Form der Nahrungszufuhr, sondern macht auch eine hochkalorische Ernährung möglich, die im Vergleich zur parenteralen Ernährung wirtschaftlicher ist.

Nachteile der Sondennahrung sind neben gelegentlich auftretenden Diarrhöen und Erbrechen die Möglichkeit der Aspiration und Perforation.

Analog der normalen Ernährung ist auch die Sondenkost zusammengesetzt: 20% Eiweißanteile, 20–30% Fettanteile und ca. 50% Kohlenhydrate in Form von Mono-, Di-, Oligo- oder Polysacchariden.

Sondenkost muß ausreichend dünnflüssig, homogen und gut verträglich sein. Zusätzlich dürfen neben den notwendigen Nährstoffen auch die Elektrolyte, Spurenelemente und Vitamine nicht fehlen. In der Klinik werden zum einen *Formula-Diäten,* d.h. bilanzierte definierte Diäten eingesetzt, die als Proteinquelle Milcheiweiß und Ei, als Kohlenhydrate Stärkehydrolysat und als Fett Pflanzenöle, Butter und Sahne enthalten. Sie sind beliebig variabel, schnell herstellbar und billig; bei Durchfällen aufgrund einer Lactoseintoleranz muß der biologisch weniger wertvolle Quark verwandt werden oder es sind Sondennahrungen der Industrie mit geringen Lactosebeimengungen zu verwenden (Fresubin, Biosorb etc.). Im Zweifelsfalle hat

sich auch die Gabe von Humana-Heilnahrung zumindest vorübergehend bewährt.

Nach unserer Erfahrung sind die von der Industrie angebotenen
Sonden-Diäten einfacher zu handhaben, da sie voll bilanziert sind
und oft von den Patienten geschmacklich bevorzugt werden. Auch
bei Patienten mit Kauschwäche ist diese angebotene Sondenkost
sehr beliebt. Wird nach Oberbauchoperationen eine jejunale Ernährung über eine Dünndarmsonde bevorzugt, so ist Salvipeptid einzusetzen, wobei 500 ml 500 Kcal beinhalten.

Praxis der Sondenernährung. Als Regelsonde hat sich die nasogastra-
le Verweilsonde bewährt, nur selten werden statt dessen auch Duo-
denal- oder Jejunalsonden (z. B. Salvisond von Boehringer) angewandt. Man verabreicht ca. 100 bis maximal 200 ml Sondenkost, die
auf Körpertemperatur erwärmt wird und alle 1½–2 Stunden gegeben
werden kann. Dabei ist vorher durch Aspiration zu prüfen, ob die
zuvor verabreichte Sondennahrung den Magen bereits passiert hat.
Ist dies nicht der Fall, so ist das Intervall der Sondenapplikation zu
verlängern. Tropfsonden in den Magen sind überflüssig und oft auch
schädlich, da dadurch die Peristaltik des Magens nicht in Gang
kommt, sich der Mageninhalt anreichern kann und Erbrechen die
Folge ist. Es gibt aber auch Pumpen (z. B. Nutromat-Pumpe), welche
nicht nur kontinuierlich bei jejunaler Lage, sondern auch bolusartig
bei gastraler Sondenlage die Nahrung zuführen können. Wir selbst
führen die bolusartige Sondenernährung bewußt immer noch per
Hand durch, um den Kontakt zum Patienten nicht noch mehr zu reduzieren. Mit den nasogastralen Sonden kann jede Art von Kost
zugeführt werden, wenn sie nur ausreichend zerkleinert worden
ist. Liegt eine Duodenalsonde, z. B. nach Oberbaucheingriffen,
vor, so sollten die Einzelportionen niemals 100 ml überschreiten.
Die Dünndarmsonden (z. B. Salvisond) enthalten keinen Weichmacher und die Fixierung im Darm erfolgt durch einen Haltebal-
lon.

Man sollte nach der Verabreichung von Sondenkost immer ausreichend mit Tee, isotoner Kochsalzlösung oder Leitungswasser nach-
spülen, um eine bakterielle Kontamination in der Sonde selbst zu
verhindern.

Soll eine schrittweise Verringerung der parenteralen Flüssigkeitszufuhr und ein Aufbau der enteralen Sondenernährung erfolgen, so ist

mit einer Sondennahrungsmenge von täglich 6 × 75 ml zu beginnen und parallel dazu noch parenteral 2000 ml Flüssigkeit zuzuführen. Es kann dann schrittweise eine weitere Umstellung auf zunächst 6 × 150 ml Sondennahrung und 1500 ml parenterale Flüssigkeit erfolgen, bis dann zuletzt alle 1½ bis 2 Stunden 150–200 ml Sondennahrung zugeführt wird.

Das Sondenlumen reicht bis etwa 4 mm, Druckschäden im Oesophagus sind nur selten zu beobachten. Bei der Sondenauswahl sind flexible, durchsichtige, röntgenmarkierte Materialien vorzuziehen, welche möglichst wenig Weichmacher enthalten sollten. Weichmacher können nämlich bei längerem Liegen herausgelöst werden und dadurch zu einer Verhärtung der Sonde führen. Die Dünndarmsonde Salvisond hat einen Durchmesser von 1,8 mm, enthält keinen Weichmacher, weist Markierungspunkte zur Längenangabe auf und ist röntgenschattengebend. Ob sie sich auch bei Schluckstörungen neuromuskulärer Genese zur vollkalorischen Ernährung bewähren, läßt sich noch nicht entscheiden; bei Patienten nach Oesophagus- oder Magenoperationen sind sie aber zweifellos wegen ihrer intraduodenalen Lage indiziert.

Nebenwirkungen der Sondenernährung. Erbrechen und Durchfälle sind die häufigsten Nebenwirkungen; sie können durch zu hohen Lactosegehalt, durch zu hohe Osmolarität, eine bakterielle Kontamination, durch zu kalte Sondennahrung oder auch durch zu rasche oder mengenmäßig zu große Zufuhr zu erklären sein. Auch zu tief liegende Sonden oder eine Begleittherapie mit Antibiotika können Diarrhöen auslösen. Da in 4 bis 8% der Bevölkerung eine Lactoseintoleranz besteht und andererseits auch eine herabgesetzte Lactaseaktivität der Dünndarmschleimhaut zu Diarrhöen führen kann, ist die Hauptursache der Diarrhöen in der zu hohen Lactosezufuhr zu suchen.

Eine weitaus gefährlichere Komplikation der Sondenernährung stellt das hyperosmolare hyperglykämische nicht ketoazidotische diabetische Koma dar. Seltenere Komplikationen sind Aspiration und Überwässerung.

Zusätzliche Substitutionsbehandlung. Wir geben Antacida wie z.B. Gelusil-Lac oder Maaloxan, um Streßulzera zu vermeiden. Maaloxan kann alle 2–4 Stunden in einer Dosis von etwa 0,5 ml/kg KG gegeben werden, wobei das Antacidum zwischen der Gabe der Sondennahrung appliziert werden sollte, um so für eine möglichst kontinuierliche Abpufferung der Magensäure zu sorgen. Nach Gabe des Antacidums soll die Sonde für 20 Minuten abgeklemmt werden, anschließend kann das Sekret wieder normal abfließen.

Häufig werden mit abnehmender Reihenfolge Eisen, Plasmaproteinlösungen, 10%iges Kochsalz und auch Kaliumchlorid substituiert. Der Eisenbestand des menschlichen Körpers beträgt 4–5 g; entsprechend der Ausscheidung werden aber täglich 1–2 mg benötigt, so daß bei einer Resorptionsrate von 10% des oral zugeführten Eisens eine tägliche Eisenzufuhr von 10–15 mg nötig ist. Bei schweren Eisenmangelanämien können auch Vollblutgaben indiziert sein.

4.4.2 Parenterale Ernährung

Ziele der parenteralen Infusionsbehandlung sind nicht nur ein Ausgleich von Wasserverlusten, Herstellung und Erhaltung normaler intra- und extrazellulärer Elektrolytkonzentrationen oder die Normalisierung des Säuren-Basen-Haushaltes, sondern auch die Deckung des Energiebedarfes und Eiweißbedarfes durch Zufuhr von Kohlenhydraten, Fetten und Eiweißen. Darüber hinaus erlaubt die parenterale Infusionstherapie die Zufuhr von Medikamenten, Vitaminen, Hormonen und Spurenelementen.

Bei der parenteralen Ernährung werden die Nährstoffe unter Umgehung des Verdauungstraktes über einen venösen Katheter direkt dem Blut zugeführt und es dürfen daher nur Grundbausteine als parenterale Nahrungsmittel verwandt werden. *Indikationen* für eine parenterale Ernährung sind nicht nur Patienten mit Schluckstörungen, sondern insbesondere schwer bewußtseinsgestörte oder beatmungspflichtige Patienten, bei denen eine Aspirationsgefahr besteht.

Man sollte immer bestrebt sein, eine kombinierte enterale und parenterale Ernährung durchzuführen; eine enterale Ernährung verbietet sich aber bei einem akuten vaskulären Querschnittssyndrom mit schwerer Darmatonie oder auch bei Patienten mit schweren Schädelhirnverletzungen, wenn eine ausgeprägte Magen-Darm-Atonie mit verminderten Darmgeräuschen nachweisbar ist.

Infusionsmenge. Sie beträgt beim Erwachsenen 2000–2500 ml, wobei ein täglicher Wasserbedarf von 35 ml/kg KG besteht. Die Tagesinfusionsmenge errechnet sich aus der Ausscheidungsmenge über die Nieren, die bei 1000–1500 ml liegt. Dazu kommt die Verdunstung über Lunge und Haut (sog. Perspiratio insensibilis), welche für 24 Stunden etwa 800 ml beträgt. Die Flüssigkeitsverluste über den Magen-Darm-Trakt liegen bei 300 ml und werden von 300 ml endogener Wasserbildung in etwa ausgeglichen.

Die Perspiratio insensibilis mit der Flüssigkeitsabgabe über die Lunge kann vernachlässigt werden, wenn eine Beatmung oder eine ausreichende Atemluftanfeuchtung erfolgt. Liegen Temperaturerhöhungen vor, so ist pro 1 °C Temperaturerhöhung ein Wasserverlust um jeweils 300–400 ml hinzuzurechnen.

Der Verdacht auf einen Diabetes insipidus muß insbesondere nach schweren Schädelhirntraumen oder auch suprasellären Operationen erwogen werden, wenn sich eine erhöhte Urinausscheidung mit unzureichender Konzentrationsfähigkeit nachweisen läßt. Dann muß ein strenger Flüssigkeitsausgleich erfolgen, um die Überwässerung zu verhindern; frühzeitig ist ein Adiuretin-Derivat (Minirin) zu geben.

Über Magensonden und Darm können große Flüssigkeitsverluste auftreten, so sind bei Magen-Darm-Atonien Verluste von 1000–1500 ml Flüssigkeit täglich nicht ungewöhnlich. Gerade in solchen Fällen ist die Kontrolle des zentralen Venendruckes, die Überwachung der Flüssigkeitsbilanz, Blutdruck, Urinvolumen, Urin-Natrium, Hämatokrit, Hämoglobin und Plasmaprotein notwendig.

Kalorienbedarf. Bei Bettruhe sind 20–30 kcal/kg KG täglich ausreichend; bei einer erhöhten Körpertemperatur erhöht sich dieser Kalorienbedarf um ca. 20% pro 1 °C Temperaturanstieg. Kommt es im Rahmen von Infektionen zur Sepsis oder schweren cerebralbedingten Bewußtseinsstörungen, so kann sich der Kaloriengrundbedarf auf 40–50 kcal/kg KG erhöhen. Kilokalorien-Mengen von mehr als 4000/die kommen nur in Ausnahmefällen, z. B. bei schwerer Sepsis, vor. Die früher geäußerte Auffassung, daß besonders die schweren Schädelhirntraumen einen Kalorienbedarf von 4000–5000/die hätten, hat sich nicht bestätigt.

Liegen bei einem Patienten keine Besonderheiten, insbesondere kein Fieber vor, so errechnet man den täglichen Kalorienbedarf aus dem Grundumsatz plus 30–50%.

Kohlenhydrate. Die Kohlenhydrate stellen den wichtigsten Kalorienträger in der parenteralen Ernährung dar; sie sind in einer Dosis von 3–4 g/kg KG täglich zuzuführen. Manche Autoren setzen die Kohlenhydrate als Gemisch von Fructose, Xylit und Glukose in einem Verhältnis von 2:1:1 ein, meist reicht aber Glukose als einziges Kohlenhydrat voll aus und die errechnete Menge soll mindestens 50% des täglichen Kalorienbedarfes decken. Die Stoffwechselzusammenhänge zwischen Glukose, Fructose, Sorbit und Xylit sind Abb. 10 zu entnehmen.

Die Glukose wird auch wegen ihrer besonders günstigen Verwertung in der Nervenzelle als Energieträger bevorzugt. Ohne einen Insulin-Zusatz ist die Umsatzkapazität mit 0,25 g/kg KG/Std. relativ gering. Setzt man Alt-Insulin in einer Dosis von 24 E. auf 500 ml 20%ige Glukose hinzu, so wird die Umbaurate auch in der Nervenzelle deutlich begünstigt.

Es liegen Glukoselösungen in 5, 10, 20 und 40% vor, die 40%igen Lösungen dürfen wegen der Venenreizung nur über einen zentralen Venenkatheter infundiert werden. Wegen der Höhe der Substratkonzentration soll eine 20%ige Glukose in einer Tropfgeschwindigkeit von 20–40 Tropfen/min, die 40%ige Glukose in einer Geschwindigkeit von 15–20 Tropfen/min einlaufen. Die maximale Zufuhrrate liegt bei 0,75 g/kg/Std. bei Glukose-Infusionen mit Insulin-Zusatz.

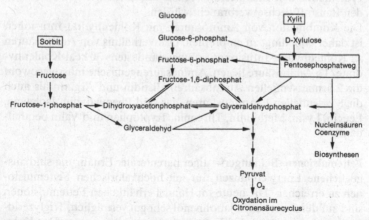

Abb. 10. Stoffwechselzusammenhänge zwischen Glucose, Fructose, Sorbit und Xylit

173

Da der Kaliuminflux in die Zelle bei Insulin-Zusatz noch gesteigert wird, ist auf die Kalium-Substitution zu achten.

Die *Fructose* (Laevulose) wird entgegen mancher Lehrmeinungen nicht überwiegend Insulin-unabhängig verstoffwechselt, so daß sie bei diabetischer Stoffwechsellage gegenüber den Glukoselösungen keinen sonderlichen Vorteil aufweist. Die maximale Infusionsgeschwindigkeit sollte 0,25 g/kg/KG/Std. nicht überschreiten, da höhere Zufuhren zu Lactat- und Harnsäureanstieg führen können. Bei Azidosen, insbesondere Lactatazidosen ist die Fructose kontraindiziert.

Insulin-unabhängige Zucker sind Sorbit und Xylit, wobei Sorbit als Energiequelle wegen ihres starken antiketogenen und Stickstoff-sparenden Effektes besonders häufig eingesetzt wird. Sorbit wie auch Xylit sollten nicht schneller als 0,2–0,3 g/kg/KG/Std. infundiert werden; bei Konzentrationen von 5–10% Sorbit oder Xylit ist noch keine osmotische Diurese zu erwarten.

Aminosäuren. Der Tagesbedarf beträgt 0,8–1,6 g/kg KG; die Zufuhr von Plasmaproteinen an Stelle der essentiellen Aminosäuren ist weniger günstig, da Plasmaproteine erst abgebaut werden müssen, um für den Stoffwechsel genutzt werden zu können. Zur Proteinsynthese ist es wichtig, ausreichend Kalorien bereitzustellen, da sonst die Proteine für den Energiestoffwechsel und nicht wie gewünscht für den Baustoffwechsel verbraucht würden.

Die Kombination von Aminosäuren mit Kohlenhydrat-Infusionen ist daher unbedingt zu empfehlen. Das Verhältnis von Aminosäuren zu Kohlenhydrat-Infusionen soll bei mindestens 30 kcal Kohlenhydrate/1 g Aminosäure liegen. Aminosäurengemische müssen sowohl die 2 semiessentiellen Aminosäuren Histidin und Arginin als auch die 8 essentiellen L-Aminosäuren, das sind Phenylalanin, Isoleucin, Leucin, Lysin, Methionin, Threonin, Tryptophan und Valin beinhalten.

Fettemulsionen. Bei längerfristiger parenteraler Ernährung sind ausgeglichene Energiebilanzen nur mit hochkalorischen Fettemulsionen zu erreichen. Die heute im Handel erhältlichen Fettemulsionen sind auf der Basis aus Sojabohnenöl sehr gut verträglich, Triglyzeridanstiege kommen nur bei Fettverwertungsstörungen vor. Der Kalorienwert der Fettemulsion liegt bei 9 kcal/g Fett.

Wir geben Fettemulsionen (Intralipid) erst nach 1-2wöchiger rein parenteraler Ernährung, wenn auch für die nächsten Wochen eine zusätzliche Sondenernährung nicht möglich ist. Dabei ist darauf zu achten, daß Fettemulsionen nicht mit Medikamenten kombiniert werden dürfen, die Infusionsdosis maximal 0,1-0,2 g Fett/kg KG/ Std. beträgt und zur Substitution der essentiellen Fettsäuren 50-100 g Sojabohnenöl-Emulsion täglich ausreichen. Dies entspricht 500 ml einer 10- maximal 20%igen Fettemulsion (Tabelle 14).

Elektrolyte, Vitamine und *Spurenelemente* sind gemäß dem Tagesbedarfsplan (Tabelle 13) hinzuzufügen, da schon ein isolierter Zinkmangel über eine längere Zeit zu einer Acrodermatitis enteropathica führen kann.

Praktische Durchführung der parenteralen Ernährung und ihre Komplikationen. Es ist ein zentraler Venenkatheter z. B. über die Vena basilica oder die Vena jugularis zu legen. Nur bei strenger Indikation darf ein Vena subclavia-Katheter zur parenteralen Ernährung gelegt werden, das Risiko eines Pneumothorax ist hier immer besonders streng abzuwägen.

Die Dauertropf-Infusion erfolgt über einen Tropfenzähler oder besser noch eine Infusions-Pumpe, wobei die Infusionszeiten immer über 24 Stunden in einem Infusionsplan aufgelistet werden müssen. Beispiele für zwei rein parenterale Infusionspläne sind in Tabelle 14 aufgeführt, wobei zwischen einer mittelkalorischen Ernährung (1600 kcal) und einer hochkalorischen Ernährung (3400 kcal) unterschieden wird.

Kompatibilitätsprobleme ergeben sich in der Praxis sehr selten, wenn beim Zuspritzen zu Standardinfusionslösungen die Medikamente einzeln und technisch exakt dem Schlauchsystem zugespritzt werden. Eine Ausnahme bildet nur das Phenytoin, das praktisch nur mit Kochsalzlösung kompatibel ist. Immer müssen aber die Medikamente über 3-Wege-Hähne verabreicht werden, wobei die 3-Wege-Hähne so zwischen Infusion- und Venenkatheteransatz geschaltet werden, daß Trübung, Ausflockung oder Kristallisationen rechtzeitig gesehen werden können.

Der Wirkungsverlust durch *Adsorption* an das Infusionsmaterial ist für Insulin am größten (in Glukoselösungen um 30%); er kann durch Zugabe von Humanalbumin, Gelatine oder niedermolekulare Dextrane auf etwa die Hälfte vermindert werden. Auch von Diazepam

Tabelle 14. Infusionsschema bei rein parenteraler Ernährung (Zufuhr in 24 Stunden, ein zentraler venöser Zugang ist ab Glukose 20% notwendig).

a) Mittelkalorisch

Zeit	Infusionslösung	Menge	Zusätze	kcal
8–16.00	Glukose 20%	500 ml	+ 24 E. Altinsulin + 1 Amp. Multibionta + 20 ml Inzolen-KM 21 (u.a. 20 mval Kaliumaspartat)	400 kcal
8–16.00	Aminosteril L forte (10%)	500 ml		400 kcal
16–24.00	Glukose 20%	500 ml	+ 24 E. Altinsulin + 22 ml Natriumchlorid 20% + 10 mval Kaliumlactat + 1 Amp. BVK und Cebion	400 kcal
16–24.00	Natriumchlorid 0,9%	500 ml	+ 10 mval Kaliumchlorid + 10 ml Calcium Sandoz 10%	
0–8.00	Aminosteril L forte (10%)	500 ml		400 kcal
Sa. 24 Std		2500 ml	70 mval Kalium u.a.	1600 kcal

b) Hochkalorisch

Zeit	Infusionslösung	Menge	Zusätze	kcal
8–16.00	Glukose 40%	500 ml	+ 48 E. Altinsulin + 1 Amp. Multibionta + 20 ml Inzolen-Km 21 (u.a. 20 mval Kaliumaspartat)	800 kcal
8–16.00	Aminosteril L forte (10%)	500 ml		400 kcal

16–24.00	Glucose 40%	500 ml	+ 48 E. Altinsulin + 22 ml Natriumchlorid 20% + 1 Amp. BVK und Cebion + 10 mval Kaliumchlorid	800 kcal
16–24.00	Natriumchlorid 0,9%	500 ml	+ 10 mval Kaliumchlorid + 10 ml Calcium Sandoz 10%	
0–8.00	Aminosteril L forte (10%)	500 ml	+ Medikamente ggf. Elektrolyte	400 kcal
0–8.00	Intralipid 10%	500 ml		1000 kcal
Sa. 24 Std		3000 ml	u. a. 70 mval Kalium	3400 kcal

werden hohe Adsorptionen an Plastikbehältern und Plastikschläuchen beobachtet; dies erklärt die Erfahrungstatsache, daß bei kontinuierlicher Infusionszufuhr wesentlich höhere Dosen zur Sedierung nötig werden als bei der i.v.-Gabe.

Wirkungsverluste entstehen in der Praxis aber nicht nur durch Adsorptionsverluste, sondern auch durch Enzyminduktionen. Die Verkürzung der Eliminations-Halbwertszeit vom Digitoxin durch Phenobarbital spielt neben den Interaktionen der einzelnen Sedativa und Antikonvulsiva die Hauptrolle in der praktischen parenteralen Therapie neurologisch Schwerstkranker.

Mehrwöchige „künstliche Ernährung" erfordern wöchentliche Kontrollen aller Laborparameter; am häufigsten sind Eisen- und Plasmaproteine zusätzlich zu substituieren. Die vermutlich bakteriell induzierten Malabsorptionssyndrome wie auch die entzündlichen Komplikationen verursachen Eiweißmangelsyndrome, die mit Eiweißlösungen zusätzlich zu den Infusionsplänen der Tabelle 14 behandelt werden müssen; wir geben z.B. Humanalbumin 5%, welches nach Bedarf zu dosieren ist, die Halbwertszeit von 17–27 Tagen ist dabei zu berücksichtigen.

Diarrhöen sind meist die Folge einer Breitbandantibiose und nicht auf die parenterale Ernährung zurückzuführen.

4.4.3 Flüssigkeitsbedarf und Regulierung des Wasserhaushaltes

Bei einem Erwachsenen entsprechen 60% des Körpergewichts dem Wasserhaushalt, wobei ein Drittel (d.h. 20%) extrazellulär und zwei Drittel intrazellulär verteilt sind. Ein Erwachsener benötigt täglich einen Wasserbedarf von ca. 20–45 ml/kg KG, die Infusionsmenge liegt entsprechend bei rein parenteraler Ernährung bei 2000–2500 ml/24 Stunden.

Die *Flüssigkeitsbilanz* setzt sich aus folgender Rechnung zusammen:

Wasserverluste: – renaler Wasserverlust: 1200–1500 ml Urin (d.h. mehr als 50 ml Urin/Std)

– Perspiratio insensibilis über Lunge und Haut: etwa 10 ml/kg KG in 24 Stunden, d.h. ca. 800 ml

– Magen-Darm-Sekret: ca. 300 ml

– Perspiratio sensibilis (d.h. Flüssigkeitsverlust durch fühlbaren Schweiß): geringes Schwitzen:

300 ml/die, kontinuierliches Schwitzen: bis
2000 ml/die

Wasserzufuhr: – Endogene Wasserproduktion im Rahmen von
Stoffwechselvorgängen ca. 200–300 ml
– Trinkmenge 1000–1500 ml
– Nahrung 700 ml

Die Perspiratio insensibilis über den Nasobronchialtrakt ist bei beatmeten oder mit voll angefeuchteter Luft behandelten Patienten zu vernachlässigen.

Temperaturerhöhungen bedingen einen Flüssigkeitsverlust von etwa 5 ml/kg KG in 24 Stunden/1° Temperaturerhöhung, dies bedeutet etwa 350 ml Wasserverlust zusätzlich pro 1° Temperaturerhöhung.

Bei beatmeten, nicht fiebrigen Patienten ist eine Flüssigkeitsmenge von der Summe der renalen Ausscheidung plus 600 ml ausreichend, dies sind üblicherweise 2000–2500 ml/die. Bei der Erstellung der Flüssigkeitsbilanz sind folgende *Meßgrößen* zu berücksichtigen, um frühzeitig Störungen des Wasserhaushaltes zu erfassen:

– zentraler Venendruck
– Blutdruck
– Urinvolumen, ggf. mit Urin-Natrium
– Hämatokrit und Hämoglobin
– Plasmaproteine, insbesondere Albumin
– Serumosmolalität.

Die Bestimmung der Serumosmolalität (mmol/kg) errechnet sich nach folgender Formel:

$$\text{Osmolalität (mmol/kg)} = 2 \ (Na^+ \ \text{mmol/l} + \text{Kalium mmol/l}) + \frac{\text{Harnstoff mg/dl}}{6,0} + \frac{\text{Glukose mg/dl}}{18}$$

An einen Diabetes insipidus ist zu denken, wenn nach schweren Schädelhirntraumen oder suprasellären Operationen eine verstärkte Urinausscheidung mit schlecht konzentriertem Urin einhergeht; die Flüssigkeitsbilanz ist dabei über mehrer Tage umzurechnen, um den Patienten vor Überwässerung zu schützen; die Gabe von Adiuretin-Derivaten (Minirin) ist oft notwendig.

Bei der *Erstellung der Flüssigkeitsbilanz* und der Anordnung entsprechender Infusionsprogramme ist immer zu berücksichtigen, daß der Wasserhaushalt wesentlich von den Elektrolyten Natrium und Chlorid und Phosphor bestimmt wird, wobei extrazellulär Natrium und Chlor, intrazellulär Kalium und Phosphor überwiegen. Dabei ist bei einer normalen Konzentration nichtionisierter Substanzen, insbesondere Glukose, Albumin und Harnstoff, das Verhältnis Natrium zu Wasser im extrazellulären Raum ganz entscheidend für die Osmolarität. Bei einer Verschiebung des extrazellulären Volumens spricht man von einer Dehydration bzw. Hydration (Verminderung bzw. Zunahme des extrazellulären Volumens). Kommt es zu einer Verschiebung der Natrium-Konzentration, so ist statt von einer isotonen von einer hypertonen oder hypotonen Veränderung der Körperflüssigkeit zu sprechen.

Hydration, d.h. vermehrte Wassereinlagerung zeigt sich in Form von verstärkter Ödemneigung insbesondere in den abhängigen Partien. Umgekehrt ist bei einer *Dehydration,* d.h. einer Verminderung der Körperflüssigkeit, eine Symptomatik mit Durst, vermindertem Hautturgor, trockenen Schleimhäuten und abnehmendem Speichelfluß zu beobachten.

Bei einer *hypertonen Dehydration* liegt als Ursache eine verminderte Wasseraufnahme oder ein vermehrter Wasserverlust bei Salzretention zugrunde, wie man es bei Fieber, beim Schwitzen oder auch beim Diabetes insipidus beobachten kann. Entsprechend sind bei einer hypertonen Dehydration Hämatokrit und Serum-Natrium erhöht, das Urinvolumen erniedrigt und therapeutisch bieten sich elektrolytarme Lösungen an. In der neurologischen Intensivtherapie ist die häufigste Ursache der hypertonen Dehydration die Anwendung hypertonischer Lösungen im Rahmen der Osmotherapie, so daß entsprechend eine vorsichtige Korrektur dieser Therapiemaßnahme zu erfolgen hat, um nicht umgekehrt eine akute Überwässerung zu verursachen (Lungenödem!, akute Hirnschwellung! etc.). Finden sich im Rahmen der Osmotherapie hypertone Dehydrationszeichen, so geben wir bevorzugt elektrolytfreie isotonische Kohlenhydratlösungen.

Eine *hypotone Dehydration* kommt meist durch eine Flüssigkeitssubstitution ohne genügenden Elektrolytersatz zustande, seltener können als Ursache eine natriumarme Diät oder auch gesteigerte Salzverluste in Frage kommen. Klinisch finden sich neben einer Hypotonie und Tachykardie ein verminderter Hautturgor und eine zunehmend gesteigerte Reflextätigkeit. Hämatokrit und Rest-N sind erhöht, das Serum-Natrium deutlich erniedrigt (unter 130 mval/l).

Als Therapie kommen hypertone oder zumindest isotone Kochsalzlösungen in Frage.

Isotone Dehydrationen sind die Folge von Blut- und Plasmaverlusten, oder auch starken enteralen Flüssigkeitsverlusten durch Erbrechen oder Durchfall. Die Symptome Oligurie, Tachykardie und Apathie sind ebenso wie die Laborwerte mit erhöhtem Hämatokrit und hochkonzentriertem Urin mit reduziertem Natrium- und Chloridgehalt eindeutig, die Therapie besteht in der Zufuhr isotoner Elektrolytlösungen.

Nicht selten ist die *isotone Hyperhydration* als Folge von Albuminmangel einerseits oder auch im Rahmen der Herzinsuffizienz oder Leberzirrhose andererseits. Therapeutisch bieten sich neben der Behandlung der Grunderkrankung (z. B. Digitalisierung, Aldosteronantagonisten etc.) die Gabe von Albuminen und eine Entwässerung mit Salu-Diuretika an.

4.4.4 Regulierung des Elektrolythaushaltes

Der tägliche Nährstoffbedarf für Elektrolyte und Spurenelemente ist Tabelle 13 zu entnehmen. Von den wichtigsten Elektrolyten Natrium und Kalium ist ein täglicher Bedarf von etwa 130 mval Natrium und 70 mval Kalium zu berücksichtigen.

Der Gehalt an *Natrium* und *Kalium* ist immer am Bedarf orientiert und nicht alleine durch den Serumspiegel gekennzeichnet. So kann ein Kaliummangel sich z. B. in einer verringerten Kaliumausscheidung im Urin äußern, die lange vor einer Abnahme des Serumspiegels auftritt. Gerade für Kalium gilt, daß es wichtige Aufgaben im Stoffwechsel bei der Protein-Biosynthese, der Kohlenhydratverwertung und der neuromuskulären Erregbarkeit erfüllt, bei Kaliummangelzuständen aber die Nieren kaum die Fähigkeit zur Kaliumkonservierung besitzen. Die Überwachung des Kaliumspiegels ist wegen der gesteigerten Digitalisempfindlichkeit bei Hypokaliämien besonders wichtig. Bei Hyperkaliämien durch akute Digitalisintoxikation ist die Kaliumzufuhr kontraindiziert.

Enge Beziehungen bestehen zwischen Kalium und dem Säure-Basen-Haushalt. Kalium- und H-Ionen vermögen sich gegenseitig intrazellulär zu ersetzen, so daß ein Überschuß an H-Ionen, d. h. eine Azidose, zu einer Verdrängung des Kaliumions aus dem intra- in den extrazellulären Raum führt. Umgekehrt werden bei Alkalosen extrazelluläre Kaliumionen nach intrazellulär verschoben. Bei Azidose bedeutet also ein normales Serumkalium einen Kaliummangel, bei Alkalose bedeutet ein normales Serumkalium dagegen einen Kaliumüberschuß. Erfolgt eine alkalisierende Therapie, so ist mit einem Abfall des Serumkaliums zu rechnen und es kann eine Substitution notwendig werden.

Auch *Magnesium* ist an der Steuerung mannigfacher biologischer Vorgänge beteiligt. Es aktiviert zahlreiche Enzyme insbesondere im Zellstoffwechsel wie die Steuerung des Lipid- und Phosphat-Stoffwechsels, den Abbau der Glukose etc. Durch die stabilisierende Wirkung auf die Membranpermeabilität werden der Einstrom von Natrium und der Kaliumverlust aus der Zelle verhindert. Die Thrombosenneigung kann über die Aktivierung der Fibrinolyse nach Zufuhr von Magnesium verringert werden.

Eine Errechnung des Defizits der Elektrolyte im Extrazellulärraum ist nach folgender Formel möglich:

$$\text{Elektrolytdefizit} = \text{Körpergewicht} \times 0{,}2 \times (\text{Normwert} - \text{Istwert})$$

Zur Substitution eignen sich molare Elektrolytkonzentrate, da hierbei 1 ml = 1 mval des zu ersetzenden Elektrolytes ist.

Bei der Kaliumsubstitution dürfen nicht mehr als 20 mval/Std. gegeben werden, die orale Substitution, auch über den Magenschlauch, ist günstiger als die parenterale Substitution. Bei Kaliumwerten von über 5,5–6 mmol/l ist eine Akutbehandlung mit Infusionen von 500 ml 20%iger Glukose und 48 E. Altinsulin nötig, wobei etwa 50 ml/Std. einlaufen sollten. Die Infusionsgeschwindigkeit kann auch von den aktuellen Serumkaliumwerten und dem EKG-Befund abhängig gemacht werden. Zusätzlich zur Glukose-Insulin-Infusion sind 10 ml Calciumglukonat 10% und 20 ml Natrium-Hydrogenkarbonat 1 molare Lösung i. v. zu geben; oral wie auch rektal bieten sich zusätzlich Ionenaustauscher zur Förderung der Ausscheidung über den Magen-Darm-Trakt an [z. B. Resonium A, welches oral 3–4 mal täglich in einer Dosis von 15 g in ca. 100 ml 70%iger Sorbit-Lösung oder Wasser suspendiert werden sollte; rektal ist Resonium A 1–2 mal täglich in einer Dosis von 30 g in 150–250 ml Flüssigkeit (z. B. Wasser oder 10%ige Glukoselösung) zu suspendieren].

4.5 Besonderheiten der pflegerischen Intensivmedizin

Eine optimale pflegerische Behandlung und Überwachung von neurologischen Intensivpatienten setzt eine günstige räumliche und personelle Organisation und bestimmte hygienische Maßnahmen voraus.

4.5.1 Organisation

Die räumlichen Voraussetzungen sind für alle Intensivstationen gleich, größere räumliche Ansprüche werden in der Neurologie für Intensivpatienten nicht gestellt. Da die konstante Überwachung von Bewußtseinslage und Pupillenreaktionen aber unabdingbar sind und diese Parameter nicht apparativ überwacht werden können, werden in neurologischen und neurochirurgischen Abteilungen offene bzw. halboffene Einheiten mit einem zentralen Überwachungsplatz bevorzugt. Mit einer solchen Planung ist gleichzeitig zu gewährleisten, daß immer zumindest einer des Pflegepersonals konstant innerhalb des Patientenbereiches ist, um über den apparativen Kontakt hinaus den persönlichen Kontakt zum Patienten zu sichern.

Die neurologische Intensivstation Essen besitzt in halboffener Bauweise 6 Betten, die sich in ein Drei-, ein Zweibettzimmer und in ein separates Notaufnahmezimmer aufgliedern lassen. Des weiteren finden sich ein Lagerungs- und Abstellraum, ein Reinigungstrakt und ein Dienstzimmer. Ein separates Arztzimmer in unmittelbarer Nähe der Station ist vorhanden. Da Anwesenheitspflicht des Stationsarztes auf der Intensivstation zwingend ist, hat sich dieses räumliche Minus eines fehlenden Arztzimmers im Intensivbereich selbst im Laufe der Jahre meist als sinnvoll erwiesen. Durch das dauernde „Zusammenleben" zwischen Ärzten und Pflegepersonal kann sich ein Vertrauensverhältnis entwickeln, das nicht nur positive Auswirkungen auf das gesamte Arbeitsklima hat, sondern auch einen permanenten Informationsfluß über die einzelnen Patienten und deren Krankheitsverlauf nach beiden Seiten hin gewährleistet.

Um jedes Patientenbett muß ein ausreichender Bewegungsraum vorhanden sein, um einen optimalen und maximalen Geräteeinsatz zu gewährleisten. Als Anhaltsgrößen sind die Richtlinien der Deutschen Krankenhausgesellschaft zugrunde zu legen, die für jedes Intensivbett 25 m^2 bzw. 50 m^2 Fläche inklusiv Nebenräumen fordern.

Personelle Voraussetzungen beinhalten nicht nur die zahlenmäßige personelle Besetzung und die Dienstplangestaltung, sondern auch die hierarchische Struktur. Ein ausgeprägtes System von Stationsleitung, Stationsvertreter und Schichtführer ist nur dann zweitrangig, wenn eine regelmäßige Stationsbesprechung erfolgt, eine relativ homogene Personalbesetzung zu erreichen ist und die Qualifikationsunterschiede nicht allzu groß werden. Werden die sicher bestehenden Qualifikationsunterschiede und die nur dadurch unterschiedlich verteilte Verantwortungsfähigkeit immer verbalisiert und teamgerecht eingesetzt, so ist das zu befürchtende Positionsgerangel meist ausgeschaltet, eine Gewähr, die für Arbeitsleistung, patientengerechte Betreuung und ein gutes Betriebsklima sehr wichtig sind. Das Positive dieses Systems erscheint uns in der großen Entscheidungsfreiheit des einzelnen zu liegen, wobei bei Überschreitung des Verantwortungsbereiches, z. B. durch zu oberflächliche Arbeitsweise die intakte Intensivschichtgruppe schneller zur Korrektur in der Lage ist, als dies durch das übliche Oberpfleger-Oberschwester-Prinzip möglich wäre. Mit dieser Art Teamarbeit wird die Stationsleitung aber nicht von ihrer besonderen Verantwortung entbunden.
Eine optimale Überwachung und Behandlung bewußtseinsgestörter oder beatmungspflichtiger Patienten setzt einen günstigen Patienten-Personal-Schlüssel voraus. Das optimale Zahlenverhältnis von Pflegepersonal zu Patient liegt bei 3:1. Diese Zahl ist bei einem regelmäßig wechselnden Schichtdienst, den zu berücksichtigenden Freiräumen wie Ferien, Schwangerschaft, Geburt, Krankheit etc. nicht zu hoch, wenn berücksichtigt wird, daß auf neurologischen Intensivstationen eine Beatmungsfrequenz von ca. 60% des Patientengutes und für diese Patientengruppe eine Verweildauer von ca. 30-90 Tagen besteht und demzufolge bei diesen Dauerbeatmungen Komplikationen keine Seltenheit sind. Die Anwesenheit des Pflegepersonals am Krankenbett ist in der neurologischen Intensivstation auch durch die beste maschinelle Überwachung nicht zu verkürzen, da nicht nur der Verlauf und die langen Liegezeiten dies verhindern, sondern auch die Art der Erkrankungen eine intensive pflegerische Beobachtung (Pupillen, Bewußtseinslage, neurologische Ausfallsymptome) und eine intensive pflegerische Zuwendung notwendig machen. Zu-

spruch, Aufklärung, fortdauernde Erklärungen über die täglichen Verrichtungen sind gerade bei Patienten mit einer Polyradikulitis oder Subarachnoidalblutung lebenswichtig, da nicht jede Aufregung medikamentös abgefangen werden kann, eine hypertonische Krise aber sofort zu einer Rezidivblutung führen könnte.

Unter Schichtsystem wird der Wechsel von Früh-, Mittags- und Nachtdienst und Freiwoche verstanden. Die Freiwoche ist ein wichtiger Faktor, da er nicht nur den anstrengenden Dienst etwas attraktiver gestaltet, sondern auch als Erholungspause benötigt wird.

Dokumentation, Ausbildung und Arbeitsabläufe unterscheiden sich nur unwesentlich von anderen konservativen Intensivstationen. Über Patientenkurven und deren Führung wird weiter unten eingegangen. Da zur Ausbildung des Pflegepersonals in der neurologischen Intensivmedizin keine speziellen Weiterbildungskurse angeboten werden, sollte als guter Ausgangspunkt eine Ausbildung in Intensivmedizin angestrebt werden. In der Neurologie hängt das Können des einzelnen von seiner Motivation, dem Willen zum Lernen und der Ausbildungsbereitschaft der erfahrenen Mitarbeiter ab.

Arbeitsabläufe sollten zumindest im groben Rahmen festgelegt werden. Dies bedeutet nicht nur „wie" sondern auch „wann" welche Tätigkeiten verrichtet werden müssen. So hat sich z. B. gezeigt, daß Ganzkörperwaschungen besser und sinnvoller im Früh- und Mittagsdienst, Reinigungs- und Sterilisationsarbeiten besser im Nachtdienst verrichtet werden. Durch solche einfachen Regelungen wird den Patienten ein normaler Tag-Nacht-Rhythmus erhalten. Nachts sollten am Patienten nur notwendige und wenig Geräusche verursachende Tätigkeiten verrichtet werden.

Weitere Arbeiten wie Untersuchungen des Patienten, EEG-Ableitungen, Liquorpunktionen etc. unterliegen meist dem Zwang anderer Abteilungen bzw. der Aktualität des Krankheitsbildes und lassen sich zeitlich nur selten beeinflussen.

4.5.2 Hygienische Maßnahmen

Hygienische Maßnahmen beinhalten nicht nur die Pflege zentraler Zugänge, Dauerkatheterpflege oder die notwendigen Sterilitätsmaßnahmen bei der Absaugung, sondern die Hygiene des gesamten Intensivtraktes. Geht man von der Neuaufnahme des Patients aus, so sollte dieser nur sich selbst, aber keinerlei Kleidungsstücke mitbringen. Utensilien zur Körperpflege sowie Kleidungsstücke werden von der Station gestellt. Privatwäsche hat immer den Nachteil der schnellen Bakterienbesiedlung, da die Privatwäsche nicht für den einmaligen Gebrauch vorgesehen ist. Dem Einsatz von Einmalartikel sollte wo immer möglich der Vorzug eingeräumt werden.

Zweimal tägliche Flächen- und Fußbodendesinfektionen erscheinen ausreichend, wir verwenden hierzu Buraton F oder Incidin Perfect Spray. Die Desinfektion der Wände und der Geräte erfolgt wöchentlich bzw. täglich, wobei wir als Substanzen Formalin, Formaldehyd und alkoholische Sprays verwenden. Die Kleidung des Intensivpersonals darf nicht länger als eine Schichtdauer getragen werden. Angehörige der Patienten sollten eine Händedesinfektion mit Desmanol oder Spitacid sofort nach Betreten der Intensivstation durchführen, frische Schutzkittel sind immer zur Verfügung zu stellen. Auf Kopfschutz legen wir ebenso wie auf Überschuhe keinen Wert, da sie nach verschiedenen Untersuchungen und nach unserer eigenen Erfahrung mehr Nach- als Vorteile bringen.

Typisch neurologische Hygienemaßnahmen gibt es nicht, die Befolgung der Richtlinien der Gesellschaft für Hygiene sind voll ausreichend. Daß trotz Einhaltung der Richtlinien immer wieder Problemkeime wie Pseudomonas durchbrechen, ist jedem auf einer Intensivstation Tätigen bekannt.

Bei aller strengen Befolgung der notwendigen hygienischen Maßnahmen darf nicht außer acht gelassen werden, daß der Patient persönliche Dinge, z.B. Bilder von Angehörigen etc. in seiner Nähe belassen darf, wir bringen sie meist an für den Patienten sichtbaren Wänden an.

4.5.3 Überwachung

Apparative Überwachung. Für die Überwachungs- und Therapiegeräte ist eine einfache, möglichst vollautomatische Bedienung zu fordern. Laborchemische Messungen wie Blutzuckerspiegelbestimmung, Serum-Natrium, Serum-Kalium und Blutgasanalysen müssen auf der Station durchführbar sein. Blutzuckerbestimmungen mit der STIX-Methode mittels Reflomat sind ausreichend. Die ionenselektive Messung von Natrium und Kalium ist der Einfachheit halber dem flammenphotometrischen Verfahren vorzuziehen. Die Blutgasanalyse ist zur optimalen Überwachung ateminsuffizienter Patienten besonders wichtig und es sollte daher ein Vollautomat mit Fehlerselbstdiagnose zur Verfügung stehen.

Zur Beatmung und zur Beatmungsüberwachung sind die Gerätesysteme der neuen Langzeitbeatmungsmaschinen, z. B. UV 1, EVA, BEAR gut geeignet. Für den Transport des Beatmungspatienten empfiehlt sich ein tragbares Kleingerät. Da Beatmungszeiten von 30-90 Tagen keine Seltenheit sind – in einem Falle haben wir über 1 Jahr kontrolliert beatmen müssen – dürfen hier keine Kompromisse eingegangen werden. Gerade für Langzeitbeatmung haben sich die früher bevorzugten druckgesteuerten Respiratoren wie z. B. die Bird-Respiratoren nicht bewährt, so daß wir mittlerweile nur noch volumengesteuerte Geräte zur Verfügung haben. Wichtig ist, daß jedem Beatmungsgerät eine Oxygen-Blende vorgeschaltet ist, um so eine exakte Kontrolle über den Sauerstoffanteil der Einatmungsluft zu haben.

Die Überwachungsgeräte der Respiratoren sollten Atemzugvolumen, Atemfrequenz, Atemminutenvolumen, O_2-Konzentration und die Atemdruckkurve kontinuierlich aufzeigen. Beatmungsdrucke sollten nach Möglichkeit durch einen Druckkurvenschreiber aufgezeichnet werden können.

Das Monitoring pro Bett muß in der Lage sein, die *Vitalgrößen* Pulsfrequenz, EKG, Temperatur und Atemfrequenz kontinuierlich zu überwachen. Wenn möglich, sollte auch eine EEG-Überwachung über einen Monitoreinschub möglich sein. Für jeweils zwei Betten ist eine Einheit zur invasiven Druckmessung (arterieller Blutdruck, zentralvenöser Druck, Liquordruck) zu fordern. Wir messen den zentralvenösen Druck (ZVD) über eine Wassersäule; dieses Verfahren ist wohl zuverlässig, die Kontrolle kann aber nicht kontinuierlich vorgenommen werden (Abb. 8).

Auf unserer Intensivstation haben sich Wandschienensysteme zur Aufnahme der Monitore, Absauger und weiterer Standgefäße bewährt. Für jedes Bett halten wir nicht nur eine Raumbeleuchtung, sondern auch eine Lampe mit gebündeltem Lichtschein für notwendig, um so immer auch durch das Pflegepersonal Pupillenreaktionen oder die Situation im Nasen-Mund-Bereich beurteilen zu können. An einer zweiten Wandschiene meist in Höhe des Patientenbettes können weitere Ablagen z. B. für Blutdruckgeräte angebracht sein.

Zur Infusionstherapie und parenteralen Ernährung werden je Bett zwei Infusionspumpen und ein Perfusor benötigt. Infusionspumpen sind im Gegensatz zu den Tropfenzählern aufgrund ihrer ml/h-Angaben leichter und exakter zu bedienen. Ungenauigkeiten im Gleichlauf und damit ungenaue Verabreichungen sollten der Vergangenheit angehören. Ernährungspumpen zur Verabreichung von Sondenkost haben sich einerseits als nützlich erwiesen, da durch sie eine kontinuierliche Nahrungsverabreichung auch in arbeitsreichen Zeiten gesichert ist; andererseits ist die kontinuierliche Applikation aber unphysiologisch, macht sie doch nicht eine portionsartige Magen-Darm-Bearbeitung und Entleerung mit zwischenzeitlichen Ruhepausen möglich. Daher sollte eine Ernährungspumpe in der Lage sein, sowohl kontinuierlich als auch in Bolusgaben je nach Indikationsstellung die Sondennahrung zuzuführen.

Verlaufsuntersuchungen durch das Pflegepersonal. Ein wesentlicher Teil der intensivmedizinischen Maßnahmen stellt die neurologische Verlaufsuntersuchung dar; weitere intensivmedizinische Maßnahmen sind die Überwachung der Vitalfunktionen wie Atmung, Kreislauf und Temperatur, die Bilanzierung von Elektrolyten und Flüssigkeit, die Überwachung der Blutgase und des Säurebasenhaushaltes, die Ernährung und die Erkennung von Komplikationen. Mit Hilfe der neurologischen Verlaufsuntersuchungen soll nicht nur eine bessere Beurteilung des Krankheitsverlaufes, sondern auch eine genaue Kenntnis und Interpretation von Bewußtseinslage, Pupillenreaktion, Sensibilität und der vitalen Funktionen zu einem folgerichtigen Handeln führen.

Die Beurteilung der *Bewußtseinslage* erweist sich oft als schwierig, da immer wieder von den Ärzten der verschiedenen Fachrichtungen als auch von einem unterschiedlich geschulten Pflegepersonal Begriffe wie apathisch, halb komatös, stuporös oder soporös für den gleichen Bewußtseinszustand verwendet werden. Es ist daher für das Pflegepersonal sinnvoll, den erhobenen Befund detailliert beispielhaft wie folgt zu beschreiben: Kein Augenöffnen bei Aufforderung, reagiert auf Schmerzreize ungezielt nur mit dem rechten Arm etc. Eine Dokumentation in dieser Weise zeigt den Verlauf besser und exakter an als die Benutzung bestimmter Termini oder Verwendung von Komaskalen.

Zur Beurteilung der Bewußtseinslage unterscheidet man:
1. Verbale Reaktionen
2. Motorische Reaktionen

Bei der verbalen Reaktion wird festgestellt, ob z.B. ein Patient auf Ansprache reagiert. Besteht Ansprechbarkeit, so läßt sich darüber hinaus ermitteln, ob seine Reaktionen normal oder verlangsamt sind. Der Befund „ansprechbar" läßt sich weiter unterteilen in „wach und ansprechbar" oder „schläfrig und ansprechbar". Die Tiefe einer Schläfrigkeit kann z.B. mit leicht oder schwer beschrieben werden. Bei einem wachen Patienten ist zu prüfen, ob eine Orientierungsstörung zur Zeit oder zum Ort besteht. Verschlechterungen müssen in diesem Zusammenhang immer als Alarmsignal aufgefaßt werden und bedürfen sofort einer weiteren ärztlichen Abklärung.

Zur Beurteilung der Bewußtseinslage ist auch die motorische Reaktion zu prüfen. Hier ist darauf zu achten, ob der Patient einer Aufforderung, z.B. zum Bewegen von Extremitäten seitengleich nachkommt. Zunahmen oder Abnahmen von Lähmungen lassen sich so auch für das Pflegepersonal beurteilen, ohne daß Reflexuntersuchungen notwendig werden. Sind verbal keine Reaktionen zu erhalten, so versucht man Reaktionen über Schmerzreize auszulösen. Mit zunehmender Zustandsverschlechterung werden Bewegungen immer ungezielter bis hin zum Zustand der Regungslosigkeit. Verschlechterungen sind in solchen Fällen immer sofort weiterzugeben, um gegebenenfalls spezielle diagnostische oder therapeutische Maßnahmen zu veranlassen.

Zur schnellen kontinuierlichen Beurteilung der Bewußtseinslage hat sich die Glasgow-Komaskala bewährt, welche die Reaktion auf verbale Reaktionen, motorische Reaktionen und Augenöffnen numerisch zusammenfaßt. Die prognostische Beurteilung scheint mit der Innsbrucker Komaskala noch besser möglich zu sein (s. Tabelle 6).

Zur *Beurteilung der Pupillenreaktion* gehört die Reaktion auf Licht, die Größe, die Form und die Seitengleichheit. Die Lichtreaktion läßt sich mit normal, gering bzw. träge oder keine Reaktion beurteilen. Zur exakten Bestimmung der Größe sollten wegen der schlechten Reproduzierbarkeit keine Begriffe wie weit, mittelweit, eng usw. verwandt werden, sondern es sollte entweder die Weite in Millimeter angegeben oder ein direktes Abbild der Pupillengröße in die Kurve aufgezeichnet werden.

Die *Prüfung von Sensibilität und Sprachverständnis* darf für das Pflegepersonal nicht zu weit gefaßt werden. Es ist ausreichend, wenn die Sensibilität im Rahmen der Beurteilung der Bewußtseinslage mituntersucht wird. Auch läßt sich bei der Verrichtung der täglichen pflegerischen Maßnahmen beurteilen, ob Gehör, Satzverständnis, Oberflächensensibilität für Berührung und Schmerz und Lageempfinden der Muskeln und Gelenke zu- bzw. abgenommen haben.

Tabelle 15. Regelmäßige pflegerische Maßnahmen (Überwachung und Pflege)

Fortlaufend bzw. stündlich	*Tägliche Maßnahmen*
- Pupillenkontrolle	a) Pflegerisch:
- Bewußtseinslage	- Verbandwechsel
- Respiratorfunktion und Tubus-durchgängigkeit	- Stuhlüberwachung
- Atmung, Herzfrequenz, RR, Temperatur	- Tracheostomakontrolle (ggf. mit Kanülenwechsel) und Mundpflege
- ggf. stündliche Absaugung	- Venenkatheterpflege
	- Wechsel des gesamten Beatmungssystems
2–4stündlich:	
- Lagerung mit Abklopfen und Massage	b) Überwachung:
- Bronchialtoilette ggf. mit Lungenblähung	- Gesamtbilanz der Flüssigkeit
- Sondenkost	- Bilanzierung des Elektrolythaushaltes mit Serum-Urin- und Serum-Elektrolyt-Bestimmung
- Antacidagabe	- ggf. Osmolalität
- ggf. Reichen der Urinflasche	- Stuhlausscheidung
- Bilanzierung der Flüssigkeit	- Blutbild und Hämatokrit
- ZVD-Messung	- Urinstatus
- Blutgase	- Leberwerte
	- Serum-Kreatinin
8stündlich:	- Gerinnungswerte (PTT, TPZ, Fibrinogen etc.)
- Durchbewegen aller Extremitäten (KG)	
- Augen- und Mundpflege	*Wöchentliche Maßnahmen*
- Betten des Patienten	- Blasenkatheterwechsel mit Blasenautomatie-Kontrolle
- Blutzuckerbestimmung (ggf. auch tägl.)	- Elektrophorese, BSG
	- Wechsel der Magensonde
	- Röntgen-Thorax mit Venenkatheterkontrolle
	- Abstriche

Zur *Überwachung der vitalen Funktionen* gehören insbesondere Blutdruck, Atmungs-, Puls- und Temperaturkontrolle, Bewußtseinslage und das EEG. Als weitere vitale Funktionsparameter gelten bei Beatmungspatienten und Patienten mit Atemfunktionsstörungen die Atemfrequenz, Atemminutenvolumen, Atemzugvolumen, regelmäßige Blutgasanalyse und der zentralvenöse Druck. Ein- und Ausfuhrbilanz schließen die Überwachung der Urinmenge und des regelmäßigen Stuhlganges mit ein (Tabelle 15).

Mit der Überwachung der vitalen Funktionen ist jeder Mitarbeiter im Pflegepersonal über die notwendigen Maßnahmen bei den häufigsten Alarmsituationen informiert, dazu zählen insbesondere plötzlich auftretende weite lichtstarre Pupillen, RR-Abfall oder RR-Anstieg, Ausfall des Beatmungsgerätes oder Tubusverlegung, Bradykardie bis hin zur Asystolie oder die Verschlechterung der Bewußtseinslage.

Dokumentation der Überwachungsparameter. Für die Dokumentation aller gewonnenen Überwachungsdaten ist ein übersichtlicher, aber nicht so umfangreicher Verlaufsbogen wichtig. Der von uns benutzte Überwachungsbogen ist auf Abb. 11 dargestellt, wobei die beiden Abbildungen der Vor- und Rückseite unserer Verlaufsbögen entsprechen. Ein solcher Verlaufsbogen muß alle Aufzeichnungen des Pflegepersonals in einfacher und leicht verständlicher Form enthalten, neurologische Verlaufsbefunde sind dabei insbesondere am unteren Teil der Vorderseite vermerkt (aufgeführt als „klinische Bemerkungen").

Aus dem Überwachungsbogen ist zu ersehen, daß die Protokollierung von Atmung, Herzfrequenz, Temperatur und Blutdruck 1-2stündlich erfolgt; 2-4stündlich wird die Aufzeichnung von Einfuhr, Ausfuhr, Infusionsbilanz, Elektrolyten und Blutgasen durchgeführt. Je nach der Diagnose erfolgen Angaben zur Bewußtseinslage, Pupillenreaktion und weiteren Vitalparametern.

Die Eintragung der Blutgase erfolgt in Abhängigkeit von der Beatmungssituation. Täglich werden ein Blutbild, Hämatokrit, Elektrolyte, Blutzucker, Leberwerte und Nierenwerte durchgeführt. In Abhängigkeit von Venenkatheter oder pulmologischen Befund erfolgen Röntgen-Thoraxaufnahmen, je nach Krankheitsbild kommen dann weitere Bestimmungen wie Gerinnungswerte, Elektrophorese, Abstriche zur bakteriologischen Testung aus Tubus, Blasenkatheter oder Blut hinzu.

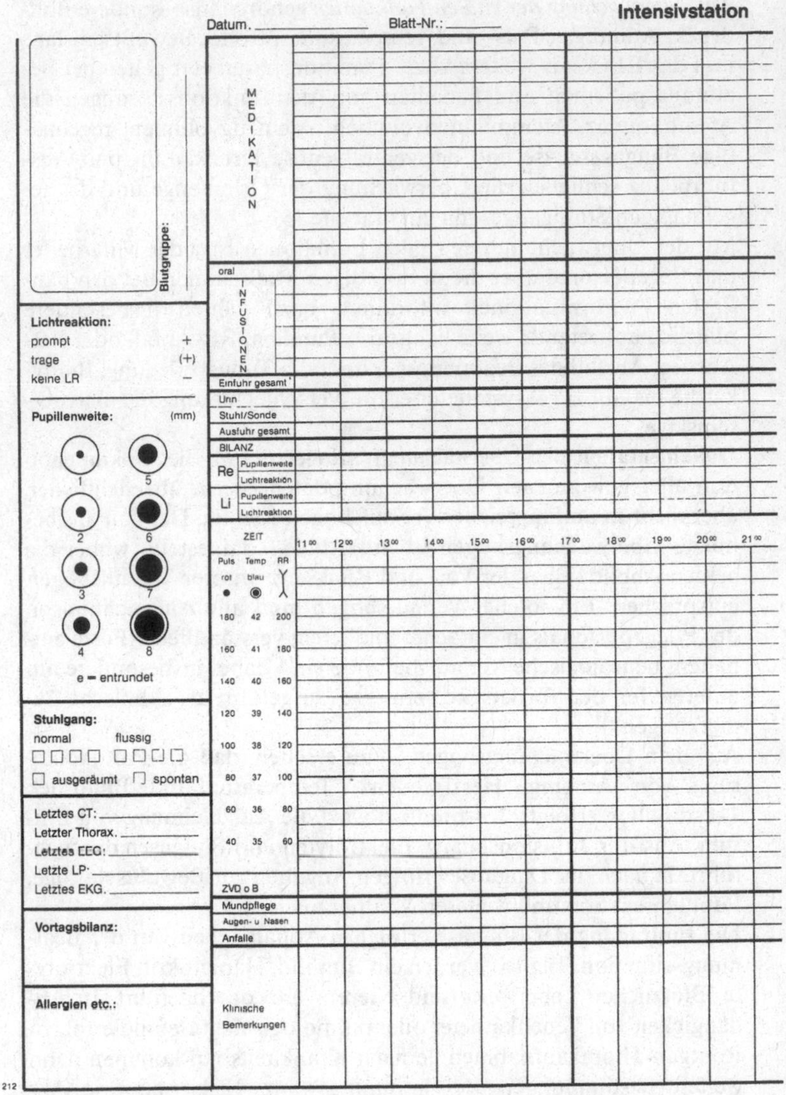
Intensivstation

Datum. ____ Blatt-Nr.: ____

Blutgruppe:

MEDIKATION

oral

INFUSIONEN

Einfuhr gesamt

Urin

Stuhl/Sonde

Ausfuhr gesamt

BILANZ

Re Pupillenweite

Lichtreaktion

Li Pupillenweite

Lichtreaktion

Lichtreaktion:

prompt +

trage (+)

keine LR –

Pupillenweite: (mm)

1 2 3 4 5 6 7 8

e = entrundet

ZEIT 11⁰⁰ 12⁰⁰ 13⁰⁰ 14⁰⁰ 15⁰⁰ 16⁰⁰ 17⁰⁰ 18⁰⁰ 19⁰⁰ 20⁰⁰ 21⁰⁰

Puls rot	Temp blau	RR
180	42	200
160	41	180
140	40	160
120	39	140
100	38	120
80	37	100
60	36	80
40	35	60

Stuhlgang:

normal flussig

ausgeräumt spontan

Letztes CT:

Letzter Thorax.

Letztes EEG:

Letzte LP·

Letztes EKG.

ZVD o B

Mundpflege

Augen- u Nasen

Anfalle

Vortagsbilanz:

Allergien etc.:

Klinische Bemerkungen

212

Abb. 11. Muster eines Verlaufsbogens für eine neurologische Intensivstation

| Zert |
| BKS |
| Ery |
| Hkt |
| MCV |
| Leuk |
| Hb |
| Throm |
| BASO |
| Eos |
| Myel |
| Jgdl |
| Stabk |
| Segm |
| Lymph |
| Mono |
| BZ |
| PTT |
| TPZ |
| TZ |
| Fibr |
| AT III |
| Na |
| K |
| Ca |
| Cl |
| Ph |
| Harn-N |
| Krea |
| Harns |
| GE |
| Bili |
| alk Ph |
| GGT |
| SGOT |
| SGPT |
| LDH |
| LAP |
| s Phos |
| Chol |
| Triglyc |
| Reakt |
| Eiw |
| Gluc |
| Acet |
| Urob |

23⁰⁰ 0⁰⁰ 1⁰⁰ 2⁰⁰ 3⁰⁰ 4⁰⁰ 5ᵏ 6ᵏ 7⁰⁰ 8⁰⁰ 9⁰⁰ 10⁰⁰

| fr Hb |
| Ery |
| Leuk |
| Bakt |
| Nitrit |

Liquor

oral ☐
nasal ☐ intubiert seit _____
beatmet seit _____ Tagen

umintubiert ☐
tracheotomiert ☐ am _____
Kanulenwechsel ☐ am _____ ⌀ ____ mm

Normalwerte

M	W
4 5-6 0	4 1-5 4
0 40-0.54	0,37-0,47
83 - 103 (fl)	
4,0 - 10,0 (10⁹/l)	
140-180 (g/l)	120-160 (g/l)
150 - 400 (10⁹/l)	
0 - 1 %	
2 - 4 %	
3 - 5 %	
50 - 70 %	
25 - 40 %	
2 - 6 %	
70 - 110 mg %	
135 - 148 mmol/l	
3,5 - 5 5 mmol/l	
8,5 - 10 5 mg/dl	
95 - 110 mmol/l	
2 5 - 4,5 mg/dl	
10 - 25 mg/dl	
0 7-12 mg/dl	0,5-1,1 mg/dl
3,4 - 7 0 mg/dl	2 4-5,7 mg/dl
6,0 - 8,0 g/dl	
bis 1,0 mg/dl	
bis 180 U/l	
bis 28 U/l	bis 18 U/l
bis 18 U/l	bis 15 U/l
bis 22 U/l	bis 17 U/l
bis 4 U/l	bis 3 U/l
bis 33 U/l	
bis 44 U/l 37 °C	
220 mg/dl	

Uhrzeit

Respiratoreinstellung/ Meßwerte
- O₂ (%)
- AF
- AZV (ml)
- AMV (l)
- Insp Druck (mbar)
- PEEP (mbar)
- Flow (l/min)
- I E/Insp Zeit
- Arbeitsdruck

Blutanalysen
- Art (kap/art)
- PH_T
- pCo₂T (mmHg)
- pO₂T (mmHg)
- BE
- HCO₃
- SBC
- SO₂

Absaugen/ Blähen

Sonstiges

Uhrzeit

Respiratoreinstellung/ Meßwerte
- O₂ (%)
- AF
- AZV (ml)
- AMV (l)
- Insp Druck (mbar)
- PEEP (mbar)
- Flow (l/min)
- I E/Insp Zeit
- Arbeitsdruck

Blutanalysen
- Art (kap/art)
- PH_T
- pCo₂T (mmHg)
- pO₂T (mmHg)
- BE
- HCO₃
- SBC
- SO₂

Absaugen/ Blähen

Sonstiges

Weitere Blutuntersuchungen

Uhrzeit									Uhrzeit								
Leuko									Leuko								nl
Ery									Ery								pl
Hb									Hb								g/dl
Hk									Hk								l/l
, ,									Thr								n /l
b?									BZ								mg/dl
PTT									PTT								sec
TPZ									TPZ								%
TZ									TZ								sec
Fib									Fib								mg/dl
Na									Na								mmol/l
K									K								mmol/l
Ca									Ca								mq/dl
Krea									Krea								ng /dl

Komaskala

		Uhrzeit												
Reaktivität auf akustische Reize	Zuwendung	3					Lid-position	Augenöffnen spontan	3					
	besser als Streckreak	2						Augenöffnen akust. Reiz	2					
	Streckreaktion	1						Augenöffnen Schmerz	1					
	keine Reaktion	0						kein Augenöffnen	0					
Reaktivität auf Schmerzreiz (Kneifen Trapeziusrand)	gerichtete Abwehr	3					Pupillen-weite	normal	3					
	besser als Streckreak	2						verengt	2					
	Streckreaktion	1						erweitert	1					
	keine Reaktion	0						weit	0					
Körperhaltung Bewegung	normal	3					Pupillen-reaktion	ausgiebig	3					
	besser als Streckreak	2						unausgiebig	2					
	Streckstellung	1						Spur	1					
	schlaff	0						fehlend	0					
Bulbusstellung und Bewegung	optisches Folgen	3												
	Bulbuspendeln	2												
	divergent, wechselnd	1												
	divergent, fixiert	0												
orale Automatismen	spontan	2												
	auf äußere Reize	1												
	keine	0												

Anfallsbeschreibung:

Zeit	Beschreibung	Unterschrift

4.5.4 Pflegerische Maßnahmen in der Prophylaxe und Therapie neurologischer „Intensivpatienten"

Prophylaktische Maßnahmen schließen den Schutz vor einem Dekubitus, einer Kontrakturentwicklung, einer hypostatischen Pneumonie oder auch einen Blaseninfekt mit ein; die Lagerungstechnik insbesondere von Beatmungspatienten leitet dann über von der Prophylaxe zur Therapie des Dekubitus und speziellen Problemen von Patienten mit Querschnittslähmungen, Subarachnoidalblutungen oder Schädelhirnverletzungen.

a) Prophylaxen

Die Dekubitusprophylaxe ist die wichtigste prophylaktische Maßnahme in der Intensivpflege überhaupt, da viele Patienten auf neurologischen Intensivstationen durch die häufigen Bewußtseinsstörungen, langen Liegezeiten, Lähmungen, Sensibilitätsstörungen und die Langzeitbeatmung dekubitusgefährdet sind. Die Dekubitusprophylaxe beginnt mit der Aufnahme auf der Station, da schon die von Beginn an zu beachtende konsequente Druckentlastung für eine Vermeidung von Druckgeschwüren Sorge trägt. Alle die von Turban und Kaltwasser (1978) aufgeführten Methoden zur Dekubitusverhinderung sind empfehlenswert, in der Neurologie aber in den meisten Fällen nicht durchführbar. Die entscheidenden 3 Faktoren sind die optimale Lagerung mit Überwachung der gefährdeten Körperpartien, das Geschmeidighalten der Haut durch Auftragen von Salben und die optimale Drehbehandlung.

Die erste Voraussetzung ist immer eine ca. 10 cm dicke durchgehende *Schaumstoffmatratze*. Sie ist weich genug, sich dem Patienten anzupassen und es können prominente Bezirke mit Hilfe von Synthetikwatte ausgeglichen werden. Wechseldruckmatratzen haben sich nicht bewährt. Benutzung einer Schaumstoffmatratze ersetzt aber nicht das sorgfältige Kontrollieren der gefährdeten Stellen. Hierzu zählen bei Rückenlage das Kreuzbein, das Steißbein, die Schulterblätter, die Ellenbogen und die Fersen; bei Seitenlage die Trochanteren, der Darmbeinkamm, die Innenseiten der Kniegelenke, das Wadenbeinköpfchen, die Außenknöchel und die Tuberositas major des Humerus. Im Sitzen sind die Sitzbeinhöcker und bei starkem Adduktorenspasmus die Knie am gefährdetsten. In Bauchlage ist besonders für die Unterpolsterung der vorderen Darmbeinstachel, die Kniescheiben, das Schienbein und die Ellenbogen zu sorgen. Entsprechend ist je nach Lagerung Synthetikwatte einzusetzen. Der Hinterkopf liegt am günstigsten in einem Ring aus Schaumstoff oder einem weichen Kissen. Für die Fersen sind zusätzlich zur Schaumstoffmatratze Bettschuhe aus Schaffell empfehlenswert, wobei dann aber auch ein Schaumgummiquader unter die Waden geschoben werden muß.

Die zweite Voraussetzung ist das *Geschmeidighalten der Haut*. Der Einsatz von Babypflegemitteln hat sich bewährt, wobei Babywundcreme z. B. am Gesäßbereich dick aufgetragen oft das „Wundwerden" verhindern kann. Sind Hautbezirke bereits angegriffen, so kann auch der Einsatz von Salben zur Intertrigobehandlung sinnvoll sein. Bei einer übermäßigen Schweißsekretion, wie z.B. bei querschnittsgelähmten Patienten sollte der Arzt informiert werden, damit ggf. anticholinergisch wirksame Medikamente wie z.B. Sormodren oder Akineton zusätzlich verordnet werden können.

Die dritte und wichtigste Voraussetzung der Dekubitusprophylaxe ist die *Drehbehandlung*. Sie hat in 3 bis maximal 4stündlichem Rhythmus zu erfolgen. Um zwischen Forderung und Realität keine Diskrepanzen aufkommen zu lassen, kann man sich an die Regel halten, daß das Intervall der Lagerung jeweils um ½ Stunde verlängert werden kann, wenn nach einem Lagewechsel noch keine Rötung in den gefährdeten Partien sichtbar ist. Vorübergehende Rötung ist bei einer Haut, die einem Druck ausgesetzt war, normal; die Rötung muß aber nach spätestens 30 Minuten verschwunden sein. Die Lagerungsposition ist immer zu ändern, wenn die Rötung noch nach einer Umlagerung über 30 Minuten hinaus bestehen bleibt. Das Maximum für eine gleichbleibende unveränderte Lage sollte 4 Stunden betragen, wobei die Lageform gleichgültig ist.

Nach dem Lagewechsel sollen diejenigen Hautstellen, auf denen der Auflagedruck gelastet war, zur Durchblutungsverbesserung kurz massiert und abgeklopft werden. Man kann dies mit kräftigem, aber nicht zu hartem Druck durch kreisende Bewegungen 5–6mal in massierender Form durchführen. Das Massieren wird durch das Einsprühen mit einem hautschützenden Spray noch erleichtert.

Die *Behandlung der Druckgeschwüre* geht über die Gabe von Babycreme bei nur leichten Hautrötungen über zur Applikation tryptolytisch wirkender Substanzen zum Abstoßen der Nekrosen, das Spülen mit Natriumchlorid 10% im Bereich nekrotischer Bezirke oder die Gabe des Antiseptikums Betaisodona bei infizierten Druckgeschwüren. Uns hat sich das Präparat Betaisodona, ein Jodpräparat ohne relevante Allergien oder Empfindlichkeitsreaktionen besonders bewährt und wir verwenden es sowohl in Lösungs- als auch in Salbenform. Wenn die Wunde sauber ist, kann zur Anregung der Granulation eine hypertonische Kochsalzlösung bis 10% im Wechsel mit physiologischer Kochsalzlösung angewandt werden; die den Dekubitus umgebende Haut ist aber durch eine Zinkpastenschicht abzudecken, um nicht Mazerationen der gesunden Haut durch die verwandte Kochsalzlösung zu verursachen. Ob granulationsfördernde Salben wie Actihaemyl-Salbe oder Granugenolöl sinnvoll sind, ist umstritten, wir verwenden sie nur in Ausnahmefällen. Zur Epithelbildung ist auch Bepanthen-Salbe manchmal sehr brauchbar. Immer ist bei gestörter Abheilung die Frage einer lokalen Infektion durch Erregeruntersuchung und Resistenzbestimmung wichtig, im Zweifelsfalle ist ein operatives Vorgehen zusammen mit einem Chirurgen zu erwägen.

Thromboseprophylaxe. Sie wird zum einen durch eine systemische low-dose-Heparinbehandlung mit Dosen von 2–3mal 5000 I. E. subkutan durchgeführt, pflegerisch steht die Anwendung von Kompressionsstrümpfen an erster Stelle. Antiemboliestrümpfe, die gemäß den Anweisungen des Herstellers angelegt werden, sind sicherer und einfacher als die Komprimierung mit elastischen Binden. Elastische Binden sollten mindestens bis zum Knie gewickelt werden. Daß beim Lagern auch das Ausstreichen der Venen mit gleichzeitigem Anheben der unteren Extremitäten einen Thromboseschutz bedeutet, ist ebenso selbstverständlich wie die von den Physiotherapeuten durchgeführte Massage und krankengymnastische Übungsbehandlung. Je nach Grunderkrankung kann in Einzelfällen auch die Benutzung eines Tretrades im Bett sinnvoll sein. Wenn man die paretischen Extremitäten von allen Injektionen und Infusionen verschont, beugt man Thrombosen gleichfalls vor.

Kontrakturprophylaxe. Sie erfolgt durch 2-stündliche Lageänderung der Extremitäten und mehrmaliges passives Durchbewegen der großen und kleinen Gelenke. Aber auch die mehrmals tägliche Durchbewegung aller Gelenke und die sachgemäße Lagerung kann nur zu einem Teil die Entwicklung von Gelenkkontrakturen verhindern helfen. In gleicher Weise sind das Anlegen von Schienen oder Gipsverbänden nur in einer kleinen Zahl erfolgreich, so daß man versuchsweise zur Spastiklinderung und besseren Durchbewegung der Extremitäten Antispastika (Kap. 3.1.2) einsetzt. In manchen Fällen ist die Eisbehandlung gleichfalls erfolgreich. Die Vermeidung eines Spitzfußes ist durch den stundenweisen Einsatz von hohen Tennisschuhen ebenso zu versuchen wie durch passive Beuge- und Streckbewegungen mit entsprechender Achillessehnendehnung bzw. -verkürzung. Bei ausgeprägten Streckspasmen kann der Einsatz eines Bettkastens nach neueren Untersuchungsergebnissen eher schaden als nutzen, da durch den konstanten Berührungsreiz an der Fußsohle der Strecktonus eher noch gefördert wird.

Soor- und Pneumonieprophylaxe. Die Vermeidung von Candida-Infektionen im Mund und Rachenraum ist wegen der Gefahr der fortschreitenden Infektion bis hin zur Candida-Sepsis besonders wichtig. Zweimal täglich sollte eine Mundpflege unter Benutzung eines Rachenantiseptikums (Hexoral oder Borglyzerin) erfolgen, wobei die gründliche Mundpflege und nicht die Antiseptikumgabe an erster Stelle steht. Die Zähne sind zweimal täglich mit Stieltupfer zu säubern, Borken und Schleimhautbelege sind ggf. mit der Pinzette zu entfernen. In manchen Fällen kann die Gabe von künstlichem Speichel einen Soorbefall vermeiden helfen. Sollten trotzdem weißliche Belege entstehen, so ist eine sofortige Behandlung mit Nystatin oral notwendig, wenn ein Abstrich den Soorbefall bestätigt und eine Moronal-Suspensionsbehandlung erfolglos war.
Die Einreibung mit hyperämisierenden und durchblutungsfördernden Salben oder Lösungen, wie z. B. Menthol-haltige Salben, Campferöl, ist zum Schutz vor einer Pneumonie wichtig; diese hyperämisierenden Substanzen erscheinen uns geeigneter als der Einsatz alkoholischer Lösungen, da auch das Austrocknen der Haut damit vermieden werden kann. Die eigentliche Pneumonieprophylaxe erfolgt aber am besten mit atemgymnastischen Übungen und dem regelmäßigen Abklopfen und Abhusten. In Fällen starker muköser Verschleimung ist die Anwendung von manuellen wie auch apparativen Thoraxvibrationsmassagen sinnvoll, ergänzend können die Quinke'sche Hängelage oder sogar das sterile Absaugen erfolgen. Will man statt des Abklopfens auf Massagegeräte zurückgreifen, so bieten sich Vibrationsgeräte wie z. B. der Vibramax der Fa. Maspo an.

Entschließt man sich zum sterilen Absaugen, so muß dies immer sehr schonend erfolgen und es sollte nach jedem Absaugen zur Vorbeugung von Atelektasen gebläht werden. Manche Pneumonie könnte sicher verhindert werden, wenn nicht nur apparativ optimal beatmet, sondern auch regelmäßig auf die Maßnahmen wie Atemgymnastik, Abklatschen, Abklopfen und Thoraxvibrationsmassagen geachtet würde.

Konjunktivitis-Prophylaxe. Sie sollte durch Eingabe neutraler Augensalben erfolgen. Erst beim Nachweis einer eitrigen Konjunktivitis ist eine antibiotikahaltige Salbe angezeigt.

Blaseninfektionsprophylaxe. Blaseninfektionsprophylaxe setzt immer dann ein, wenn die Patienten einen Dauerkatheter tragen müssen; Dauerkatheter sind bei Intensivpatienten in der Mehrzahl indiziert, wobei nicht nur wegen einer Blaseninkontinenz, sondern

---

Abb. 12. Technik des Katheterismus

a) *Arbeitsablauf:* Der Patient liegt auf dem Rücken, unter dem Becken sollte möglichst zur Hochlagerung ein Kissen und zum Schutz ein flüssigkeitsundurchlässiges Tuch liegen. Nach Anziehen der Handschuhe wird ein Lochtuch zwischen die angezogenen und gespreizten Knie in der Weise gelegt, daß die Harnröhrenöffnung sichtbar wird.

b) *Desinfektion:*
- Frauen: Mit Hilfe eines desinfektionsmittelgetränkten Tupfers werden die großen Labien mit je einem Tupfer von der Symphyse weg zum Anus desinfiziert, nach Spreizung der großen Labien erfolgt dann die Desinfektion der kleinen Labien mit je einem Tupfer von ventral nach dorsal; zum Schluß erfolgt mit einem weiteren Tupfer die Desinfektion der Harnröhrenmündung und das Einlegen eines Tupfers in den Vaginaleingang.
- Männer: Nach dem Zurückziehen der Vorhaut wird die Harnröhrenöffnung gespreizt und Eichel wie auch gespreizte Uretra dreimal hintereinander mit einem Tupfer intensivst desinfiziert. Ein Gleitmittel sollte beim Mann direkt in die Harnröhre instilliert werden, gleichzeitig kann der Katheter reichlich an der Spitze mit Gleitmittel versehen werden.

c) *Katheterismus.* Bei der *Frau* wird der Einmalkatheter mit einer Größe von etwa 18 Charr. mit der Pinzette gefaßt und in die Harnröhrenöffnung eingeführt. Nach Entleerung der Blase wird der Tupfer wieder aus dem Vaginaleingang entfernt. Bei *Männern* wird gemäß der Abbildung das Katheterende zwischen kleinem und Ringfinger der rechten Hand eingeklemmt und mit einer sterilen Pinzette der Katheter etwa 5 cm von der Spitze entfernt gefaßt. Nach Strecken des Penis mit der linken Hand zum Ausgleich der vorderen Harnröhrenkrümmung wird der Katheter mit der Pinzette etwa 15 cm weit in die Harnröhre vorgeschoben; anschließend

Technik
des Katheterismus

aus Alken/Sökeland
Urologie, 9. Auflage, Thieme 1983

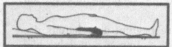

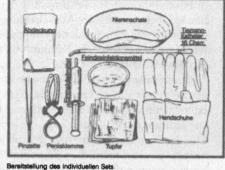

Lagerung des Patienten zum Katheterismus

Bereitstellung des individuellen Sets

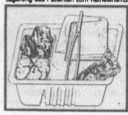

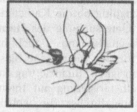

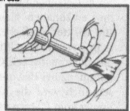

Bereitstellung eines Fertigsets (links), Reinigung und Desinfektion der Glans penis und des Meatus urethrae externus (Mitte), Instilla-tion des Gleitmittels kombiniert mit Schleimhautanästhesie mittels einer sterilen Einmalspritze (z. B. Instillagel) (rechts)

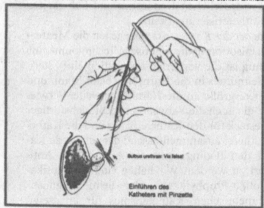

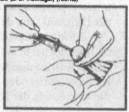

Einführen des Einmalkatheters mit steriler Hülle

Einführen des Katheters mit Pinzette

Merke:
Durch maximale
Streckung des Gliedes beim
Katheterismus wird
die vordere Harnröhrenkrümmung
ausgeglichen und
die Sondierung erleichtert.

wird der Penis unter Strecken etwas gesenkt und der Katheter dann weiter so weit vorgeschoben, bis Urin in die Urinauffangschale fließen kann. Zur vollständigen Entleerung der Harnblase kann man mit der flachen Hand oberhalb der Symphyse den Unterbauch eindrücken. Nach Entfernen des Katheters ist die Vorhaut wieder zum Schutz vor einer Paraphimose nach vorne zu schieben.

insbesondere auch zur Bestimmung der Ein/Ausfuhrbilanz eine optimale Überwachung der Ausscheidung notwendig ist. Wir bevorzugen als Verweildrainage der Harnblase ein geschlossenes System mit integriertem Urimeter. In Konkurrenz zum Dauerkatheter steht die suprapubische Harnableitung (z. B. Cystofix), da sich mit ihr sowohl instrumentelle als auch infektionsbedingte Harnröhrenkomplikationen beim männlichen Geschlecht vermeiden lassen sollen. Bei Frauen hat der transuretrale Katheterismus keine Nachteile im Vergleich zur suprapubischen Fistel.

Mit der Katheterisierung der Harnblase beginnt aber bereits der Schutz vor einer möglichen Blaseninfektion. Immer sind daher alle Voraussetzungen für einen sterilen und atraumatischen Katheterismus einzuhalten, gleichgültig ob die Katheterisierung zur Diagnostik (bakteriologische Untersuchung des Harnes, Restharnbestimmung, wenn eine Ultraschalldiagnostik nicht möglich ist, etc.) oder aus therapeutischen Gründen (neurogene Blasenstörung, Dauerinkontinenz bei Bewußtlosigkeit, Bilanzierung etc.) erfolgt. Selbstverständlich wird die Katheterisierung auf Intensivstationen nahezu immer vom Pflegepersonal durchgeführt, wobei aber zumindest juristisch der Arzt die Verantwortung dafür tragen muß, daß die beauftragte Pflegeperson die erforderlichen Kenntnisse und Fähigkeiten zur Durchführung der Katheterisierung besitzt.

Zur *Infektionsprophylaxe bei der Katheterisierung* gelten die Meatusdesinfektion (z. B. mit Betaisodona), die aseptische Technik und eine sterile Ausrüstung; wichtig ist die vorherige Installation eines sterilen anästhesierenden Gleitmittels in die Harnröhre beim Mann und die Anpassung der Kathetergröße an die Harnröhrenweite. Verwiesen sei dazu auf Abb. 12, die auch die Verwendung gebrauchsfertiger steriler Sets als Einmalbesteck für den Katheterismus und die Katheterpflege beim Verweilkatheter zusammenfassend darstellt. Jede Katheterisierung hat unter den Bedingungen der Asepsis und Antisepsis steril durchgeführt zu werden. Wir halten eine Antibiotika-Therapie bzw. Antibiotika-Prophylaxe weder beim diagnostischen noch beim therapeutischen Katheterismus für angezeigt. Die meisten Harnwegsinfektionen treten nicht durch die Einmalkatheterisierung, sondern durch das Liegen von Dauerkathetern auf. Daher halten wir Dauerkatheterisierungen nur dann für über längere Zeit durchführbar, wenn geschlossene Systeme verwandt werden.

Bei Dauerkathetern mit geschlossenen Systemen ist darauf zu achten, daß zur Verhütung von Schrumpfblasen immer ein intermittierendes Abklemmen alle 4–6 Stunden erfolgt. Blaseninstillationen erfolgen – wenn sie überhaupt notwendig sind – mit Betaisadona-Lösungen. Routineinstillationen haben sich nach Auffassung der Urologen nicht bewährt. Liegt ein nachgewiesener Harnwegsinfekt vor, so ist entsprechend dem Antibiogramm mit den ausgetesteten Antibiotika- bzw. Harnwegsdesinfitientien zu behandeln. Ein Silikon-Dauerkatheter kann bis zu 3 Monaten verweilen. Solch lange Katheterlagen ohne Wechsel sind aber für neurologische Patienten obsolet, da im Rahmen eines Dauerkatheterwechsels immer auch geprüft werden soll, ob eine Blasenautomatisierung eingetreten ist. Dies erfolgt z. B. dadurch, daß mit 1–2tägiger Unterbrechung des Dauerkatheters das Einmalkatheterisieren durchgeführt wird und so eine potentiell eingetretene Blasenautomatisierung festgestellt werden kann, wenn die Intervalle des Einmalkatheterisierens groß genug gewählt werden. Aus diesem Grunde sind Dauerkatheterwechsel alle 10–14 Tage anzustreben.

Die freie Passage des Blasenkatheters ist immer dann zu prüfen, wenn eine zu geringe Urinausscheidung besteht und ärztlicherseits ein Diuretikum verordnet worden ist. Auch kann es durch die Verlegung eines Blasenkatheters zu einer solch starken Überfüllung der Blase kommen, daß Unruhezustände, schwere Unterleibsschmerzen und ein gespanntes Abdomen auftreten können; in seltenen Fällen kann man sogar eine Zunahme von Streckkrämpfen beobachten, so daß in Zweifelsfällen das Anspülen des Katheters bzw. ein sofortiger Katheterwechsel indiziert ist. Zum Schutz vor einer Blasenüberfüllung sollte man die Abklemmzeiten immer dann verkürzen, wenn das Blasenvolumen 500 ml übersteigt, da sonst die Gefahr einer Blasenruptur eintreten könnte.

Indikationen für eine Blasenspülung z. B. mit steriler Ringer-Lösung sind nur in Ausnahmefällen gegeben. Wir spülen mit Ringer-Lösung oder physiologischer Kochsalzlösung, wenn wegen eines trüben oder blutigen Urins eine Katheterverlegung droht. Bei blutigem Urin, z. B. auf dem Boden einer lokalen Blutung oder hämorrhagischen Zystitis entnehmen wir Urin zur bakteriologischen Untersuchung und spülen anschließend nach Katheterwechsel mit Eiswasser. Je nach Lokalbefund ist die Indikation zu einer Zystoskopie oder einem i. v.-Urogramm zu stellen.

b) *Lagerung*

Die Lagerung neurologischer Patienten ist nicht nur zur Dekubitus- und Kontrakturprophylaxe wichtig, sondern sie dient auch zur Verbesserung der Lungenbelüftung, der Hirndruckminderung und nicht zuletzt zur besseren Kontaktaufnahme des Patienten. Bei allen Bemühungen, es den Patienten so bequem wie möglich zu machen, sollte die medizinische Indikation nie außer acht gelassen werden.

Die Lagerung von Patienten mit *cerebrovaskulären Erkrankungen* kann in der Weise durchgeführt werden, wie sie zur Dekubitus-Prophylaxe oben beschrieben wurde. Bei korrekter Seitenlage benötigt der Patient meist keine Lagerungshilfsmittel im Rückenbereich. Es ist aber bei längeren Seitenlagen unbedingt vor dem Abkippen des Kopfes zu warnen, da dies den Hirndruck noch steigern würde. In Rückenlage ist möglichst eine 60°-Stellung des Oberkörpers bei geradeliegendem Kopf anzustreben, um so zur Verbesserung der Lungenventilation und zur Hirndruckentlastung beizutragen. Der gelähmte Arm wird im Ellenbogengelenk leicht gebeugt, Unterarm und Hand sollten 20 cm vom Körper entfernt auf einem Kissen liegen, um die Ödementwicklung zu mindern. Der Ausbildung einer Krallenhand wird durch Einlegen einer Rolle vorgebeugt, die Finger sind regelmäßig passiv zu strecken. Bei gestreckter Lagerung der Beine soll eine Trochanterrolle die Außenrotation des Beines im Hüftgelenk verhindern. Kissen unter den Knien oder eine Erhöhung des Bettfußteiles brauchen nicht routinemäßig angewandt zu werden, da sonst Kniegelenkkontrakturen oder eine Verstärkung der Hüftkontraktur die Folge sein könnten. Der entscheidenste Schutz vor einer Gelenkkontraktur sind nicht so sehr die sachgemäße Lagerung als vielmehr die tägliche intensive mehrmalige krankengymnastische Durchbewegung. Diese Durchbewegung kann durch Antispastika wie auch durch Eisbehandlung erleichtert werden.

Durchbewegen schützt auch vor ossifizierenden Myositiden, wie sie insbesondere auch durch die intramuskuläre Gabe von Medikamenten mit provoziert werden können. Zum Schutz vor Spitzfußstellung verwenden wir allenfalls ein Fußbrett, um die Füße in eine 90°-Stellung zu bringen; besser noch soll aber das zeitweise Anziehen von knöchelhohen Tennisschuhen sein, da hiermit die Füße in einer dorsal flektierten Stellung gehalten werden können.

Alle Lagerungsmethoden sind bei Patienten mit frischen *intracerebralen- oder subarachnoidalen Blutungen* zu vergessen, soweit diese Manipulationen so belastend sind, daß sie mit Blutdruckveränderungen und damit der Gefahr einer Nachblutung verbunden sind. Eine leichte Kopfhochlagerung erscheint uns in der Akutphase zur Verbesserung des venösen intrakraniellen Abflusses ausreichend. Die Aussage „für Blutungspatienten ist die schlechteste Pflege die beste" ist richtig, wenn damit die Gefahr einer allzu ausgiebigen Lagerung gemeint ist. Es sind also Prophylaxen und Lagerungen nach dem Motto „so wenig wie nötig, aber so viel wie möglich" durchzuführen.

Hirntumorpatienten sind unter Berücksichtigung des erhöhten Hirndruckes zu lagern. *Rückenmarkstumorpatienten* sind mit aller Vorsicht zu lagern, da jede falsche Lagerung irreversible Schäden setzen könnte. Letzteres gilt insbesondere auch von traumatischen Querschnittslähmungen (s. u.).

Patienten mit *Meningitiden oder Enzephalitiden* haben, von der Berücksichtigung des erhöhten Hirndruckes abgesehen, keinerlei Lagerungseinschränkungen.

Patienten mit *Grand mal-Anfällen* sollten immer so gelagert werden, daß es beim Auftreten von großen epileptischen Anfällen nicht zu einer Selbstschädigung des Patienten kommen kann.

c) Beatmungspflichtige Patienten

„Beatmungspatienten" sind in der Neurologie meist Langzeitbeatmungspatienten, im Durchschnitt liegen die Beatmungszeiten in unserer Klinik bei 30 bis 90 Tagen, Zeiten über 1 Jahr sind die Ausnahme.

Die erste Umintubation von oral auf nasal erfolgt meist nach 24–48 Stunden. Die nasale Intubation verbessert die Mundpflege, erhöht aber auch das Risiko einer vermehrten Infektion im Bereich der Nasennebenhöhlen, welches Ursache von unklaren Temperaturanstiegen sein kann.

Eine Tracheotomie sollte schon nach wenigen Tagen durchgeführt werden, wenn eine Dauerbeatmung absehbar ist. Eine Tracheotomie erleichtert die Pflege ganz erheblich.

Sowohl für die Intubation als auch für die Benutzung von Trachealkanülen ist darauf zu achten, daß die Tuben „high Volume-low pressure Cuffs" besitzen, welche mit Wasser bzw. Infusionslösung geblockt werden können (s. Abb. 8).

Wichtig ist bei der Dauerbeatmung ein anfänglich täglicher Wechsel der Trachealkanüle, des gesamten Beatmungssystems und das ggf. stündliche Absaugen unter sterilen Bedingungen (s. Tabelle 15). Aus Sicherheitsgründen sind nur Einmalbeatmungssysteme zu verwenden. Sie sind leicht und einfach zu handhaben, gewährleisten eine sichere Sterilität, und es kommt auch nie zu der Gefahr des Desinfektionsmittelrückstandes, welches zu Verätzungen führen könnte.

Zur Vermeidung von Pneumonien ist außer der sterilen und schonenden Absaugung auch die mehrmalige Inhalation mit Sekretolytika in jeweils 15minütiger Dauer durchzuführen. Bisolvon und Panthenol haben sich unter anderen Medikamenten bewährt. Eine 60°-Oberkörperhochlagerung ist wenn eben möglich selbstverständlich. Seitenlagerung sollte, wenn die Kreislaufsituation und die Werte der Blutgasanalyse dies zulassen, immer durchgeführt werden. Bei Patienten mit erhöhtem Hirndruck ist darauf zu achten, daß der positiv endexpiratorische Druck (PEEP) nicht über 5-10 cm H_2O liegt.

Rasch zunehmende Hypoxien als Folge ungenügender Beatmung sind für die Patienten höchst gefährlich und lassen sich durch Tachykardie, Zyanose, psychomotorische Unruhe, Schweißausbruch, Atmung gegen den Respirator und Blutdruckregulationsstörungen erkennen. Jeder Therapeut einer Intensivstation hat ein solches *Atemnotsyndrom* sofort zu erkennen und er muß vor der Abklärung eines potentiellen technischen Defektes sofort manuell, z.B. mit einem Ambu-Beutel beatmen, wenn der technische Defekt nicht sofort sichtbar ist. Im Laufe der manuellen Beatmung ist dann die Störung im Bereich des Beatmungsgerätes, des Tubus (mechanische Verlegung etc.) oder im Schlauchsystem zu beheben. Die häufigsten Störungen sind die mechanische Verlegung des Tubus, die Verschiebung der Tubusspitze mit Minderbelüftung einer Lunge (Auskultation!), und Dichtigkeitsprobleme im Schlauchsystem bzw. an den Ventilen. Nur selten ist die Störung der Atemverhältnisse durch einen übervollen Magen oder eine übervolle Blase zu erklären.

Nur wenn eine technische Störung nicht sofort behebbar ist bzw. ausscheidet, muß eine Sedierung und eine optimale Weiterbeatmung erfolgen, damit die weiterführende Diagnostik mit Röntgenaufnahmen des Thorax, Bestimmung der Blutgase, optimale Auskultation etc. erfolgen kann.

Atmet der Patient ohne Beatmungsmaschine, so stellt sich die Frage, wann die Trachealkanüle entfernt werden kann. Zunächst wird beim Nachweis stabiler Atemgase eine Entblockung der bisher geblockten Trachealkanüle vorgenommen. Die Entblockung ist aber erst dann möglich, wenn der Patient in der Lage ist, sein Bronchialsekret auch abzuhusten. Frühestens 24 Stunden nach der Deblockierung kann die Trachealkanüle durch eine Silberkanüle ersetzt werden. Da Silberkanülen nur in Ausnahmefällen einen Cuff besitzen, können sie auf Dauer nur risikolos getragen werden, wenn die Patienten ihr Sekret aus Mund- und Rachenraum ausspucken bzw. schlucken können und die Bronchialsekretion nicht zu stark ist.

Toleriert der Patient die Silberkanüle, so kann versuchsweise für Minuten und später für Stunden ein Abstöpseln der Silberkanüle erfolgen. Wird auch dies komplikationslos vertragen, so kann die Silberkanüle entfernt werden. Das Tracheostoma wird mit einem sterilen Tupfer abgedeckt, mit einem wasser- und luftdichten Pflaster verbunden und es kann so innerhalb weniger Tage ganz abheilen.

Die Pflege des Tracheostoma erfolgt ebenso wie die Pflege der zentralen Zugänge. Bewährt haben sich besonders der tägliche Kanülenwechsel, Betaisodona-Salben am Wundrand und Metalline Tracheokompressen.

d) Ernährung

Die orale Ernährung ist immer wenn eben möglich anzustreben. Bewußtlose Patienten werden über die Magensonde ernährt, die wöchentlich gewechselt werden muß, um Oesophagusnekrosen zu verhindern. Auch läßt die Elastizität der Sonden nach zu langem Liegen derart nach, daß Drucknekrosen provoziert werden können.

Bei liegender Magensonde ernährt man zunächst mit kleinen Portionen, z. B. alle 2–4 Stunden 50–100 ml Sondenkost (z. B. Biosorb 1500 oder Sondenkost der Firmen Humana, Fresenius, Braun, Wander etc.). Bei der Versorgung von Beatmungspatienten hat sich uns gelegentlich auch die Anwendung der Ernährungspumpe mit kontinuierlich einstellbarer Fördermenge bewährt, obgleich damit eine physiologische Ernährung nicht nachgeahmt werden kann. Der Vorteil liegt nur darin, daß kein negativer Einfluß auf die Beatmung zu beobachten ist, wie man dies gelegentlich bei Bolusgaben sehen kann.

Ziel der Ernährung muß es immer sein, so schnell wie möglich zu einer kompletten normalen Kost zu kommen. Dazu bedarf es einer guten Beobachtung und Dokumentation des Pflegepersonals, um trotz des Schichtwechsels festzustellen, welche Mengen in welcher Konsistenz der Patient an Nahrung zu sich nehmen kann und wie sich die Verträglichkeit der einzelnen Mengen innerhalb des Krankheitsverlaufes ändert.

e) Besonderheiten der Pflege bei ausgewählten neurologischen Erkrankungen

Querschnittsgelähmte. Atemstörungen wie Sensibilitätsstörungen sind die größten Gefahren für einen Querschnittsgelähmten. Während auf die nötige Druckentlastung der gefährdeten Hautpartien bereits eingegangen wurde, soll noch einmal aus pflegerischer Sicht die Problematik von atemgestörten Querschnittsgelähmten betont werden. Erfahrungsgemäß können gerade bei Querschnittsgelähmten noch pO_2-Werte von bis zu 60 mm Hg und pCO_2-Werte von bis zu 45 mm Hg ohne Probleme ausreichend sein, wenn der Allgemeinzustand stabil ist und keinerlei Komplikationen vorliegen. Auch ein Atemzugvolumen von minimal 200 ml kann noch ausreichen, ohne daß bereits die Indikation zu einer Beatmung gestellt werden müßte. Im Zweifelsfalle lassen wir die Patienten auch mit einem einzigen Atemzug laut von 1 an zählen; das Zählen bis 15 und mehr beweist dann, daß keine relevante respiratorische Störung vorliegt.

Wenn aber eine Beatmung notwendig ist, so muß mit Hilfe des Respirators mit zumindest intermittierenden positiven endexspiratorischen Drücken von 5 mbar eine Dehnung minderbelüfteter Lungenbezirke erreicht werden. Darüber hinaus ist alle 8–12 Stunden eine Drainierung der Bronchien durch Bauchlage und Kopftieflage notwendig. Liegt der Patient in Bauch- und Kopftieflage, so sollte durch Abklopfen und Abhusten für eine Sekretwanderung gesorgt werden.

Im Stadium des spinalen Schocks mit paralytischem Ileus ist zunächst die parenterale Ernährung indiziert. Mit Abklingen des paralytischen Ileus und Nachweis von Darmgeräuschen kann dann langsam die Sondenernährung unter Zuhilfenahme abführender Medikamente gegeben werden (s. Kap. 3.3.1).

Im Stadium des spinalen Schocks ist eine Dauerkatheterisierung mit geschlossenem System durchzuführen. Gemäß der Entwicklung vom Stadium der Überlaufblase zur Automatenblase ist dann bei Katheterwechsel im Verlauf zu prüfen, wann die reflektorische Funktion der Blase zurückgekehrt ist (s. Kap.3.2.1). Zu beachten ist bei der Intensivpflege, daß einerseits zur Verhinderung einer Schrumpfblase wie auch zur Entwicklung einer reflektorischen Blase immer wieder der Katheter abgestöpselt bzw. abgeklemmt wird; es dürfen aber auch nie mehr als ca. 500–600 ml Urin in der Blase angesammelt werden, da eine Überdehnung der Blase die Fähigkeit der Blasenbodenmuskulatur, sich zu kontrahieren, erheblich beeinträchtigen würde und so die Rückkehr der reflektorischen Blasenfunktion gefährdet werden könnte. Auch kommt es bei zu großen Blasenvolumina zur Störung der Atmung und der Kreislaufregulation. Darüber hinaus ist über die Refluxgefahr in die Ureteren auch eine Infektionsgefahr für die oberen Harnwege verbunden. Kommt es zu intermittierenden Katheterisierungen, so sollte die Einmalkatheterisierung zunächst im 4-stündlichen Abstand erfolgen; verbleibt nur noch eine Restharnmenge von weniger als 150–200 ml, so kann auf das Katheterisieren verzichtet werden. Die Befestigung des Blasenkatheters sollte bei männlichen Patienten am Bauch erfolgen, um das Auftreten einer peniskrotalen Fistel zu verhindern; bei Frauen ist die Fixierung des Blasenkatheters in Höhe des Oberschenkels in gleicher Weise möglich. Beim Benutzen von Dauerkathetern soll zum Schutz vor Harnblaseninfektionen auch das Ansäuern mit Medikamenten oder sauren Wässern nützlich sein. Ein Dauerkatheter wird bei uns erfahrungsgemäß alle 8, maximal 10–14 Tage gewechselt, wobei je nach Material aber auch ein Wechsel erst nach 3 Monaten möglich ist. Wir halten einen häufigeren Wechsel des Dauerkatheters auch zur Beurteilung der Blasenregulation und zur Induktion einer Blasenautomatie für besser. Eine tägliche Blasenspülung mit lauwarmem sterilem Wasser oder physiologischer NaCl-Lösung ist heute nicht mehr indiziert, eine Instillation von geeigneten Harnantiseptika ist nur bei Infekten notwendig, wenn eine systemische Antibiotikagabe unzureichend ist.

Probleme bei Querschnittspatienten sind die Neigung zu orthostatischen Regulationsstörungen und das Auftreten von Bradykardien bei Lagewechsel wie auch beim Absaugen. Dieses Überwiegen des Vagussystems insbesondere bei hohen Querschnittssyndromen ist anatomisch verständlich und kann zur prophylaktischen Schrittmacherimplantation zwingen.

Besonderer Beachtung bedarf die Entwicklung des emotionalen Zustandes hoher querschnittsgelähmter Patienten. Man beobachtet nahezu immer die Stadien mit anfänglichem Schock über die Lähmungssituation, einem kurzen Stadium des Aufbäumens und einem anschließenden depressiven Stadium. Vor Erreichen des Endstadiums mit der eigentlichen Anpassung an den Realitätszustand ist die nochmalige unrealistische Hoffnung auf Heilung oder Operationsmaßnahmen zu beobachten, und dies hat leider bei unerfahrenen Ärzten schon zu manchen unberechtigten operativen Eingriffen Anlaß gegeben. Es hat sich nämlich gerade in diesem Stadium gezeigt, daß der Patient sich an alle nur denkbaren aber unrealistischen Hoffnungen und Angebote klammert, sei es konservativer oder operativer Therapiemöglichkeiten, so wenig wirkungsvoll sie auch objektiv sind.

Schädelhirntrauma-Patienten. Der besonderen Beobachtung bedürfen die vitalen Funktionen mit besonderer Berücksichtigung der Hirndrucksymptomatik (Pupillengröße, Bewußtseinslage, Streckspasmen etc.), der Möglichkeit der Entwicklung einer Liquorfistelbildung aus Ohr oder Nase oder auch einer drohenden Pneumonie im Zustand der Beatmung. Kommt es zum Austritt von wasserklarer Flüssigkeit aus Nase und Ohr und besteht Liquorfistelverdacht, so genügt beim Austritt aus der Nase das Vorlegen eines Mulltupfers, der die Flüssigkeit aufsaugt. Dem Patienten muß das Schnäutzen der Nase verboten werden. Beim Liquoraustritt aus dem Ohr ist dem Patienten eine Mullkompresse an das betroffene Ohr zu legen, das Tamponieren des Gehörganges ist aber nicht erlaubt.

Patienten mit Schlaganfall. Die Beachtung einer ausreichenden Atemfunktion steht an erster Stelle, da das herabgesetzte Bewußtsein, die Schluckstörung oder auch die mangelnde Kontrolle der Speichelsekretion ausreichend Gründe sind, die zur Aspiration oder auch zur Beeinträchtigung der Atmung führen können. Ist das Abhusten trotz aller Lagerungsmanöver unzureichend, so muß unter sterilen Kautelen abgesaugt werden. Je nach Hirndrucksituation ist der Patient auch in Kopftief- und Seitenlage zu bringen, damit die Sekrete ständig abfließen können.

Das Pflegepersonal hat bei bewußtseinsgestörten Patienten auf ansteigende Werte von pCO_2 und abfallende Werte von pO_2 zu achten, damit der Zeitpunkt der Intubation nicht verpaßt wird, um durch Hyperventilation einen hirndrucksenkenden Effekt zu erreichen. Immer ist auf die Zeichen erhöhten Hirndrucks, eine ausgeglichene Flüssigkeits- und Elektrolytbilanz und auf regelmäßige Blutdruckkontrollen zu achten. Gerade bei Hirninfarkten kann ein plötzlicher Blutdruckanstieg Zeichen einer Einblutung sein.

Die Gefahr von Harnwegsinfekten ist bei Schlaganfall-Patienten sehr groß. Daher ist, wenn eben möglich, auf eine Katheterisierung mit Anlegen eines Dauerkatheters zu verzichten, es sei denn, es liegt eine schwere Bewußtseinsstörung vor, die eine genaue Bilanzierung erfordert. Ist der Patient aber bei Bewußtsein, so sollte alle 2–3 Stunden die Bettflasche unaufgefordert gereicht werden, um so das Einnässen zu verhindern. Bei Verständigungsschwierigkeiten durch Aphasie etc. ist auf vorbereitete Abbildungen mit entsprechenden Texten zurückzugreifen.

Solange der Schluckreflex nicht intakt ist, soll auf eine orale Ernährung verzichtet werden. Beim Füttern fällt das Essen in Seitenlage leichter, wobei aber dann die betroffene Seite mit der bestehenden Facialislähmung nach oben gewandt sein muß.

Oft haben Hirninfarktpatienten Gesichtsfeldausfälle; dann muß darauf geachtet werden, daß Tabletten, Trinkgefäße und die weiteren täglichen Utensilien auf der gesunden, nicht hemianopischen Seite abgestellt werden.

Eine gute Mundpflege ist besonders wichtig, da auf der betroffenen gelähmten Gesichtsseite leicht Speisereste angesammelt werden können. Nach jeder Mahlzeit muß für das Reinigen und Spülen des Mundes gesorgt werden. Wir spülen den Mund mit einer Mischung von Citro-Hexomint. Bei Facialislähmungen mit unzureichendem Augenschluß ist die Gefahr der Hornhautepithelschädigung besonders dann gegeben, wenn auch der Cornealreflex ausgefallen ist. Es sind daher immer Augensekrete 8-stündlich zu entfernen, wobei wir meist kochsalzgetränkte Watte benutzen. Feuchthaltende, neutrale Augentropfen sind ggf. zusätzlich von Nutzen, bei schweren Bewußtseinsstörungen mit sich oft unwillkürlich immer wieder öffnenden oder offenstehenden Augen verwenden wir zur Infektionsprophylaxe Bepanthen-Augensalbe.

Besteht eine aphasische Störung, so muß das Pflegepersonal langsam und in kurzen Einzelsätzen sprechen. Man soll aber in jedem Falle auch dann mit dem Patienten sprechen, wenn eine schwere

Sprachverständnisstörung besteht. Würde man das Sprechen in solchen Fällen unterlassen, so würde die Tendenz der Isolation des Patienten weiter gefördert werden. Oft hat sich auch das Benutzen von Schriftkarten mit Aufzeichnung einfacher, aber sehr relevanter Worte wie „Hunger", „Harndrang", „Schmerzen", etc. sehr bewährt.

Subarachnoidalblutungen. Eine genaue Überwachung des neurologischen Befundes, eine entsprechende Befunddokumentation und eine optimale Beatmung sind die wesentlichsten Maßnahmen bei diesen höchst gefährdeten Patienten. Die strenge Bettruhe ist äußerst wichtig; zu achten ist aber auch auf eine abgedunkelte ruhige Umgebung und auf eine so gute personelle Überwachung, daß alle Bedürfnisse des Patienten vorhergesehen und möglichst erfüllt werden können. Der Patient benötigt möglichst viel Ruhe und Schlaf, meist unter Zuhilfenahme von Sedativa oder Analgetika. Die Zahl der Besucher ist immer zu beschränken. Der Patient sollte nur im äußersten Notfall fixiert werden, um so zusätzliche Aufregungen und Unruhen zu verhindern. Auf die Gefahr der Lagerung ist oben bereits hingewiesen worden. Vorsichtige Umlagerungen sind sehr langsam durchzuführen, die Gefahr des Hustens und Niesens muß dem Patienten ebenso wie die Gefahr des Pressens vermittelt werden. Bewegungsübungen der Beine sind mehrfach passiv durchzuführen, um so eine Thromboseprophylaxe zu erreichen. Die Flüssigkeitszufuhr sollte auf 1500 ml/Tag beschränkt werden, allerdings sind Ausnahmen in Abhängigkeit von Temperaturerhöhung, Urinmenge etc. möglich. Die Gabe von Abführmittel zur Weichhaltung des Stuhles und einer geregelten Darmtätigkeit ist sehr wichtig, die Gabe von Einläufen sollte aber die Ausnahme bleiben. Wir geben unseren Patienten regelmäßig Lactulose zur Weichhaltung des Stuhles.

f) Psychologische Führung

Die psychische Betreuung neurologischer Intensivpatienten ist eine der schwierigsten Aufgaben, die jedem Mitarbeiter des Pflegepersonals seine persönlichen Grenzen aufzeigt. Der „Intensivpatient" leidet unter der Einengung seiner Interessen auf die Vitalfunktionen, er lebt in dauernder Angst um seine Gesundheit und in der Furcht sterben zu können. Erkennt der Patient nicht die Realität seiner schweren Erkrankung und ist eine sachlich klare und ehrliche Aufklärung durch Arzt und das Pflegepersonal nicht möglich, so kann die Belastung gerade des Pflegepersonals durch verwirrte, bewußtlose, depressive, manische und auch gelähmte Patienten anders gestaltet sein. So stellt jeder Patient andere Anforderungen, erst recht im Zustande der Verwirrung oder in der für ihn anfänglich erschreckenden Atmosphäre einer Intensivstation. Als Leitsatz gilt für uns, die seelischen Auswirkungen der Krankheit und der Behandlung auf der Intensivstation möglichst in der Weise zu mildern, daß auf alle Wünsche der Patienten eingegangen wird, soweit sie nicht therapeutischen Maßnahmen zuwiderlaufen. Um den Patienten die oft unangenehmen pflegerischen Behandlungsmaßnahmen verständlich und somit erträglicher zu machen, sollte er vor jedem Eingriff, sei es die Anlage eines Katheters oder nur das endotracheale Absaugen, unterrichtet werden. Nur so kann ein Vertrauensverhältnis aufgebaut werden, das eine entscheidende Voraussetzung für das Akzeptieren der Behandlung und letztendlich die Heilung darstellt.

Langzeitpatienten sollte es auch auf einer Intensivstation erlaubt sein, ein Radio- oder Fernsehgerät, ja auch Bilder zu besitzen, die an den Wänden aufgehängt werden können. Eine Isolation und Vereinsamung muß in jedem Falle vermieden werden. Dies ist u. a. dadurch zu verhindern, daß bei Beatmungspatienten immer dafür gesorgt wird, daß sich der Patient nie alleine fühlt. Es ist daher zumindest auf einen dauernden Sehkontakt zwischen Patient und Pflegepersonal zu achten, wenn für eine persönliche Anwesenheit im gleichen Zimmer nicht immer Sorge getragen werden kann. Die Regelung von Besuchszeiten für Angehörige ist großzügig zu handhaben. Erfolge zum Wohle des Patienten unter Mithilfe von kooperativen Angehörigen sind nicht zu unterschätzen. Den Patienten sollte jederzeit ein Gefühl von Sicherheit und Geborgenheit gegeben werden. Die pflegerische Zuwendung ist nur dann einzuschränken, wenn aus falsch verstandener Fürsorge die Gefahr besteht, daß nur noch der Patient Anweisungen gibt. Um nun die Wünsche des Patienten zu erkennen, läßt sich nicht immer der Weg der verbalen Kontaktaufnahme gehen. Einfache Bedürfnisse wie Durst, Hunger oder Schmerz lassen sich leicht erfragen, allerdings muß daran gedacht werden, diese auch zu erfragen, wenn der Patient sich nicht selbst bemerkbar machen kann. Für komplexere Fragen oder Wünsche des Patienten sind eine Tafel mit dem ABC oder Wortkärtchen sehr hilfreich.

Alle diese Maßnahmen sollen den Patienten die erheblichen seelischen Belastungen gerade auf der Intensivstation erleichtern helfen und es zeigt sich dann, daß beruhigende Worte, das offene ehrliche Gespräch, der persönliche Kontakt bis hin zum Händehalten oft mehr bewirken als Handfesseln, die Gabe von Sedativa oder Antidepressiva.

4.6 Thromboseschutz, Antikoagulation, Fibrinolyse- und Antifibrinolyse-Therapie

Der Einsatz von Antikoagulantien oder Fibrinolytika soll die Entstehung eines Gefäßverschlusses vermeiden oder ihn nach seiner Entwicklung aufzulösen helfen. Ein Gefäßverschluß hat dabei aufgrund seiner Lokalisation und Ausdehnung eine sehr unterschiedliche pathogenetische Bedeutung, so daß die Wirksamkeit der Antikoagulantien und der Fibrinolytika gerade in der Neurologie von den pathophysiologischen Gegebenheiten abhängig ist. Ein rekanalisiertes Blutgefäß bedeutet noch nicht die Wiederherstellung einer Organfunktion, dies gilt insbesondere bei der Behandlung von Gefäßästen der A. basilaris. Die Antikoagulantientherapie und die therapeutische Fibrinolyse können wohl eine effektvolle Therapiemaßnahme sein, sie erfordern jedoch meist eine krankheitsspezifische ergänzende Behandlung.
Antifibrinolytika werden im wesentlichen bei der Subarachnoidalblutung eingesetzt. Thrombozytenaggregationshemmer und ggf. der Einsatz von Antikoagulantien haben sich zur Prophylaxe der Hirninfarkte bewährt; zur Verhinderung von Beinvenenthrombosen bei bettlägerigen oder paraparetischen Patienten steht die low-dose-Heparinbehandlung an erster Stelle. Die Indikation zur Antikoagulantienbehandlung von Sinusvenenthrombosen ist umstritten.

4.6.1 Antikoagulation

Antikoagulantien hemmen den Blutgerinnungsvorgang und können so die Entstehung eines gefäßverschließenden Gerinnsels verhüten oder sein Weiterwachsen hemmen. Pharmakologisch unterscheidet man die sofort nach Applikation wirksamen direkten Antikoagulantien vom Heparin-Typ und die in ihrer Wirkung langsamer anlaufenden indirekten Antikoagulantien (Cumarine und Phenylindandione).

a) Heparin-Therapie

Heparin wirkt nur in Anwesenheit von Antithrombin-III (AT-III), indem es als AT-III-Heparinkomplex die Thrombinwirkung neutralisiert.

Indikation. Tiefe Beinvenenthrombose, Thrombose größerer Körpervenen, Hirnvenenthrombose, Lungenembolie, Verbrauchskoagulopathie, arterielle Verschlüsse. Dabei zeigt sich bei schwerstkranken Patienten öfter ein AT-III-Mangel mit entsprechend erhöhtem Thromboserisiko.

Dosierung. Man unterscheidet eine prophylaktische und eine therapeutische Heparinisierung. Bei intravenöser Gabe entsprechender Dosis kommt es im Sinne einer therapeutischen Heparinisierung zur sofortigen Gerinnungshemmung.

• **Low-dose-Heparintherapie.** In der neurologischen Intensivtherapie erfolgt diese prophylaktische Heparinisierung zur Thromboembolieprophylaxe bettlägeriger Patienten; dabei ist es gleichgültig, ob es sich um Hirninfarkte, Polyradikulitiden oder Querschnittssyndrome handelt. Die Dosis liegt bei 2 bis 3 × 5000 I.E. subkutan/24 Std. Unter dieser Dosis kommt es zu keiner Verschiebung der relevanten Gerinnungsparameter; eine deutliche Verkürzung der PTT weist aber darauf hin, daß ein gesteigertes Thromboserisiko besteht und 10 000 I.E./24 Std zu wenig sein kann.

Heparin ist die gebräuchlichste und wirksamste antithrombotische Substanz; weitere antithrombotisch wirksame Substanzen zeigen entsprechend der folgenden Reihenfolge eine abnehmende Wirksamkeit im venösen System: Cumarine, Dextrane, Acetylsalicylsäure. Die Kombination von low dose-Heparin und Acetylsalicylsäure (ASS) steigert die Blutungskomplikationsrate insbesondere in der postoperativen Phase, ohne daß das Thromboserisiko wesentlich weiter gesenkt wird. Wir konnten bei zwei Hirninfarktpatienten unter der kombinierten Behandlung von Dextranen, low dose-Heparin und ASS, welche wir wegen einer unter alleiniger Heparinbehandlung eingetretenen Beinvenenthrombose durchführten, eine Einblutung in das Hirninfarktareal beobachten.

Wenn eine Schädigung am peripheren Neuron mit Affektion der vegetativen Bahnen besteht, so bieten sich zur Venentonisierung und Blutdruckstabilisierung Kombinationspräparate von Heparin und Ergotamin an, z. B. Dihydergot-Heparin.

Zur *Thromboseprophylaxe* führen wir folgende Maßnahmen regelmäßig durch:

1. Beinhochlagerung.
2. Fuß- und Wadenbewegungen passiv und aktiv, Streichmassagen, ggf. Benutzung von Tretkurbelgeräten.
3. Kompressionsstrümpfe zur Verkleinerung des venösen Strombettes.
4. low-dose-Heparin.
(5.) Eine operative Verlegung der Emboliewege durch partielle Ligierung der unteren Hohlvene (Teflon-Clip) oder Schirmfilterimplantation ist dann indiziert, wenn es trotz low-dose-Heparinisierung zu Lungenembolien gekommen ist oder wenn bereits unter Heparin eine tiefe Beinvenenthrombose entstanden ist.

● **Vollheparinisierung.** Initialdosis 5000 I.E. Heparin i.v. und Fortsetzung der Heparintherapie mit 20–25000 I.E. i.v./24 Std, wobei Heparin sowohl in 5%iger Glukoselösung als auch in 0,9%iger NaCl-Lösung im Dauertropf appliziert werden kann. Liegt eine dekompensierte Verbrauchskoagulopathie vor, so sollten statt 25000 nur 8000–10000 I.E./24 Std i.v. gegeben werden.

Heparin-Kontrollen

- Bei low dose-Therapie sind bis auf Blutbildkontrollen und Thrombozytenbestimmungen keine besonderen Vorkehrungen zu treffen. Die Werte von PTT, TPZ, TZ und Fibrinogen bleiben im Bereich der Norm.
- Bei *Vollheparinisierung* soll PTT das 1½- bis 2-fache des oberen Normalwertes betragen, das bedeutet bei einem Ausgangswert von 30–35 Sekunden einen Wert von 50–75 Sekunden. Der Quickwert kann geringgradig abfallen, bei Heparinüberdosierung ist der Quickwert deutlich erniedrigt. Wenn trotz Heparindosen von maximal 2000 I.E./Std keine Verlängerung der PTT-Zeit zu erzielen ist, muß an einen AT-III-Mangel gedacht werden. In solchen Fällen wäre AT-III-Konzentrat zu geben, z. B. 500 I.E. Kybernin 500 alle 4–6 Stunden i.v.

216

Bestimmt man die Plasmathrombinzeit, so ist ein therapeutischer Bereich vom 2- bis maximal 4-fachen der Norm erwünscht, es darf aber nie ein Wert von 150 Sekunden überschritten werden.

Heparin-Nebenwirkungen. Blutungen, z. B. im ZNS in Form von sub- oder epiduralen Hämatomen, Überempfindlichkeitsreaktionen, wie z. B. Urtikaria oder Bronchospasmus, Heparin-induzierte Thrombopenien, Alopezie. Bei Langzeitbehandlungen kann es zu Osteoporosen kommen.

Treten PTT-Werte von 80 Sekunden und mehr auf, so muß Heparin vorübergehend bis zu Tagesdosen von 5000 I. E. reduziert werden.

Aufhebung des Heparin-Effektes. Protaminsulfat oder Protaminhydrochlorid gilt als Antidot von Heparin: 1 ml Protamin-HCL (= 10 mg) neutralisieren 1000 I. E. Heparin. Protaminchlorid wird intravenös appliziert.

Kontraindikationen der Antikoagulantien-Therapie. Hämorrhagische Diathesen mit Ausnahme der Verbrauchskoagulopathien, gastrointestinale Ulzera, intraokulare Blutungen, arterielle Hypertonien mit Werten systolisch über 200 und diastolisch über 105 mm Hg, hämorrhagische Hirninfarkte.

Langzeitantikoagulationen. Wird eine Langzeitantikoagulation angestrebt, so muß schon mit Beginn der Heparinisierung ein orales Cumarinderivat gegeben werden, da die Cumarinwirkung erst mit einer Latenz von 36–48 Stunden eintritt. Die Heparin-Behandlung ist dann je nach Quickwert nach 2–3 Tagen zu reduzieren bzw. abzusetzen; bei einem Quickwert von unter 30% kann auf die Heparin-Behandlung ganz verzichtet werden.

b) *Vitamin-K-Antagonisten (Cumarine und Phenylindandione)*

Cumarine und ihre Derivate hemmen in der Leber die Synthese der Gerinnungsfaktoren II, VII, IX und X. Die Cumarin-Therapie kann bei neurologischen Patienten dann indiziert sein, wenn die thrombozytenaggregationshemmende Behandlung zu keinem Verschwinden der ischämischen Attacken im Carotisstromgebiet führt. Als Mittel der ersten Wahl sind Cumarine bei kardialen Embolien auf dem Boden von Herzklappenfehlern einzusetzen, insbesondere wenn die Therapie mit thrombozytenaggregationshemmenden Substanzen (z. B. ASS) unzureichend war.

Absolut kontraindiziert sind Cumarin-Derivate bei schweren Hypertonien, frischen zur Blutung neigenden Magen-Darm-Ulzerationen und insbesondere den großen zerebralen Blutungen.

Dosierung. Die Thromboplastinzeit nach Quick und der Thrombotest nach Owren sind geeignete Methoden zur Überwachung der Therapie, ein Quickwert von 15–25% ist therapeutisch erwünscht.

Dosis bei oraler Applikation von Phenprocoumon (Marcumar)

Quick-Wert	Dosis 1. Tag	Dosis 2. Tag
100%	6 Tbl. (= 18 mg)	4 Tbl. (= 12 mg)
80%	5 Tbl. (= 15 mg)	3 Tbl. (= 9 mg)
60%	4 Tbl. (= 12 mg)	2 Tbl. (= 6 mg)

Am 3. Tag entscheidet der aktuelle Quickwert über die weitere Marcumar-Dosis; Erhaltungsdosen von ½ bis zu 1½ Tabletten/die sind meist notwendig. Liegt der Quickwert unter 10%, so sind bei Marcumar-Pause 5–10 mg Konakion, d.h. 5–10 Tropfen per oral Vitamin K_1 (= Konakion) zu geben. Soll wegen einer eingetretenen lebensbedrohlichen Blutung eine sofortige Unterbrechung der Antikoagulation erfolgen, so müssen die fehlenden Gerinnungsfaktoren II, VII, IX und X substituiert werden. Man gibt gerinnungsaktives Frischplasma (GFP) oder PPSB-Präparate (z. B. Prothrombinkonzentrat PPSB). Das alleinige Absetzen der Marcumar-Therapie ohne Substitution der fehlenden Gerinnungsfaktoren führt erst innerhalb von 7–10 Tagen zu einer Quickwertnormalisierung. Will man die Antikoagulation durch die Gabe von Konakion i. v. aufheben, so kann man bei intakter Leberfunktion erst nach 6–8 Std einen meßbaren Effekt erzielen. Konakion sollte dabei parenteral nur in Form einer Dauertropfinfusion mit einer Tagesdosis von maximal 40 mg gegeben werden, da die intravenöse Konakion-Gabe zu schockartigen Unverträglichkeitsreaktionen führen kann. Ursache der Überempfindlichkeitsreaktion ist der Lösungsvermittler Poly-(oxyethylen)-40-Rizinusöl.

Bei Schwankungen der Quickwerte ist zu berücksichtigen, daß Medikamente wie z. B. Phenylbutazon oder Cimetidin (Tagamet) den Effekt der Cumarinderivate verstärken können, da sie die Verstoffwechselung in der Leber hemmen.

4.6.2 Thrombozytenaggregationshemmer

Als Thrombozytenaggregationshemmer gelten Acetylsalicylsäure-Präparate wie z. B. Colfarit, Godamed oder Aspirin, wobei von der Magenverträglichkeit her der mikroverkapselten Präparation der Vorzug zu geben ist. Thrombozytenaggregationshemmer werden zur Reinfarktprophylaxe eingesetzt, da sie die Prostaglandin-Synthese unterbrechen und so zur Unterdrückung der aggregationsfördernden Prostaglandine beitragen. Im venösen System haben die Thrombozytenaggregationshemmer nur einen beschränkten Wert, so daß sie zur Thromboembolieprophylaxe in ihrer Wirksamkeit der low-dose-Heparinbehandlung unterlegen sind. Nur bei starker Thrombosegefahr kann man eine Kombination von ASS und low-dose-Heparin durchführen, muß sich aber in der postoperativen Phase des Risikos einer verstärkten Blutungsneigung bewußt sein.

Dosis. Acetylsalicylsäure wird oral wie auch parenteral verabreicht (z. B. Aspisol), die Tagesdosis liegt bei 2 bis 3 × 500 mg/die, in Ausnahmefällen kann bis 3 g/die gesteigert werden. Tests zum Nachweis der Thrombozytenaggregationshemmer liegen bisher noch nicht vor, von gewissem Wert scheint der venöse Mikroembolieindex (VMI) zu sein.

4.6.3 Fibrinolytika

Fibrinolytika rufen eine Aktivierung des fibrinolytischen Systems auf direktem oder indirektem Wege hervor, wodurch die fibrinhaltigen Gerinnungsthromben aufgelöst werden können. Das körpereigene Plasmin ist ein direkt wirksam werdendes Fibrinolytikum, klinisch kommt den indirekt wirkenden Fibrinolytika Streptokinase oder Urokinase die größere klinische Bedeutung zu.

a) *Streptokinase oder Urokinase*

Streptokinase wird aus betahämolytischen Streptokokken hergestellt, sie aktiviert das menschliche Fibrinolysesystem und führt so durch die induzierte Hyperfibrinolyse zum Abbau des Fibrins im Thrombus mit nachfolgender Thrombolyse.

Indikation. Auf neurologischem Gebiet erscheint es lediglich im Rahmen der A.basilaris-Thrombose oder bei A.basilaris-Ast-

Thrombose indiziert, wobei die Erfolge zumindest für die klinisch schweren Basilaris-Thrombosen nach eigener Erfahrung bisher unbefriedigend sind. Diese Erfahrung gründet sich auf lokale Fibrinolysegaben mit Dosen zwischen 10 und 20000 I. E. innerhalb von 60 Minuten. Weitere Indikationen sind die schwere tiefe Venenthrombose, Lungenembolien und akute arterielle Gefäßverschlüsse.

Praktische Durchführung

- *Kontrolluntersuchung vor Therapiebeginn:* Quick, PTT, TZ, Fibrinogen, Reptilasezeit, Thrombozyten und Antistreptolysin-Titer als Indiz für einen vorausgegangenen Streptokokken-Infekt.
- *Standarddosierung:* Bei *lokaler* intraarterieller Fibrinolyse liegt die Dosis zwischen 1000 und 2000 I. E. Urokinase bzw. Streptokinase, welche alle 5 Minuten bolusartig gegeben wird mit einer Gesamtdosis bis 30000 I. E. Statt einer Injektion von 1000 I. E. alle 5 Minuten kann auch ein Dauertropf im entsprechenden Dosisbereich erfolgen. Nach Abschluß der Fibrinolyse ist eine Vollheparinisierung mit 25–40000 I. E. durchzuführen.

Systemische Streptokinase- oder Urokinase-Behandlungen erscheinen uns in der Neurologie nicht indiziert, Einzelheiten sind den internistischen Lehrbüchern zu entnehmen.

Kontrollen. Für die lokale Fibrinolyse-Therapie sind Kontrollen von PTZ und Fibrinogen nicht indiziert; bei systemischer Fibrinolyse-Therapie ist eine gering verlängerte, maximal bis zum 2fachen erhöhte PTT-Zeit nachzuweisen. Die Reptilasezeit verlängert sich, der Fibrinogenspiegel im Serum fällt unter 100 mg%.

Antagonisierung der Fibrinolyse-Therapie. Mit dem Absetzen von Streptase oder Urokinase ist initial Aprotinin (Trasylol) 100000 K. I. E. i. v. zu geben, anschließend über 3–4 Stunden nochmals 200000 K. I. E. Zusätzlich sind 20–50 ml Epsilon-Aminocapronsäure i. v. indiziert.

Kontraindikation der Streptolysetherapie. Unmittelbar vorausgegangene Streptokokken-Infektionen mit einem hohen Antistreptokinase-Titer in der Folge, hämorrhagische Diathesen in jeder Form, aktuelle oder kurz zurückliegende Blutungen insbesondere gastrointestinal, Hypertonien über 200 mm Hg systolisch bzw. 110 mm Hg diastolisch, Diabetes mellitus mit Retinopathien, Schwangerschaft in den ersten 3 Monaten.

Spezifische Nebenwirkungen sind pyrogene und allergische Reaktionen auf Streptokinase.

b) Arwin-Therapie

Die Gabe des Giftdrüsensekretes der malaiischen Grubenotter führt durch den fibrinogenspaltenden Effekt des zugeführten Enzyms zum Abfall des Serum-Fibrinogenspiegels. Die Indikation von Arwin ist noch umstritten, sie wird in neuester Zeit zusätzlich zur Dextranebehandlung bei akuten Hirninfarkten verwandt, ihr klinischer Effekt ist umstritten. Eine therapeutische Wirksamkeit ist erst zu erreichen, wenn die Arwin-Therapie zu einem konstanten Fibrinogenspiegel von 70–100 mg% führt, die durchschnittliche Tagesdosis beträgt 70 I.E.

4.6.4 Antifibrinolytika

Bei Blutungen auf dem Boden einer gesteigerten Fibrinolyse, die nicht nur nach operativen Eingriffen, sondern insbesondere auch als Ursache für ein Subarachnoidalblutungsrezidiv in Frage kommen können, ist die Gabe eines Antifibrinolytikums indiziert. In der Neurologie haben sich die Epsilon-Aminocapronsäure und die Tranexamsäure (Ugurol) besonders bewährt.

Dosis. 12 g Epsilon-Aminocapronsäure/24 Std oder 6 g Tranexamsäure/24 Std bei Erwachsenen.

Nebenwirkungen. Die Thromboseneigung wird bei dieser Dosis nur gering gefördert, so daß bei Durchbewegen der Beine und Anlegen eines Antithrombosestrumpfes die Gefahr von Thromboseentwicklungen im Rahmen der Subarachnoidalblutung unter 5% liegt.
Die Antifibrinolytika sind gleichzeitig als Antidots für die Fibrinolyse-Therapie einzusetzen (Epsilon-Aminocapronsäure „Roche", Cyclocapron, Ugurol, Anvitoff), in Notfällen kann die Substitution von Fibrinogenlösungen gleichfalls nötig werden.
Mit der Gabe von Epsilon-Aminocapronsäure oder Tranexamsäure in den ersten 3 Wochen der Subarachnoidalblutung (SAB) kann die Rate der Rezidivblutungen zweifellos gesenkt werden, die Zahl der Ischämien nimmt aber zu. Die Gefahr des Vasospasmus bleibt aber von der Antifibrinolyse-Therapie unbeeinflußt oder wird sogar noch

erhöht, so daß wir die Kombination der Gabe von Antifibrinolytika zusammen mit einem Calciumantagonisten für unbedingt notwendig ansehen. Die Dosis liegt bei 1–2 mg Nimodipin/Stunde in den ersten 14 Tagen, dies entspricht 5–10 ml Nimotop-Infusionslösung. Über die darauffolgenden 8 Tage kann dann oral in einer Dosis von 4 × 60 mg/die (Nimotop) ausgeschlichen werden. Diese konservative Behandlung zum Schutz vor SAB-Rezidivblutungen und dem Vasospasmus muß unabhängig von der Frage der Operationsindikation gesehen werden, die sich alleine vom klinischen Bild und der Lokalisation des Aneurysmas ableiten läßt.

4.7 Blutdruckregulationsstörungen

4.7.1 Hypotonien

Hypotonien sind Mitursache zahlreicher neurologischer Erkrankungen, an erster Stelle stehen die ischämischen Attacken im A. basilaris-Stromgebiet. Bei der Therapie unterscheidet man allgemeine und medikamentöse therapeutische Maßnahmen und grenzt sie von der gezielten Ursachenbehandlung, z. B. der Digitalisierung bei Herzinsuffizienz, ab.

a) Allgemeine therapeutische Maßnahmen

- Hydrotherapeutische Maßnahmen (z. B. Kneipp'sche Anwendungen).
- Regelmäßiges körperliches Training und Kreislaufgymnastik.
- Stützstrümpfe zur Reduktion des „Blutversackens" und Beschleunigung des venösen Rückstromes.

b) Medikamentöse Therapie:

- *Mutterkornalkaloide* (u. a. Dihydroergotamine wie Dihydergot retard, DHE-Tropfen). Sie steigern den Venentonus und erhöhen den venösen Rückstrom über die Alpha-Rezeptoren-Stimulation der venösen Kapazitätsgefäße. Indiziert sind sie besonders bei hypotoner Regulationsstörung, wenn der Ausgangsblutdruck im Liegen normal ist.

- *Sympathikomimetika.* Sie steigern den arteriolären Gefäßtonus durch Stimulation der Alpha- und Beta-1-Rezeptoren und erhöhen so die arteriellen Widerstandsgefäße. Man unterscheidet die Phenylalkylamin-Derivate (Effortil, Novadral, Gutron) und die Adrenalin-Derivate. Phenylalkylamin-Derivate sind vor allem indiziert, wenn auch eine Neigung zu Bradykardien besteht. Das Midodrin (Gutron) wirkt vor allem auf die Alpha-Rezeptoren, die venentonisierende Wirkung ist gering, eine Bradykardie kann besonders bei i.v. Gabe auftreten.
  Die Adrenalin-Derivate (z.B. Dopamin, Dobutrex, Arterenol) sind insbesondere bei Hypotonien kardialer Genese bis hin zum kardialen Schock indiziert.
- *Mineralokortikoide.* Sie beeinflussen den Renin-Angiotensin-Aldosteron-Mechanismus und bewirken so über eine vermehrte Natriumrückresorption eine Erhöhung des Blutvolumens. Sie sind bei allen Formen der chronischen und orthostatischen Hypotonie einsetzbar, wenn Mutterkornalkaloide oder/und Sympathikomimetika erfolglos sind.
- *Isoproterenol-Derivate,* wie z.B. Alupent, sind durch ihre Steigerung der Kontraktilität und der Herzfrequenz mit Erhöhung des Herzzeitvolumens besonders dann indiziert, wenn eine vagovasale Reaktion vorliegt und eine Stimulation der kardialen Beta-1-Rezeptoren erwünscht ist.
- *Amezinium* (Regulton) hat einen venösen, arteriellen und kardialen Angriffspunkt und ist bei allen Formen der chronischen oder orthostatischen Hypotonie indiziert.
- *Indometazin* (Amuno) in einer Tagesdosis von 50 mg kann sowohl beim Shy-Drager-Syndrom als auch bei der idiopathischen orthostatischen Hypotonie hilfreich sein.

4.7.2 Schock-Behandlung

Vorbemerkungen. Beim Schock kommt es zu einer akut oder subakut auftretenden kritischen Verminderung der Organdurchblutung mit nachfolgender Störung der Zellfunktion. Als Ursachen kommen eine erhebliche Verminderung des intravaskulären Volumens durch Blutung oder Dehydratation, Versagen der Herzleistung oder eine funktionelle Hypovolämie durch ausgeprägte Vasodilatation in Frage. Man unterscheidet den hypovolämischen Schock vom kardiogenen, septischen, neurogenen oder anaphylaktischen Schock. Bei allen Schockformen kommt es physiologisch zu einer initialen kompensatorischen Reaktion mit Erhöhung des Sympathikotonus und Ausschüttung von Katecholaminen; im weiteren Verlauf treten Mikrozirkulationsstörungen an allen Organen ein, wobei die schwerwiegendsten Schädigungen die Schocklunge, die Schockniere, die Verbrauchskoagulopathie und die bei allen Schockzuständen zu beobachtende metabolische Azidose sind.

Zur Einschätzung der Schockschwere sind die Herzfrequenzbestimmung und die Messung des arteriellen Blutdruckes wichtig; der *Schockindex* errechnet sich aus dem Quotienten von Puls und systolischem Blutdruck und liegt normalerweise bei 0,54. Beim hypovolämischen Schock sprechen Werte um 1,0 für einen mäßigen Schock, Werte über 1,5 lassen auf einen schweren Schockzustand schließen. Die Messung des *zentralen Venendruckes* soll das Ausmaß des Volumenverlustes und die Steuerung der Volumentherapie einschätzen bzw. erleichtern helfen. Werte unter 4 cm H_2O weisen auf einen Volumenmangel und Werte über 12 cm auf eine Volumenüberlastung hin; bei Rechtsherzinsuffizienz oder Erhöhung des intrathorakalen Druckes durch Überdruckbeatmung ist der Venendruck gleichfalls erhöht, ohne daß eine Volumenüberlastung vorliegen muß. Die *Urinausscheidung* ist am besten mit Hilfe eines Blasendauerkatheters zu messen, wobei Urinmengen von 0,5–1 ml/kg/Std auf eine ausreichende Organdurchblutung und demzufolge Herzleistung hinweisen. Weitere wichtige Laboruntersuchungen sind Blutgruppenbestimmung, Hämoglobin- und Hämatokritbestimmung, Elektrolyte, Serum-Kreatinin und Säurebasenhaushalt, um daraus weitere Schlußfolgerungen auf Schockpathogenese und Schocktherapie ziehen zu können.

Schock-Therapie

1. *Beseitigung der Schockursache.* Hierzu zählen das unmittelbare Stillen von Blutungen, das Absetzen allergischer Substanzen, die Behandlung von Rhythmusstörungen etc.
2. *Unterstützung der Atmung.* Allen Schockpatienten ist Sauerstoff in einer Dosis von 4–6 l/min zu insufflieren. Bei unzureichender Spontanatmung ist eine Respiratorbeatmung zu erwägen (s. Tabelle 9).

3. *Anlegen venöser Zugänge.* Sie dienen dem raschen Volumenersatz, der Entnahme von Blut zur Bestimmung der Blutgruppe mit Durchführung der Kreuzprobe und zur Messung des zentralen Venendruckes, wenn die Katheterspitze in der oberen Hohlvene liegt.

4. *Flüssigkeitszufuhr.* Die Volumensubstitution steht beim hämorrhagischen Schock an erster Stelle. Zur Volumensubstitution stehen Blut und Blutderivate wie auch kolloidale Plasmaersatzstoffe zur Verfügung.

Kolloidale Lösungen sind höhermolekulare Dextrane (Macrodex 6%), Gelatine-Lösungen (Haemaccel), Hydroyäthylstärke (Plasmasteril) oder Eiweißpräparate (Humanalbumin). Dextrane zeigen im Vergleich zu Gelatine-Präparaten wegen ihres höheren Molekulargewichtes eine bessere Volumenwirkung und längere Verweildauer. Die Plasmahalbwertszeiten für alle kolloidale Lösungen schwanken zwischen 3 und 12 Stunden, nur die Albumine zeigen eine Plasmahalbwertszeit von 17-27 Tagen. Allergische Reaktionen sind je nach Präparat in 0,01-0,1% zu erwarten.

Fallen Hämoglobin und Hämatokrit unter 10 g% bzw. 30% ab, so kann neben dem raschen Volumenersatz mit kolloidalen Lösungen auch die Zufuhr von Sauerstoffträgern (Vollblut, Erythrozyten-Konzentrate) erforderlich werden.

Ein zunehmender Anstieg des zentralen Venendruckes deutet auf eine Überinfusion hin. Trotz der unterschiedlichen Genese der einzelnen Schockformen ist zu bedenken, daß die Volumenzufuhr nicht nur bei hämorrhagischem Schock, sondern auch bei den anderen Schockformen erforderlich werden kann, soweit diese mit Hypovolämie und Dehydratation einhergehen.

5. *Korrektur der metabolischen Azidose.* Bei lang anhaltender peripherer Kreislaufinsuffizienz muß die Azidose mit Natriumbicarbonat 8,5% oder THAM 0,3 molar ausgeglichen werden. Nur bei schweren Schockformen kann eine Blindpufferung mit 100-150 mval (= 100-150 ml) Natriumbicarbonat 8,4% angezeigt sein. Die endgültige Korrektur erfolgt nach Kontrolle der Blutgasanalyse und der Errechnung des Basendefizits (BE).

6. *Vasoaktive Substanzen.* Hierzu zählen vasokonstriktorisch wirksame Substanzen wie insbesondere das Noradrenalin, positiv inotrop wirksame Pharmaka wie insbesondere Dopamin, Dobutamin

und Isoprenalin und die Vasodilatatoren vom Typ des Natriumnitroprussit, Nitroglyzerin, Phentolamin oder Hydergin.

Noradrenalin. Es ist besonders beim kardiogenen, septischen und anaphylaktischen Schock indiziert, da es vornehmlich die Alpha-Rezeptoren des peripheren Kreislaufs stimuliert. Die Dosis von Arterenol liegt bei 2 bis maximal 30 μg/min i.v.; verwandt wird ein Tropf mit 250 ml 0,9% NaCl und 25 ml der Lösung 1:1000. Als Nebenwirkung ist auf Vasokonstriktion, Herzrhythmusstörungen und eine Reflexbradykardie zu achten.

Dopamin ist ebenso wie Dobutamin das Mittel der 1. Wahl bei kardiogenem Schock und bei den therapie-refraktären Herzinsuffizienzen. Die einzelnen Gefäßprovinzen werden unterschiedlich beeinflußt, wobei in einem mittleren Dosisbereich die renalen und mesenterialen Gefäße erweitert und die Haut- und Muskulaturgefäße verengt werden. Demzufolge steigt unter Dopamin bis zu einer Dosis von 125 μg/min die Nierendurchblutung an, und die PAH-Clearance nimmt entsprechend bis zu 50% zu. Ab Dosen von 400 μg/min kommt es zu einer Vasokonstriktion; Dopamin wird dabei als Dauertropf in einer 0,9%igen NaCl oder 5%igen Glukose-Lösung verabreicht. Die Maximaldosis liegt bei 1600 μg/min, als Nebenwirkung ist auf Herzrhythmusstörung, Tachykardie, Angina pectoris und Natriurese zu achten.

Dobutamin stimuliert im Unterschied zu Dopamin überwiegend die Beta-1-Rezeptoren, nicht aber die Dopamin-Rezeptoren an den Nieren. Daraus resultiert, daß Dopamin bei niedrigen arteriellen Blutdruckwerten und gestörter Nierenfunktion dem Dobutamin vorzuziehen ist. Dobutamin (Dobutrex) wird in Dosen von 200-2000 μg/min in einer 0,9%igen NaCl- oder 5%igen Glukose-Infusion gegeben, als Nebenwirkung ist auf Vasodilatation und Angina pectoris zu achten.

In der Routine haben sich Dopamin und Dobutamin mit Dosen von 2-10 Gamma/kg/min bewährt, nur in Einzelfällen sind höhere Dosen wie oben beschrieben indiziert, um Blutdruckwerte von 90-100 mm Hg systolisch zu erreichen.

Vasodilatatoren können im Schock die periphere Durchblutung dadurch entscheidend verbessern, daß sie die prä- oder postkapilläre Vasokonstriktion aufheben und die Herzleistung durch die Verminderung von prae- und afterload steigern. Nahezu immer ist bei der Gabe von Vasodilatatoren aber auch eine gleichzeitige Volumenzufuhr notwendig. Gebräuchlichste Medikamente sind Nitroglycerin (z. B. Trinitrosan, Nitrolingual), welches aber nur bei einem noch stabilen Blutdruck über 100 mm Hg systolisch einzusetzen ist. Ein sehr gut steuerbarer Vasodilatator ist das Natriumnitroprussit (nipruss), welches in einer Dosis von 1–3 Gamma/kg/min den gewünschten therapeutischen Effekt erzielen kann.

7. *Analgetika und Sedativa.* Schmerzbekämpfung sollte mit kardiozirkulatorisch indifferenten Analgetika erfolgen, besonders bewährt haben sich bei starken Schmerzen Morphin 5–10 mg i.v., Fortral 30 mg (= 1 ml) i.v. oder das kurz wirksame Fentanyl in einer Dosis von 0,1 mg. Zur zusätzlichen Sedierung sind Diazepam (Valium 5–10 mg), Rohypnol oder Dihydrobenzperidol (2,5–7,5 mg) empfehlenswert. Zur Potenzierung der Analgetika und psychomotorischen Dämpfung bieten sich Neuroleptikagaben, wie z. B. Atosil, Aolept, Neurocil oder Protactyl an.

8. *Antibiotikabehandlung.* Sie ist bei septischem Schock dringendst indiziert. Dabei muß nach frühzeitig und wiederholt durchgeführten Blutkulturen eine ausreichende und breit gefächerte Antibiotikabehandlung erfolgen, die Kombination eines Cephalosporins mit einem Aminoglycosid sollte schon vor Erhalt der Resistenzbestimmung gegeben werden. Dosen von Cephalotin 6–12 g/24 Std. und Gentamicin (Refobacin) 160–240 mg/24 Std sind initial empfehlenswert; als Alternative kann auch Cephalotin mit Azlozillin (Securopen) (je 6 g in 24 Std) bei septischem Schock gegeben werden. Der therapeutische Nutzen von Immunglobulinen ist umstritten, die frühzeitige operative Sanierung eines potentiellen Sepsisherdes aber wichtig.

9. *Kortikoide.* Beim kardiogenen Schock sollen Kortikoide einen kontraktionsverbessernden Effekt am Herzen herbeiführen; beim anaphylaktischen Schock sind sie in Kombination mit Adrenalin (Suprarenin) zu geben (s. 4.9.2.3).

Alle hier genannten Schockbehandlungsmaßnahmen sollen, soweit dies auf einer Intensivstation geschieht, von einem Monitoring begleitet werden, welches Blutdruck, Herzfrequenzmessung, EKG, ZVD, Urinausscheidung, Hämatokrit, Hämoglobin, Blutgase, Temperatur und Blutgerinnungstests umfaßt. Es ist aus der Notsituation heraus verständlich, daß nur in den wenigsten Fällen alle Parameter gleichzeitig gemessen werden können.

4.7.3 Hypertonie

a) Therapie der arteriellen Hypertonie

Bei Patienten bis zum 60. Lebensjahr sind konstante Blutdruckwerte von mehr als 150/95 mm Hg behandlungsbedürftig; nach der WHO liegt eine etablierte Hypertonie bei Werten von $\geq$ 160/95 mm Hg vor. Eine Hochdrucktherapie bei Patienten über dem 60. Lebensjahr ist bei Überschreitung der oberen Blutdruckgrenze von 160/95 mm Hg gegeben. Die Behandlungsbedürftigkeit der Grenzwerthypertonie (141–149/91–94 mm Hg) wird nicht einheitlich beurteilt.

Vor dem Einsatz einer medikamentösen Langzeittherapie ist eine Allgemeinbehandlung mit Kochsalzreduktion (Tagesdosis unter 6 g), Gewichtsreduktion, Vermeidung streßinduzierender Faktoren, Absetzen hypertonieinduzierender Medikamente und das Vermeiden bzw. die Behandlung von Risikofaktoren wie Nikotin, Diabetes mellitus, Hyperurikämie und Hyperlipidämie wichtig.

Zur medikamentösen Basistherapie eignen sich folgende *Medikamentengruppen:* Beta-Rezeptorenblocker, Diuretika, Calciumantagonisten, Vasodilatatoren und Rauwolfia-Alkaloide. Bei schwereren Hypertonieformen ist außerdem eine Kombination mit Sympathikusinhibitoren (Clonidin, Alpha-Methyl-Dopa) erforderlich; eine Kombinationstherapie von Beta-Blockern und Clonidin ist wegen der Gefahr bradykarder Nebenwirkungen zu vermeiden.

Therapeutisch gehen wir gemäß den Empfehlungen der Deutschen Liga zur Bekämpfung des hohen Blutdruckes stufenförmig vor:

Als Beta-Blocker haben sich Tenormin 50, Beloc, Visken oder Dociton bewährt. Zu den Saluretika (Diuretika) gehören Brinaldix, Hygroton oder Baycaron. Kaliumsparende Diuretika sind Triamteren (Jatropur) oder Spironolacton (Aldactone), bewährt hat sich die Kombination von Triamteren und Hydrochlorothiazid (Dytide H).

Alpha-Methyl-Dopa wird als Sembrina oder Presinol verordnet. Von den Vasodilatatoren sei Prazosin (Minipress) besonders genannt, welches die Nierendurchblutung verbessert und nicht zu einer Senkung des Herzminutenvolumens führt. Ein weiterer Vasodilatator ist das Dihydralazin-Präparat Nepresol, bei dem als Nebenwirkung Kopfschmerzen und Tachykardien zu beachten sind. Unter

Medikamentöse Therapie*

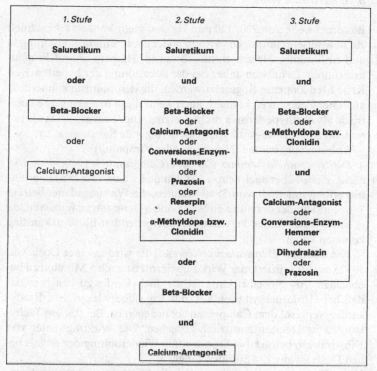

1. Stufe	2. Stufe	3. Stufe
Saluretikum	**Saluretikum**	**Saluretikum**
oder	und	und
Beta-Blocker	**Beta-Blocker** oder **Calcium-Antagonist** oder **Conversions-Enzym-Hemmer** oder **Prazosin** oder **Reserpin** oder **α-Methyldopa bzw. Clonidin**	**Beta-Blocker** oder **α-Methyldopa bzw. Clonidin**
oder		und
Calcium-Antagonist		**Calcium-Antagonist** oder **Conversions-Enzym-Hemmer** oder **Dihydralazin** oder **Prazosin**
	oder	
	Beta-Blocker	
	und	
	Calcium-Antagonist	

* Quelle: Deutsche Liga zur Bekämpfung des hohen Blutdruckes e.V., Postfach 102040, D-6900 Heidelberg.

dem Sympathikushemmer Clonidin (Catapresan) kann als Nebenwirkung eine Bradykardie beobachtet werden. In Abhängigkeit von der Hirndrucksymptomatik und der Pulsfrequenz ist daher Dihydralazin oder Clonidin einzusetzen.

Zu den Calciumantagonisten zählen Nifedipin (Adalat 20) oder Verapamil (Isoptin RR).

Bei älteren Patienten mit Hypertonie und cerebralen Durchblutungsstörungen hat sich uns auch das Sympathikolytikum Hydergin spezial bewährt, wobei meist schon 1 Tablette (= 4 mg), selten auch 2 × 1 Tablette täglich ausreichen.

b) Hypertensive Krise

Blutdruckwerte von 200/120 mm Hg und mehr können sehr schnell zu Bewußtseinsstörungen, Papillenödem mit Funduseinblutungen und Erblindung, Herzrhythmusstörungen, Hämaturie und Proteinurie führen. Es müssen daher bei der Behandlung der hypertensiven Krise Medikamente eingesetzt werden, die den Blutdruck innerhalb kürzester Zeit senken können, auch wenn diese Medikamente langfristig als Antihypertensiva nicht geeignet sind. Es bieten sich als parenteral zu gebende Antihypertensiva folgende Substanzen an:

- *Kalziumantagonisten* (Nifedipin oder Verapamil)
- *Der Sympathikushemmer Clonidin (Catapresan)* 0,15–0,30 mg i.v., meist reichen aber auch schon 75 Gamma i.v. aus. Der Wirkungseintritt erfolgt innerhalb von 5–10 Minuten, die Wirkungsdauer beträgt 1–6 Stunden. Bei der intravenösen Gabe ist langsam zu injizieren, da es selten auch einmal zu einem vorübergehenden Blutdruckanstieg kommen kann.
- *Vasodilatator Dihydralazin (Nepresol).* Es wird in einer Dosis von 10–25 mg i.v. injiziert, der Wirkungseintritt ist nach 5 Minuten zu beobachten. Als Nebenwirkung ist die Tachykardie zu beachten, so daß bei Hirndrucksymptomatik mit Vagusüberwiegen und Bradykardie Nepresol dem Catapresan vorzuziehen ist. Bei starken Tachykardien ist Dociton zusätzlich zu geben. Die Wirkungsdauer von Dihydralazin beträgt 1–6 Stunden, die Wiederholung der angegebenen Dosis ist alle 2–4 Stunden möglich.

In der Routine hat sich gelegentlich die Mischung ½ Ampulle Catapresan (=75 Gamma) und ½ Ampulle Nepresol (=12,5 mg) als brauchbar erwiesen. Reicht der Effekt dieser beiden Substanzen nicht aus, wird Diazoxid eingesetzt.

- *Vasodilatator Diazoxid (Hypertonalum).* Der Vasodilatator Diazoxid wird in einer Dosis von 150–300 mg i.v. gegeben, wenn mit Dihydralazin keine wirksame Blutdrucksenkung zu erreichen ist. Das Medikament muß sehr schnell injiziert werden und man kann daher die Dosierung nicht nach der Wirkung richten. Ein Wirkungseintritt tritt schon nach 30 Sekunden auf, wobei der Bolus innerhalb von etwa 20 Sekunden zu geben ist. Zunächst gibt man 75 mg i.v., Nachinjektionen von 75–150 mg sind möglich, wenn es nach 10 Minuten zu keinem Blutdruckabfall gekommen ist.
- *Vasodilatator Natriumnitroprussit (Nipruss).* Es ist das Mittel der

1. Wahl für alle die Fälle, die nicht ausreichend mit Clonidin, Dihydralazin oder Diazoxid behandelt werden können. Die Dosis liegt bei 0,05–0,5 bis 1,0 mg/min in Form einer Infusion, ein Wirkungseintritt ist schon nach 30 Sekunden zu beobachten. Nipruss wird in 500 ml 0,9%iger NaCl-Lösung aufgelöst, die Infusionsflasche ist mit Aluminiumfolie (Staniolpapier) abzudecken, da Lichtempfindlichkeit besteht. Als Umrechnungsfaktor bietet sich die Formel 0,25 µg/kg/min an. Einzelheiten sind den internistischen Lehrbüchern zu entnehmen, insbesondere ist wegen der zusätzlich zu gebenden 10%igen Natriumthiosulfatlösung zur Vermeidung von Zyanidkumulationen der Rat des Internisten einzuholen.

Im Gegensatz zu den hier besprochenen 3 Medikamentengruppen zur Akutbehandlung der hypertensiven Krise kann in Einzelfällen auch eine ganz andere Vorgehensweise indiziert sein; so wird man z. B. bei der hypertonischen Krise mit linksventrikulärer Insuffizienz zunächst Nitrolingual perlingual oder per infusionem als Mittel der 1. Wahl ansehen. Alleine diese Tatsache weist auf die enge Zusammenarbeit mit dem Internisten bei der Behandlung der hypertensiven Krise hin.

4.8 Infektionen

Patienten einer neurologischen Intensivstation sind meist schwer krank und daher besonders bei längerer Liegezeit durch Störung ihrer Vitalfunktionen erheblich infektionsgefährdet. Dies gilt insbesondere, wenn folgende Voraussetzungen gegeben sind:

- Bewußtseinsstörung mit insuffizienter Ventilation oder Unfähigkeit zum Abhusten.
- Abwehrschwäche aufgrund der Grunderkrankung oder einer katabolen Stoffwechsellage.
- Tubus oder Blasenkatheter, die zum Wegfall jeglicher Filterfunktionen führen.
- Diagnostische und therapeutische Maßnahmen wie Kanülen, Venenkatheter, Magenschlauch etc.
- Renale Ausscheidungsstörungen mit Begünstigung von Infektionen der harnableitenden Wege.

Der Erfolg einer intensivmedizinischen Behandlung ist in Frage gestellt, wenn nicht auf jeder Intensivstation eine optimale Infektionsprophylaxe und eine gezielte antiinfektiöse Therapie erfolgen.

4.8.1 Infektionsprophylaxe

Auf Intensivstationen sind die Patienten selbst ihre Hauptinfektionsquelle; 30-50% der Krankenhausinfektionen werden durch Keime der Patienten-Flora verursacht. Zweithäufigste Infektionsquelle sind die Räumlichkeiten und die verwandten Geräte, insbesondere Kanülen und Respiratoren. Daher wäre die Isolierung eines jeden Patienten zweifellos optimal, ginge dann aber zu Lasten einer optimalen Überwachung von Bewußtseinslage und Vitalfunktionen.

Zur Vermeidung einer Kontaminierung sind daher folgende Bedingungen zu fordern:

1. Verwendung steriler *Einwegartikel:* dies bedeutet, daß bei ein und demselben Patienten nur Einmalkatheter, Spritzen, Handschuhe benutzt werden sollen. Für Blasenkatheter sind nur die geschlossenen Systeme zu verwenden, da es selbst bei einem geschlossenen System schon nach 10 Tagen in 50% zu einer Bakteriurie kommt. Bei den früher verwandten offenen Systemen kommt es schon am 4. Tag in 95% zu einer Bakteriurie.

2. *Händedesinfektion* möglichst vor jedem Patientenkontakt (z. B. mit Desmanol oder Sterilium). Ein möglichst häufiger Kittelwechsel getrennt für jeden Patienten ist anzustreben, in der Praxis aber nicht immer durchführbar.

3. *Respiratoren* sollten nur mit Einmalschlauchsystemen bestückt werden. Schlauchsystem und Befeuchtungsflüssigkeit sind täglich zu wechseln, da gerade die das Wasser liebenden Pseudomonaden die Flüssigkeitsreservoire im Vernebler, im Schlauchsystem und in den Tuben bevorzugen.

4. *Bodendesinfektion* zweimal täglich mit einer desinfizierenden Lösung (Incidin perfect oder Buraton 10 F).

5. *Raumdesinfektion* mit Belassung der Einrichtungen wie Monitore etc. möglichst alle 12 Wochen, spätestens aber alle 4 Monate.

6. *Abstriche:* Sie haben regelmäßig 1-2 mal wöchentlich aus der Trachea, dem Tubus oder Katheterurin zu erfolgen. Auf Erregerabstriche aus dem Tracheostoma ist besonders zu achten, da von hier aus besonders der Staphylokokkus aureus wie auch gramnegative Bakterien in die Lunge wandern können.

Die Erfassung jedes resistenten Keimes ist wichtig, da der massive Einsatz von antimikrobiell wirkenden Substanzen einen Selektionsdruck und damit eine Resistenzentwicklung fördert.

7. Jede neue invasive Untersuchung muß die mögliche Infektionsgefahr berücksichtigen und bedarf daher einer *strengen Indikation*.
8. *Isolierung:* Eine strenge Isolierung ist in der Neurologie praktisch nur für akute noch unbehandelte Meningokokkenmeningitiden in den ersten 3–4 Tagen notwendig. Patienten mit AIDS bedürfen nur in Ausnahmefällen, z. B. bei schweren Durchfällen, Verwirrtheitszuständen im Rahmen von Infektionen oder Tumoren des ZNS einer strengen Isolierung, da aerogene Infektionen oder Infektionen durch bloße Hautkontakte nicht bekannt geworden sind. Der Erreger von AIDS, Retrovirus LAV/HTLV-III kann ähnlich wie das Hepatitis B-Virus nur durch parenterale Inokulation von erregerhaltigem Blut, Blutbestandteilen oder Körperflüssigkeiten übertragen werden. Ziel der Vorsichtsmaßnahmen zum Schutz vor AIDS muß es sein, eine akzidentelle parenterale Inokulation mit erregerhaltigem Material zu verhüten. Erkrankungsfälle an AIDS bei medizinischem Personal, die zweifelsfrei auf Inokulation von erregerhaltigem Material zu beziehen sind, sind bisher nicht bekannt geworden. Es ist aber zu empfehlen, Personal, das akzidentelle Nadelstichverletzungs- bzw. Schleimhautkontakt mit erregerhaltigem Material hatte, in regelmäßigen Abständen bis zu 5 Jahren serologisch auf HTLV-III zu untersuchen. Geeignete Desinfektionsmittel zum Schutz gegen das außerhalb des Organismus sehr sensible Virus sind Präparate, die als Wirkstoff Formaldehyd und/oder sonstige Aldehyde bzw. Derivate enthalten. Auch 25%ige Aethanollösung bewirkt eine Inaktivierung des Retrovirus.

Da Hospitalkeime die Patienten besonders gefährden, sind Übertragungsmodus und Erregerreservoir für die häufigsten Keime zu berücksichtigen. So hat der *Staphylokokkus aureus* seine Erregerreservoire sowohl im Respirationstrakt (Tracheostoma!) als auch an der Nasenschleimhaut und der Haut von Patienten, Personal und infizierten Wunden. Der Übertragungsmodus geht sowohl über die Tröpfcheninfektion als auch über Hände, kontaminierte Gegenstände wie Betten, Handtücher etc.

Pseudomonas aeruginosa wird im Schmutz, in Abwassern, in der Flüssigkeit des Verneblers, aber auch in Fäzes und Wunden nachgewiesen; der Übertragungsmodus erfolgt über kontaminierte Hände, jeglichen Kontakt mit infizierten Gegenständen, die Anreicherungen in Flüssigkeiten oder die Kathetergleitmasse.

Die resistenten *gramnegativen Stäbchen* wie insbesondere Klebsiellen, Enterobacter, Proteus und Serratien haben je nach Erreger und Klinik ein verschiedenes Erregerreservoir, am häufigsten sind sie im Intestinaltrakt zu finden. Der Übertragungsmodus läuft über den Kontakt, kontaminierte Gegenstände, die Beatmung und die Autoinfektion ab.

Die *Art des Eiters* erlaubt bei Wunden einen ersten Eindruck von dem Infektionserreger. Dickrahmiger, gelb bis weißer Eiter muß an Staphylokokken, ein dünnflüssiger, gelbgrünlicher Eiter mehr an Streptokokken und Pneumokokken denken lassen. Pseudomonas verursacht einen bläulich grünen Eiter von süßlichem Geruch, noch stärkere grünliche Farbe ist bei Gonokokken-Infektionen zu beobachten. Der Eiter ist bräunlich bei Escheria coli-Infektionen, der Geruch entspricht dabei meist dem Stuhl. Dünnflüssig bräunlichen Eiter findet man bei Salmonella typhi-Infektionen; das Mykobacterium tuberculosis verursacht einen dünnflüssig wässrigen flockigen Eiter, die Anaerobier ein jauchig stinkendes eitriges Sekret.

4.8.2 Antibiotikaeinsatz

4.8.2.1 *Prophylaktische Antibiotika- und Infektionsprophylaxe*

Der prophylaktische Antibiotikaeinsatz ist umstritten und wird in der Chirurgie nur für wenige chirurgische Eingriffe als indiziert angesehen. So hat die perioperative Antibiotikaprophylaxe den Sinn, Wundinfektionen zu verhüten, sie kann aber nicht notwendigerweise postoperative Pneumonien, Sepsis, Meningitis und andere Infektionen verhindern. Trotzdem ist die *Eindosisprophylaxe* (eine Dosis präoperativ) z.B. in der Kolon- und Gallenwegschirurgie eingeführt. Bei Shunt-Operationen mit Ventrikulostomien wird nur von einer Minderzahl von Neurochirurgen eine prophylaktische Antibiotikatherapie durchgeführt. Keine Antibiotikaprophylaxe kommt infrage bei Cortison-Therapien, Vergiftungen, Beatmung, Zytostatikabehandlungen etc.

In der Neurologie hat sich *prophylaktische Breitband-Antibiotikagabe* nur in folgenden Fällen als sinnvoll erwiesen:
- Eröffnete Liquorräume (Liquorfistel) mit Fluß aus dem Ohr, Nase etc. im Rahmen von schweren Schädelhirnverletzungen.

- Offene Schädelverletzungen mit Einbeziehung von Nasenneben-
  höhlen, hier besteht die Gefahr einer fortgeleiteten bakteriellen
  Meningitis durch Pneumokokkeninfektion aus Nebenhöhlen und
  Ohr oder Streptokokken und Staphylokokken bei offenen Schä-
  delverletzungen.
- Lungenkomplikationen wie z. B. Aspiration, Pneumothorax etc.
- Drohende Pneumonie bei schweren cerebralen Erkrankungen wie
  z. B. dem Alkoholdelir.

Der Antibiotikaeinsatz hängt bei diesen Indikationen vom Zielorgan
ab; die Art des Antibiotikums soll der Schwere des Krankheitsbildes
angemessen sein und die Nierenfunktion und potentielle Allergien
berücksichtigen.

Bei neurologischen Erkrankungen ist eine weitere prophylaktische
antibiotische Behandlung von engen *Kontaktpersonen* bei der *Meningokokken-Meningitis* indiziert; eine Exposition ist am ehesten bei
Familienangehörigen, Kindergartenmitarbeitern, Krankenschwe-
stern, Mund-zu-Mund-Beatmung etc. zu erwarten. Der Übertragungsmodus erfolgt nämlich über den Respirationstrakt („Atemkon-
takt"), und nur in solchen Fällen kann die Infektiosität auch noch in
den ersten 24 Stunden einer begonnenen antibiotischen Therapie gegeben sein. Dabei kommt es bei den meisten infizierten Kontaktpersonen durch die bereits früher erworbenen eigenen Antikörper zu
keiner Eigengefährdung, sie können aber als „asymptomatische Trä-
ger" zur Verbreitung der Meningokokken beitragen.

Erwachsene enge Kontaktpersonen erhalten Rifampicin in einer
Dosis von 1,2 g/die auf 2 Dosen über den Tag verteilt bei insgesamt
zweitägiger Behandlung. Alternativ kann auch Minocyclin (Klino-
mycin) 5 × 100 mg (alle 12 Stunden 100 mg) gegeben werden.

Im Rahmen einer *Listerien-Meningitis* haben wir bei der schwange-
ren Ehefrau des Patienten die prophylaktische Ampicillin-Behand-
lung zum Schutz vor einer Neugeborenenlisteriose für nötig angesehen.

Eine prophylaktische Blasenspülung mit Chemotherapeutika (z. B.
Betaisodona) hat sich nicht bewährt, da auch eine Bakteriurie ohne
Pyurie und ohne Fieber nicht zwingend der Chemotherapie bedarf.

4.8.2.2 Antibiotikatherapie und -auswahl

Eine Therapie mit Antibiotika sollte erst erfolgen, wenn zuvor genauestens nach der Infektionsquelle gefahndet und der Versuch unternommen wurde, den verantwortlichen Keim nicht nur zu identifizieren, sondern auch seine Empfindlichkeit gegenüber Antibiotika festzustellen. Liegt die Infektionsquelle z. B. in einem Shunt-System, so ist neben der Antibiotikabehandlung eine Shunt-Revision bzw.

Tabelle 16. Diffusions- und Exkretionsverhältnisse der einzelnen Antibiotika. (Aus Lang 1975)

	Gewebe	Harn	Pleura-Flüssig-keit	Peri-toneal-Flüssig-keit	Galle	Liquor
Penicilline	++	++	++	++	++	+
Oxacilline	++	++	++	++	++	+
Ampicillin-Gruppe	++	++	++	++	++	+
Carbenicillin	++	++	++	++	++	+
Cephalosporine	++	++	++	++	++	+
Streptomycine	++	++	++	++	++	O−+
Kanamycin	O−+	++	O−+	O−+	O−+	O−+
Gentamicin	O−+	++	O−+	O−+	O−+	O−+
Polymyxine	O−+	++	O−+	O−+	O−+	O
Tetracycline	++	++	++	++	+++	O−+
Chloramphenicol	++	++	++	++	O−+	++
Erythromycin	++	++	++	++	+++	O−+
Lincomycin, Clindamycin	++	++	++	++	+++	O−+
Rifampicin	++	++	++	++	+++	+
Nalidixinsäure	O	++	O	O	O	O
Nitrofurane	O	++	O	O	O	O
Sulfonamide	++	++	++	++	++	++

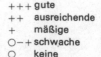

+++ gute
++ ausreichende
+ mäßige   Konzentration des antibakteriellen
O−+ schwache   Chemotherapeutikums
O keine

das Ziehen des Drains absolut indiziert. Bestehen septische Zeichen bei liegendem zentralen Venenkatheter, so ist das Ziehen des Katheters mit Untersuchung der Katheterspitze zwingend.

Ist die Vorbedingung einer Keimisolierung und Resistenzbestimmung im Rahmen einer lebensrettenden Frühtherapie nicht möglich, so hat sich die antibiotische Therapie am klinischen Status des Patienten, dem vermuteten Erregerspektrum sowie an der Wirksamkeit und den möglichen Nebenwirkungen des Antibiotikums zu orientieren. Nur bei septischem Schock ohne Erregernachweis und bestehender Lebensgefahr sollte man auf Reserve-Antibiotika wie z.B. die Kombination von Amikacin (Biklin) und Cefoxiten (Mefoxiten oder Halospor) zurückgreifen.

Für die Wahl eines Antibiotikums sind die 3 Parameter Wirkungsspektrum, Wirkungsmechanismus und Wirkungsweise von Bedeutung. Das *Wirkungsspektrum* gibt Aufschluß darüber, für welche Bakterien das betreffende Antibiotikum wirksam ist. Dabei kann es sich aber nur um Erfahrungswerte handeln. Wird ein bestimmter pathogener Keim isoliert, so muß das Wirkungsspektrum überprüft und das Antibiotikum entsprechend gewechselt oder eventuell anders kombiniert eingesetzt werden. Die eingesetzte Substanz soll immer günstige pharmakokinetische Eigenschaften besitzen, wobei die gute Penetration in Gewebe und Körperflüssigkeiten, insbesondere den Liquorraum für die antibakterielle Wirksamkeit am entscheidendsten ist. Die Diffusions- und Exkretionsverhältnisse der einzelnen Antibiotika sind Tabelle 16 zu entnehmen; die *Liquorgängigkeit* wird dabei vom Verhältnis des serumgebundenen zum frei verfügbaren Antibiotikum bestimmt, ein weiterer wichtiger Parameter ist das Molekulargewicht. Bei gleicher Wirksamkeit erhält immer die verträglichere, d.h. weniger toxische bzw. allergische Substanz den Vorzug.

Wenn eine Antibiotikatherapie nicht innerhalb von 3–4 Tagen anspricht, so können folgende Ursachen vorliegen:
- falsche Wahl der Substanz
- Substanz erreicht nicht den Infektionsort
- es liegt ein anderer Erreger vor
- Abszeß bzw. abgekapselter Eiterherd
- Abwehrdefekt des Patienten
- Venenkatheter, Blasenkatheter oder andere Fremdkörper liegen als Erregerquelle vor.

Tabelle 17. Dosierung gebräuchlicher Antibiotika

Antibiotikum	Handelsname	Tagesdosis f. Erwachsene b. normaler Nierenfunktion	Dosisintervall (Stunden)	Applikationsart	Halbwertszeit (Std.)	Elimination
1. Penicilline						
Penicillin-G		3–60 Mill. I.E.	4	p. os, i. v.	0,5	Nierentubuli
Propicillin Oxacillin	Baycillin Cryptocillin, Stapenor	8–12 g	4–6	p. os, i. m., i. v. alle	0,5	Nierentubuli
Ampicillin	Amblosin, Binotal, Penbrock	2–16 g				
Mezlocillin	Baypen	100–200 mg/kg	8	i. v. Kurzinfusion	ca. 1	55% Niere u. 25% Leber in aktiver Form
Azlocillin	Securopen	6–15 g	8	i. v. Kurzinfusion	1	60% durch die Nierentubuli
Piperacillin	Pipril	6–12 g	12–6	i. v, Infusion, i. m.	0,6–1,2	75% in 24 Std. über d. Nieren
2. Cephalosporine						
Cefazolin	Gramaxin, Elzogram	2–4–6 g	6–12	i. m, i. v. Infusion	1,9	Nierentubuli
Cefotaxim	Claforan	2–4–8 g	12–8–6	i. v, i. m.	1,16	60% aktive Substanz, 20% metabolisiert über die Nieren

Cefoperazon	Cefobis	1–2 g (maximal 9 g)	12	i.v., i.m.	2,0	Urin
Cefsulodin	Pseudocef	2–6 – maximal 8 g	8	i.v., Infusion, i.m.	1,5	Urin
Cefalothin	Cefalotin	4–12 g		i.v.		
3. Aminoglykoside						
Gentamicin	Refobacin, Gentamicin	3–6 mg/kg	8	i.m., i.v., ggf. intrathekal	2–3	Glomerula über d. Nieren
Tobramycin	Certomycin	3–5 mg/kg	8	i.m., i.v.	2	Glomerula
Amikacin	Biklin	15 mg/kg	8–12	subkutan, i.m.	2,3	95% in 24 Std.
Neomycin	Bykomycin			i.v. (<30 min) nur lokal		
4. Fosfomycin	Fosfocin	9–15 g	8	i.v. (Kurzinfusion über 30 min)	2,0	Glomerula
5. Chloramphenicol	Paraxin, Leukomycin	1,5–3 g		alle		
6. Sulfonamid-Kombination SMZ + Trimethoprim	Eusaprim, Bactrim	2 × 2 Tbl. oder 2 × 2 Amp.	12	p. os, i.v., (Infusion)	10	Niere
7. Tetracycline						
Tetracylin	Hostacyclin	1 g		alle		
Rolitetracyclin	Reverin					
Doxycyclin	Vibramycin	100 mg		alle		
8. Makrolide						
Erythromycin	Erythrocin	1–2 g	6	p. os, i.v.	1,5	70% in 24 Std. über d. Nieren

Tabelle 17. (Fortsetzung)

Antibiotikum	Handelsname	Tagesdosis f. Erwachsene b. normaler Nierenfunktion	Dosisintervall (Stunden)	Applikationsart	Halbwertszeit (Std.)	Elimination
9. Polymycine						
Polymyxin B		100–200 mg		i. m.		
Colistin		100–200 mg		i. m.		
10. Lincomycine						
Lincomycin	Albiotic					
Clindamycin	Sobelin					
11. Nitrofurane						
Nitrofurantoin	Furadantin					
12. Nalidixinsäure	Nogram					
13. Fusidinsäure	Fucidine					

240

Wird ein Antibiotikum nur wegen Fieber eingesetzt, so sollte es sofort abgesetzt werden, da mit der Dauer der Antibiotikumgabe die Gefahr der Selektion resistenter Keime deutlich zunimmt.

Lokale Antibiotikabehandlungen sind meist nicht mehr indiziert, da sie durch Antiseptika wie z. B. Betaisodona oder Braunol ersetzt werden können. Lokale Antibiotika sind nicht nur bei Abszessen oder Wundinfektionen mit Abflußmöglichkeit von Eiter und Sekret kontraindiziert, sondern auch bei Tonsillitiden, Spülungen von Blasenkathetern oder kleinflächigen Verbrennungen oder Verbrühungen. Die meisten Erreger eitriger Hautinfektionen wie z. B. Staphylococcus aureus, Streptokokken, Pseudomonas aeruginosa und andere gramnegative Keime sind gegen Penicilline, Sulfonamide, Tetracycline oder auch Neomycin resistent geworden und es sollten daher diese Antibiotika bei Hautinfektionen nicht mehr eingesetzt werden. Darüberhinaus führen diese Antibiotika auch häufig zu Allergien im Sinne von Kontaktallergien, insbesondere gilt dies für das früher häufig verwandte Neomycin. Ist eine lokale antibiotische Behandlung indiziert, so bieten sich Tyrothricin oder Polymyxin gegen gramnegative Keime bzw. Bacitracin oder Fusidinsäure gegen grampositive Keime an.

Übersicht der auf Intensivstationen am häufigsten verwandten Antibiotika.

Die einzelnen Antibiotika sollen besonders unter Berücksichtigung der neurologischen Krankheitsbilder und ihres Einsatzes auf Intensivstationen besprochen werden; in Tabelle 17 sind dabei die gebräuchlichsten Applikationsarten, Tagesdosen und Dosierungsintervalle bei normaler Nierenfunktion angegeben. Bei nachgewiesener Niereninsuffizienz ist gemäß Tabelle 18 auf Halbwertszeiten und Dosierungsintervalle je nach Kreatinin-Clearance besonders zu achten.

1. Penicilline. Penicilline zeigen einen raschen Wirkungseintritt, sie sind bakterizid wirksam und besitzen eine große Dosierungsbreite. Nachteile sind allergische Reaktionen, die relativ hohe Resistenzquote und die kurze Halbwertszeit.

Penicillin G (Benzylpenicillin) wirkt über eine Synthesehemmung der Bakterienzellwand in der Proliferationsphase und ist das Mittel der 1. Wahl bei Meningokokken-Meningitis oder bei Infektionen mit Streptokokken A, B, D, bei Pneumokokken und bei den nicht-penicillinase bildenden Staphylokokken.

Tabelle 18. Halbwertszeiten und Dosierungsintervalle der wichtigsten Antibiotika bei Niereninsuffizienz (Aus Lang 1975).

Antibiotikum	Halbwertszeit (h)					Dosierungsintervall (h) bei Kreatininclearance (ml/min)			
	HWZ_N	HWZ_{60}	HWZ_{30}	HWZ_{10}	HWZ_0	100	80–50	50–10	<10
Penicillin G	0,5	0,8	1,6	4,1	23,3	8	8	8	12
Oxacilline	0,5	0,7	1,0	1,5	2,0	6	8	8	10–12
Ampicillin-Gruppe	1,2	1,8	2,8	4,4	6,4	6	8	8	12
Carbenicillin	0,8	1,2	1,9	3,7	23,3	4	4	6–12	12
Cefalotin	0,5	0,8	1,5	3,5	11,7	6	6	6	8–12
Cefalexin	1–2				30	6	6	8–10	36–64
Gentamicin	2,3	3,7	7	15,5	70	8	8–12	12–24	48
Kanamycin	2,0	3,2	6,1	15,5	70	8	24	24–72	72–96
Colistin	2,3	3,6	6,7	14	35	12	24	36–60	60–92
Vancomycin	5,8	9,3	17,5	41,2	233	12	24–72	72–240	240
Tetracyclin	6–8				30–128	6	12	48	72–96
Doxycyclin	12				12–24	24	24	24	24
Chloramphenicol	2,3	2,7	3,0	3,3	3,5	8	8	8	8
Lincomycin	4,7	6,4	8,2	10,0	11,7	8	8	12	12
Clindamycin			3		3	6	6	6	6
Erythromycin	1,4	2,0	3,0	4,2	5,4	6	6	6	6

HWZ_N = Halbwertszeit beim Nierengesunden in Stunden
HWZ_{60-0} = Halbwertszeit bei einer Kreatininclearance von 60 bis 0 ml/min

Ampicillin erfaßt die Enterokokken der Streptokokken, Listerien, Proteus und Salmonellen. Während es in der ambulanten Therapie häufig das Mittel der 1. Wahl ist, kann es als Initialantibiotikum zumindest auf Intensivstationen nicht mehr alleine eingesetzt werden, da eine hohe Resistenzlage besteht.

Die *Oxacilline* werden bei penicillinasebildenden Staphylokokken-Infektionen eingesetzt, wie sie z. B. nach operativen Eingriffen mit eingetretener Infektion vermutet werden können; ihr Einsatz sollte aber immer in Kombination mit einem anderen Antibiotikum erfolgen.

Piperacillin ist als Breitspektrum-Penicillin besonders gut im gramnegativen Bereich wirksam, Staphylokokken sind dagegen weitgehend resistent.

Azlocillin hat eine 4- bis 8-fach höhere Pseudomonas-Wirksamkeit als das früher häufiger verwandte Carbenicillin; es ist aber ebenso wie Carbenicillin nicht penicillinasestabil. Daher erfolgt der Einsatz von Azlocillin nahezu immer in Kombination mit einem Aminoglykosid oder mit einem Isoxazolyl-Penicillin. Auf Intensivstationen hat sich das Azlocillin ebenso wie das *Ticarcillin* (Acrugipen) besonders bei Pseudomonas aeruginosa-Infektionen als wirksam erwiesen.

Mezlocillin verhält sich ähnlich wie Ampicillin, hat aber ein deutlich verbreitertes Wirkungsspektrum, da es auch gegen Stämme von Enterobacter, Pseudomonas aeruginosa sowie Anaerobier-Keime eingesetzt werden kann. Gegenüber den Pseudomonas-Infektionen erscheint das Mezlocillin aber meistens dem Azlocillin unterlegen. Auch Mezlocillin sollte wegen der Instabilität gegenüber Penicillinasen meist in Kombination eingesetzt werden.

2. Cephalosporine. Die Cephalosporine sind mit dem Penicillin nahe verwandt, sie sind gleichfalls nur gering toxisch, haben den gleichen bakteriziden Wirkungsmechanismus, sind aber penicillinasestabil. Cephalosporine sollten immer entsprechend dem Antibiogramm eingesetzt werden, wobei das Spektrum sich im gramnegativen Bereich mit dem des Ampicillins vergleichen läßt, sie wirken aber zusätzlich auch gegen Anaerobier. Zu bedenken ist die schlechte Liquorgängigkeit und die Kreuzallergie wie auch die Kreuzresistenz mit Penicillin.

Das Cefotaxim (Claforan) sollte wegen seines sehr breiten Spektrums und der geringen Toxizität als Reserve-Cephalosporin für

Notfälle auch im neurologischen Bereich angesehen werden, da es noch relativ am besten von allen Cephalosporinen liquorgängig ist. Cephalosporine können den Vitamin K-Metabolismus in der Leber stören und so wahrscheinlich dosisabhängig Vitamin K-Mangel-bedingte Blutungen verursachen. Durch eine Vitamin K-Prophylaxe, z. B. 10 mg Vitamin K pro Woche, können solche Quick-Abfälle und ggf. auch Blutungen verhindert werden. Die Cephalosporin-Dosis ist dem Plasmakreatinin-Werten anzupassen, da sowohl die Verlängerung der Blutungszeit als auch die Verminderung der Plättchenaggregation besonders bei niereninsuffizienten Patienten beobachtet werden kann.

3. Aminoglykoside. Aminoglykoside spielen neben dem Penicillin die Hauptrolle in der Behandlung bakterieller Infektionen. Sie sind gegen Pseudomonas und andere sogenannte Problemkeime besonders günstig wirksam; Nachteil ist die geringe therapeutische Breite, da bei Kumulation sowohl irreversible Schädigungen von Gehör oder Gleichgewichtsorgan als auch von der Niere auftreten können. So sind nephrotoxische Funktionsstörungen in 1,8% der Behandlungen beschrieben, ototoxische Schäden sind allerdings selten und können gegebenenfalls bei hohen Dosen durch Verlaufskontrollen mit AEP frühzeitig entdeckt und entsprechend das Aminoglykosid abgesetzt werden.

Aminoglykoside werden in erster Linie in Kombination eingesetzt und man sollte wegen der starken Resistenzentwicklungsmöglichkeit den Einsatz spezifisch nach Erregernachweis und Antibiogramm planen. Eine Kombination mit Chloramphenicol ist obsolet, die Gabe von Gentamicin als Inhalat zur Pneumonieprophylaxe ist umstritten und wird von uns nicht durchgeführt.

Bemerkenswert ist die schlechte Liquorgängigkeit der Aminoglykoside; bei Meningitis-Patienten erreichen sie allenfalls einen Liquorspiegel, der 20% des Serumspiegels entspricht. Die deshalb von manchen Autoren empfohlene intrathekale Instillation erscheint wegen der geringfügigen Zirkulation im Liquorraum bei lumbaler Applikation ungenügend; man sollte daher bei intrathekaler Applikation, wenn überhaupt, die Gabe über ein Omaya-Reservoir in 0,9%iger NaCl-Lösung gelöst durchführen.

Wir kombinieren Gentamicin bei bakteriellen Meningitiden unbekannter Ätiologie und Verdacht auf Pneumokokken oder Meningokokken zusammen mit Ampicillin und Penicillin G. Alternativ kann bei bakteriellen Meningitiden unbekannter Genese auch Erythromycin mit Chloramphenicol kombiniert werden.

Bei Verdacht auf Problemkeime in der neurologischen Intensivtherapie ist die Kombination von einem Aminoglykosid (z. B. Tobramycin) mit Mezlocillin (Baypen) besonders günstig. Liegt eine Sepsis vor, so hat sich als *ultima ratio* die Kombination von Azlocillin, Cefoxitin (Mefoxitin) und Amikacin bewährt.

Als *Reserve-Antibiotikum* ist das Amikacin (Biklin) anzusehen, da es auch in der Monotherapie noch die geringsten Resistenzquoten aufweist und kaum parallele Resistenzen bestehen. Amikacin ist ebenso wie Cepotaxim daher als Reserve-Antibiotikum für Notfälle zu reservieren.

Aminoglykoside sollten nicht bei myasthenischen Syndromen eingesetzt werden, da sie die myasthenischen Reaktionen verstärken können.

4. Fosfomycin. Fosfomycin (Fosfocin pro infusione) wirkt bakterizid und wird weder durch Beta-Lactamasen noch durch andere Enzyme der Bakterien inaktiviert. Es wirkt breit im grampositiven und gramnegativen Bereich einschließlich Staphylokokken, Pseudomonas und Serratien. Es besitzt hervorragende pharmakokinetische Eigenschaften und kann als sehr kleines Molekül sowohl in die Gewebe als auch Körperflüssigkeiten wie insbesondere auch den Liquor cerebrospinalis eindringen. Es ist gut verträglich und zeigt weder Nephro- noch Ototoxizität. Bei Infektionen mit Problemkeimen ist Fosfomycin oft das entscheidende lebensrettende Medikament.

5. Chloramphenicol. Es wirkt bakteriostatisch und ist besonders gut wirksam gegen zahlreiche grampositive, gramnegative Bakterien wie auch gegenüber Rickettsien. Für den Neurologen ist die gute Liquorgängigkeit besonders bemerkenswert, da schon beim Gesunden, d. h. ohne Schrankenstörungszeichen 50% der Serumspiegel erreicht werden. Chloramphenicol darf aber nur bei strenger Indikation eingesetzt werden, da es selten zu hämatopoetischen Nebenwirkungen wie aplastischen Anämien kommen kann, die teilweise irreversibel sind.

Chloramphenicol gilt als Mittel der 2. Wahl bei der Meningokokken- und Pneumokokken-Meningitis, ist aber 1. Wahl, wenn eine Penicillin-Allergie vorliegt. Die Haemophilus influenzae Typ B-Meningitis kann gegen Penicillin resistent sein, in solchen Fällen ist Chloramphenicol zu geben.

6. Co-trimoxazol. Co-trimoxazol ist eine Kombination von Trimethoprim und Sulfamethoxazol (Bactrim) und besitzt aufgrund der Blockade zweier Schritte in der bakteriellen Tetrahydrofolsäuresynthese ein deutlich größeres Wirkungsspektrum als jede einzelne der beiden Substanzen alleine. Das Wirkungsspektrum umfaßt gramnegative und grampositive Bakterien, der Einsatz ist besonders bei Atem- und Harnwegsinfektionen indiziert, wenn „gewöhnliche" pathogene Bakterien zu erwarten sind.

7. Erythromycin. Es hat nur ein eingeschränktes Wirkungsspektrum und gilt nur bei der Neurolues als Medikament der 1. Wahl, wenn Penicillin-Allergie besteht. Erythromycin wirkt ebenso bakteriostatisch wie die Sulfonamide.

8. Tetracycline. Tetracycline fördern deutlich die Keimresistenzentwicklung und es ist daher durch die Entwicklung sehr viel potenterer Antibiotika wie z. B. der halbsynthetischen Penicilline oder Cephalosporine zu einer Verdrängung der Tetracycline gekommen. Tetracyclinderivate werden gut resorbiert und erscheinen uns für die Langzeittherapie wegen des breiten Wirkungsspektrums besonders gut geeignet. Als Nachteil haben die biologischen Nebenwirkungen, insbesondere die Ablagerung in den Zähnen zu gelten, die den Einsatz in der Gravidität oder vor dem 9. Lebensjahr verbieten. Es muß auf die Kumulierung bei Niereninsuffizienz und die Gefahr von Superinfektionen durch Mykosen geachtet werden.

9. Andere Chemotherapeutika. *Nitrofurantoin* wie auch *Nalidixinsäure* können ohne Gefahr einer Selektion multiresistenter Stämme auch längerfristig gegen unkomplizierte Harnwegsinfektionen eingesetzt werden.

Metronidazol (Clont) ist eine hochwirksame Substanz bei Anaerobiern (Bacteroides-Arten) und Mischinfektionen. Meist wird es daher in Fällen von Mischinfektionen und dem Verdacht einer Anaerobier-Mitinfektion in Kombination mit Cephalosporinen oder Aminoglykosiden, welche auf die aerobe Flora wirksam sind, eingesetzt.

Pyrimethamin (Daraprim) ist bei immunsupprimierten oder AIDS-Patienten schon bei Verdacht auf eine Toxoplasmainfektion einzusetzen, möglichst in Kombination mit einem Sulfonamid. Bei To-xoplasmose-Enzephalitis von AIDS-Patienten kann wegen der Rezi-divgefahr eine lebenslange Pyrimethamin-Therapie nötig werden; in solchen Fällen ist Folinsäure zur Vermeidung von Blutbildschäden gleichzeitig zu geben.

Praziquantel ist antihelminthisch wirksam und wird bei der cerebra-len Zystizerkose mit Erfolg eingesetzt.

Antibiotika-Kombinationen sollte man nur verwenden, wenn ein noch unbekannter Erreger breit erfaßt werden soll, durch die Kom-bination ein synergistischer Effekt erreicht wird, die Rate der Ne-benwirkung durch verringerte Dosierung der beiden Antibiotika ver-mindert ist oder wenn Mischinfektionen vorliegen. Immer ist die Kombination bakteriostatisch wirksamer Antibiotika wie z. B. Tetra-cycline, Chloramphenicol, Makrolide, Lincomycine, Clindamycin oder Sulfonamide möglich. Eine Kombination dieser bakteriosta-tisch wirksamen Antibiotika mit bakteriziden Medikamenten wie z. B. Penicillinen, Cephalosporine oder Aminoglykosiden ist ungün-stig. Die Kombination der bakteriostatisch wirksamen Antibiotika mit Fosfomycin oder Polymyxin ist möglich, der Effekt aber nicht immer voraussehbar. In der Klinik haben sich im allgemeinen *fol-gende Kombinationen bewährt:* Penicilline plus Aminoglykoside, Aminoglykoside plus Cephalosporine (Vorsicht: Nierenfunktion), Clindamycin oder Metronidazol in Verbindung mit Aminoglykosi-den vor allem bei Mischinfektionen mit Anaerobien und die Kombi-nation der Sulfonamide plus Trimethoprim.

Bei der tuberculösen Meningitis werden Myambutol, Rifampicin, Streptomycin und INH kombiniert.

Die Dosierung bei eingeschränkter Nierenfunktion. Ist die Plasma-konzentration bei Niereninsuffizienten im selben Bereich wie beim Nierengesunden, so hat man eine optimale Antibiotikadosierung er-reicht. Die Grundlage zur Festlegung der Dosierung bildet die aktu-elle Kreatinin-Clearance. Sie läßt sich bei Heranziehung von Kör-pergewicht, Geschlecht, Alter und Serum-Kreatinin aus dem Nomo-gramm von Siersback-Nieslen gut ablesen (Abb. 13). Erfahrungswer-te lassen überschlagsmäßig die Aussage zu, daß bei einem Kreatinin von 1,3–2,5 mg% 25–50% der Nierenfunktion intakt sind, bei einem Serum-Kreatinin von 2,5–10 mg% sind es nur noch 10–25% und bei

Das Nomogramm wird folgendermaßen benutzt: Mit einem Lineal werden Alter und Gewicht des Patienten miteinander verbunden. Der Schnittpunkt mit der Geraden R wird markiert. Eine Verbindungslinie durch diesen Schnittpunkt und der entsprechenden Kreatininkonzentration im Serum ergibt auf der linken Seite die Kreatinin-Clearance in ml/min.

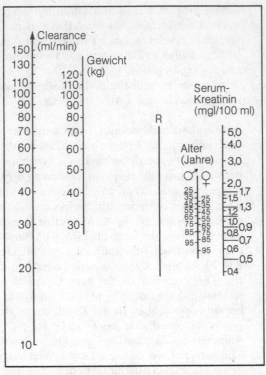

Abb. 13. Nomogramm zur Bestimmung der endogenen Kreatinin-Clearance (Nach Siersback-Nieslen et al. 1971)

einem Serum-Kreatinin über 10 mg% ist die ungestörte Nierenfunktion kleiner als 10%. Antibiotika, die bei Niereninsuffizienz in normaler oder nur geringfügig reduzierter Dosierung verabreicht werden können, sind Penicilline, Cephalotin, Erythromycin, Chloramphenicol oder auch Doxycyclin. Die antibiotisch unwirksamen Abbauprodukte von Chloramphenicol kumulieren dagegen sehr stark. Zu starker Kumulation und demzufolge zu einer notwendigen Dosisreduktion bzw. zur Verlängerung der Dosisintervalle zwingen Antibiotika von der Gruppe der Aminoglykoside, Cephaloridin, Vancomycin, die übrigen Tetracycline und gewisse Sulfonamide. Substanzen, die praktisch nur im Harn ausgeschieden werden, wie z. B. Nitrofurantoin, Nalidixinsäure, Polymyxine und Kurzzeitsulfonamide sind bei Niereninsuffizienz nicht einzusetzen. Aus Tabelle 18 lassen sich die Halbwertszeiten und Dosierungsintervalle der wichtigsten Antibiotika bei Niereninsuffizienz ersehen.

Ist eine *Dialyse* notwendig, so ist zu bedenken, daß die Dialysierbarkeit der Antibiotika auch von der Serum-Eiweißbindung abhängt, weil nur der nicht an Eiweiß gebundene Anteil dialysierbar ist. So passieren Substanzen mit einem Molekulargewicht bis zu 250 die Membran der künstlichen Niere praktisch ohne Einschränkung, dies gilt z. B. für das Fosfomycin. Die Permeabilität ist auf praktisch 0 gesunken, wenn das Molekulargewicht größer als 800 ist. Zu den dialysierbaren Antibiotika zählen die Aminoglykoside, Ampicillin und seine Derivate, die Cephalosporine, Chloramphenicol, Tetracycline und auch das Fosfomycin. Daher ist es sinnvoll, die übliche Anfangsdosis eines Antibiotikums *nach* der Dialyse zu verabreichen, um überhaupt antibiotisch wirksame Serum-Spiegel zu erreichen.

Neben der Dialysierbarkeit ist bei der Antibiotikabehandlung die *Diffusions- bzw. Exkretionsfähigkeit* der Antibiotika zu berücksichtigen. Für den Neurologen ist die *Liquorgängigkeit* am wichtigsten. Aus Tabelle 16 ist zu ersehen, daß die beste Liquorgängigkeit für Chloramphenicol und die Sulfonamide nachzuweisen ist, daß aber auch die Penicilline und das Erythromycin gering liquorgängig sind. Bei deutlichen Schrankenstörungen spielt die Diffusionsfähigkeit über die Blut-Liquor-Schranke nur eine geringe Rolle, so daß dann auch die an sich nicht liquorgängigen Antibiotika wie z. B. das Polymyxin in den Liquorraum eintreten können.

Nebenwirkungen der Antibiotikatherapie. Hierzu zählen toxische, allergische und biologische Nebenwirkungen. *Toxische Nebenwirkungen* sind wirkstoffspezifisch, sie entstehen durch Überdosierung oder Kumulation bei Ausscheidungsstörungen. Beispielsweise sei an die Ototoxizität des Gentamicins oder die erhöhte Anfallsbereitschaft bei hohen Penicillindosen (bis 60 Mega E) erinnert. *Allergische Nebenwirkungen* spielen bei Penicillin die Hauptrolle; Allergien sind im Gegensatz zu den toxischen Nebenwirkungen nicht wirkstoffspezifisch, sie sind dosisunabhängig und treten oft ganz unerwartet auf.

Biologische Nebenwirkungen können Störungen im Sinne eines Erregerwechsels bewirken, sie verursachen das Freiwerden von Endotoxinen, oder ermöglichen eine Superinfektion.

Für den Neurologen spielen die Neuropathien insbesondere im Rahmen der Aminoglykosid-Behandlung die Hauptrolle; die hämatopoetischen Nebenwirkungen unter der Chloramphenicol-Behandlung sind dann zu berücksichtigen, wenn Chloramphenicol bei bakterieller Meningitis gegeben wird. Wir setzen daher Chloramphenicol nur bis zu einer Gesamtdosis von 30 g unter Blutbildkontrolle ein, Ausnahmen sind allerdings auch mit Gesamtdosen über 30 g möglich.

Von einem *Versagen der Antibiotika-Therapie* darf man erst dann sprechen, wenn das Antibiotikum richtig dosiert ist, auch in der Lage ist, zum Infektionsort zu penetrieren und eine Inaktivierung durch Infusionsflüssigkeit oder gleichzeitig verabreichte Medikamente unmöglich ist. Immer ist auch darauf zu achten, daß keine zu kurze Therapiedauer, wie z.B. das Wechseln des Antibiotikums alle 2 Tage erfolgt, da unter diesen kurzen Antibiotikagaben kein sicherer Effekt zu erwarten ist. Neben der Wahl des Antibiotikums sind Erreger und potentiell andere Infektionsursachen zu suchen, wenn die Antibiotikatherapie erfolglos ist. In der Mehrzahl der Fälle liegen als weitere Ursachen eine verminderte körpereigene Abwehr, Fremdkörper als eigentliche Infektionsquelle, Medikamentenfieber oder auch die Nichteinnahme des Antibiotikums vor.

Allgemeine Richtlinien zum Antibiotikaeinsatz in der neurologischen Intensivmedizin. Bei *Bewußtlosen* werden grundsätzlich die Antibiotika nur parenteral gegeben, bei schweren Infektionen z.B. in Form einer Kombination von Cephalosporinen und einem Aminoglykosid oder statt der Cephalosporine auch ein Breitbandpenicillin. Bei akuten Infekten sind bakterizid wirksame Antibiotika den bakteriostatischen vorzuziehen. *Sepsis* und andere unklare lebensbedrohliche Infektionen ohne Erregernachweis werden am erfolgversprechendsten mit Amikacin (Biklin) und Cefoxitin (Mefoxitin) behandelt. Es darf nämlich eine Gentamicin- oder noch mehr Amikacin-Empfindlichkeit erwartet werden, wenn als Erreger multiresistente gramnegative Keime zu vermuten sind, beispielsweise insbesondere die Klebsiellen, Escherichia coli, Proteus, Pseudomonas aeruginosa oder Enterobacter. Andere Antibiotika als Gentamicin oder Amikacin sollten daher nur dann bei einem solchen Keimverdacht eingesetzt werden, wenn ein Hospitalkeim wahrscheinlich ist und das Resistogramm dieses Keimes bereits bekannt ist.

Pulmonale Infekte können meist ausreichend mit einem Breitband-Penicillin behandelt werden. *Harnwegsinfekte* sind nach Austestung möglichst mit einem bakteriostatischen Präparat wie z.B. einem Sulfonamid-Kombinationspräparat (Eusaprim) zu behandeln. Eine regelmäßige Überwachung einer primär ungestörten Nierenfunktion ist immer dann notwendig, wenn eine Kombination von Cephalosporinen mit Aminoglykosiden erfolgt.

Die Dosierung der wichtigsten antibakteriellen Chemotherapeutika ist Tabelle 17 zu entnehmen. Die Gruppe der *Tuberkulostatika* mit Isonikotinsäurehydracid (INH), Rifampicin, Streptomycin, Ethambutol und Prothionamid ist bewußt der Übersichtlichkeit wegen ausgespart worden. Auch die Gabe von *Antimykotika* zur systemischen Pilzinfektionsbehandlung ist nur individuell zu entscheiden, als brauchbarste antimykotisch wirksame Medikamente sind das Amphotericin B, 5-Fluorzytosin (Ancotil) und Mikonazol (Daktar) zu empfehlen.

Umstritten ist der Einsatz von **Antikörper-Präparaten** *(Immunglobulinen)*, wenn eine schwere Infektion besteht und die antibiotische Behandlung eingeleitet worden ist. Die Indikation für Immunglobuline ist immer gegeben, wenn ein angeborener oder erworbener Gammaglobulinmangel besteht oder wenn im Rahmen einer Zytostatika- oder immunsuppressiven Therapie Infektionen drohen. Schwere Infekte, die antibiotikaresistent sind, sollten gleichfalls mit Gammaglobulinen wie z.B. Gamma-Venin oder Sandoglobulin behandelt werden. Dabei zeigt sich die Kontrolle des Therapieerfolges auch in der Erhöhung des Serum-Globulinspiegels. Die intravenöse Tages-Dosis liegt bei 100 bis maximal 200 mg/kg KG, d.h. maximal bei 10–20 g pro Patient als Gesamtdosis. Je nach der Schwere der Erkrankung kann das Immunglobulin über wenigstens 3 Tage gegeben werden, eine Wiederholung dieser Applikation hängt vom klinischen Bild ab.

Eine *gezielte Immunglobulingabe* ist im Einzelfall zu entscheiden. Dem Neurologen stehen folgende homologe Immunglobuline zur Verfügung: Als antibakterielles Immunglobulin das Tetanus-, Pertussis- und Diphtherie-Immunglobulin; als antivirales Immunglobulin das Varizellen-, Mumps-, Röteln-, Masern-, Vaccinia- und Tollwutimmunglobulin. Die Gabe von FSME-Immunglobulin soll auch noch 96 Stunden nach Zeckenbiß protektiv wirksam sein.

Die Abwehrschwäche durch eine *gestörte zelluläre Immunität* (Lymphozyten und Granulozyten) wird durch die Applikation von Immunglobulinen aber nicht beeinflußt; die Notwendigkeit einer Granulozyten-Übertragung ist außerordentlich selten gegeben, in Betracht zu ziehen ist sie bei transitorischer Abwehrschwäche nach Operationen oder Chemotherapie.

4.9 Besondere Notfallmaßnahmen auf neurologischem und allgemeinmedizinischem Gebiet

In diesem Kapitel soll nicht auf die speziellen intensivmedizinischen Maßnahmen einzelner neurologischer Krankheitsbilder, wie z. B. der Subarachnoidalblutung, der Polyradikulitis, Intoxikationen, der Myasthenie oder auch der Sinusvenenthrombose eingegangen werden; dies soll im Rahmen der Besprechung der speziellen Krankheitsbilder erfolgen. An dieser Stelle sollen die unabhängig von den einzelnen Krankheitsbildern immer wieder auftretenden Komplikationen auf neurologischem wie auch auf allgemeinmedizinischem Gebiet besprochen werden, wobei Überschneidungen zur speziellen Therapie einzelner Krankheitsbilder vorkommen können.

4.9.1 Therapie häufiger neurologischer Komplikationen

4.9.1.1 Temperaturregulationsstörungen

Nicht nur bei Patienten mit bestehenden Bewußtseinsstörungen oder Symptomen der Hirnstammdysfunktion, sondern auch bei wachen Patienten kann es durch die verschiedensten Komplikationen zu Temperaturentgleisungen kommen. Zum Schutz vor Temperaturregulationsstörungen muß auf eine ausgeglichene Flüssigkeits- und Elektrolytbilanz geachtet werden, Temperaturen zwischen 36,5 bis 37,5 °C rektal sind erwünscht.

Hyperthermien über 38 °C werden zunächst durch Freilagerung des Patienten oder Abdecken nur mit dünnen feuchten Tüchern behandelt. Antipyretika wie z.B. Salizylate (Aspisol i.v.), oder Novalgin sind i.v. oder rektal zu geben, gleichzeitig erfolgen die Anwendungen von Eisblasen in Achselbeugen und Leisten. Zum Schutz vor dem Frieren, was den Kalorienbedarf noch erhöhen würde, kann eine Sedierung erfolgen.

Bei *Hypothermie* ist neben dem Zudecken des Patienten die Anwendung mit Wärmflaschen, Heizmatten oder auch die Gabe von angewärmten Infusionslösungen zu erwägen; auf Verbrennungen muß insbesondere bei Wärmeflaschen besonders geachtet werden, da nicht wenige Patienten durch Temperaturregulationsstörungen (dissoziierte Sensibilitätsstörung!) Verbrennungen davontragen könnten.

4.9.1.2 Magen-Darm-Störungen

Atonien des Intestinaltraktes können nicht nur im Rahmen eines akuten Abdomens bei abdominellen oder retroperitonealen Blutungen oder einer Peritonitis beobachtet werden; nicht selten sind Darmatonien auch bei cerebralen Schäden, akuten Hirnstammschädigungen oder akuten Querschnittssyndromen. In kurzer Zeit tritt beim hohen A. spinalis anterior-Syndrom eine Ileus-Symptomatik mit geblähtem Abdomen, verminderter oder ausbleibender Peristaltik, Erbrechen und erschwerter Atmung auf. Aus der geöffneten Magensonde kommt es zum Ausfluß großer Sekretmengen, die mit unverdauten Sondenresten vermischt sein können. Zum Schutz vor Magen-Darm-Atonien kann prophylaktisch die Gabe von Laxantien wie Agarol oder Dulcolax (ggf. durch die Magensonde) alle 1–2 Tage gegeben werden, oft ist Lactulose, Weizenkleie oder Magnesiumsulfat schon ausreichend wirksam.

Therapeutisch empfiehlt sich die Gabe des Cholinesterasehemmers Prostigmin (z.B. 3 Ampullen Prostigmin in 100 ml 10%iger NaCl-Lösung in 1–2 Stunden appliziert). Oft ist statt der parenteralen Prostigmin-Gabe eine subkutane Injektion ausreichend. Uns hat sich vor der Applikation eines Cholinesterasehemmers die Gabe von Rizinus über die Magensonde, X-Prep oder auch die Gabe des Krötengiftes Takus bewährt (s. Kap. 3.3.1). Bestehen alle Zeichen eines paralytischen Ileus, so ist als ultima ratio die *Ileus-Tropfinfusion* in folgender Kombination anzuwenden: 2 Ampullen Prostigmin, 2 Ampullen Mestinon und 6 Ampullen Bepanthen werden in 250 ml 0,9%iger NaCl-Lösung aufgelöst und die Gesamtmenge innerhalb von 30 Minuten infundiert (Cave Bronchospastik).

Diarrhöen können Folge der übermäßigen Fett- oder Eiweißzufuhr sein, oft sind sie aber auch durch eine Unverträglichkeit auf die spezielle Sondenkost bedingt, ohne daß sofort eine Milcheiweißallergie angenommen werden muß. Als Ursache kann neben der Unverträglichkeit der speziellen Sondenkost ein Lactasemangel, eine Superinfektion der Nahrung oder auch eine bakterielle Enteritis in Frage kommen. Therapeutisch empfiehlt sich das Wechseln der Sondenkost bei gleichzeitiger Beachtung einer ausreichenden Antacidazufuhr (Maaloxan etc.), im Zweifelsfalle hat für 1–2 Tage Nahrungskarenz über die Magensonde zu erfolgen. Medikamentös kann die Gabe von Kohle, dem Anticholinergikum Imodium oder auch Opium-Tropfen indiziert sein. Hat die bakteriologische Stuhluntersuchung einen Erregernachweis erbracht, ist eine gezielte antibiotische Behandlung durchzuführen.

4.9.1.3 Diabetes insipidus

Polyurie mit niedriggestelltem, unkonzentriertem Urin, der ein spezifisches Gewicht von < 1005 aufweist, muß insbesondere dann an einen Diabetes insipidus denken lassen, wenn ein hypothalamischer oder hypophysärer Prozeß vermutet wird. Auch nach schweren Hirntraumen sind polyurische Phasen nicht ungewöhnlich. Differentialdiagnostisch ist eine osmotische Diurese oder eine Polyurie durch Überdosierung von Aminosäuren auszuschließen, bevor ätiologisch ein Mangel an Arginin-Vasopressin (Adiuretin) angenommen wird.

Therapeutisch ist die Gabe von standardisiertem Adiuretin (Minirin) i. v. zu geben; die Dosierung liegt beim Erwachsenen bei 1 Ampulle am 1. und 2. Tag; die weitere Dosis hängt von dem Therapieeffekt ab. Die bei bewußtseinsklaren Patienten bewährte Gabe von Desmopressin (DDAVP) nasal oder bukkal zu applizieren hat sich bei bewußtlosen Patienten nicht bewährt. Unter der Gabe von Minirin ist eine Elektrolytkontrolle wichtig, da ggf. eine zusätzliche Medikation mit dem Mineralocorticoid Aldocorten (i. m. appliziert) notwendig werden kann.

Alternativ zu Minirin kann auch tief i.m. das ölige Pitressintannat in einer Dosis von 0,5-1,0 ml (= 2,5-5 E.) gegeben werden.

4.9.1.4 Hypophysäre Insuffizienz oder Koma

Der Ausfall des adrenokortikotropen (ACTH) und teilweise auch des thyreotropen Hormons (TSH) mit daraus resultierender sekundärer Insuffizienz von Nebennierenrinde und Schilddrüse sind von besonderer Bedeutung und man kann diese Morbus Addison-ähnliche Symptomatik besonders nach hypophysären Apoplexien oder Hypophysenoperationen beobachten. Therapeutisch erfolgen notfallmäßig folgende Maßnahmen:

1. 25 mg Prednisolon oder 100 mg Hydrocortison (Actocortin) i.v.
2. Infusion von 100 mg Hydrocortison in 500 ml 0,9%iger NaCl-Lösung.
3. Je nach RR und ZVD Gabe von Plasmalösung, Plasmaersatzlösungen bzw. Dopamin.
4. Elektrolytausgleich, bei Hypoglykämie Glukose 40% 50 ml i.v. und anschließend Glukoseinfusion.
5. Bei Hypothermie: Es sind am 1. Tag 500 µg L-Thyroxin i.v. zu geben, ab dem 2. Tag sind 100 µg L-Thyroxin i.v. über 24 Stunden weiterzugeben. Eine exogene Wärmeapplikation ist zu vermeiden. Ein Mineralcorticoid wie z.B. das Aldocorten ist wegen der basalen endogenen Restsekretion der Nebennierenrinde nicht notwendig. Nach Behebung des akuten Krisenzustandes ist eine Dauersubstitution mit Cortisonacetat (25-50 mg/die), L-Thyroxin (100-150 µg/die) und Testosteron- bzw. Östrogenpräparaten entsprechend Geschlecht und Alter notwendig.

4.9.1.5 Liquorfisteln

Liquorfisteln sind meistens unmittelbar nach einer Schädelbasisfraktur zu beobachten; sie sind zunächst konservativ zu behandeln, wobei das sterile Abdecken und die antibiotische Breitbandabschirmung an erster Stelle stehen. Tamponierungen beinhalten die Gefahr der bakteriellen Besiedlung und sind daher kontraindiziert. Meist kommt es innerhalb von 8 Tagen zum Sistieren der Liquorfistel; nur wenn dies nicht der Fall ist, kann eine operative Intervention nach genauer röntgenologischer Abklärung mit Frakturlokalisation notwendig werden. Die Indikation zur Liquorfistelschließung ist bei bewußtseinsgestörten schwerstkranken Patienten nur im Einzelfall zu stellen.

4.9.1.6 *Hydrocephalus internus occlusus*

Die Entwicklung eines Hydrocephalus internus occlusus beobachtet man nicht nur bei infratentoriellen Raumforderungen (z. B. dem Medulloblastom), sondern auch in den ersten Tagen nach einer Subarachnoidalblutung durch Verlegung des Aquädukts mit Blutkoagel. Keine Seltenheit ist die Entwicklung eines Hydrocephalus internus occlusus im Rahmen eines Kleinhirninfarktes, wobei das raumfordernde Ödem zu einer Occlusion in Höhe der Pons und des Mittelhirns führt.
Therapie der Wahl ist die Drainage-Operation, z. B. die Pudenz-Heyer-Drainage, um auf diese Art und Weise einen Umgehungskreislauf zu sichern. Die medikamentöse Therapie mit Diamox zur Reduktion der Liquorproduktion hat sich nicht bewährt.

4.9.1.7 *Rückenmarks-Kompressionssyndrome*

Rückenmarks-Kompressionssyndrome auf dem Boden schnellwachsender Raumforderungen, insbesondere epiduraler Metastasen, wie auch traumatischer Genese bedürfen unabhängig von der gefundenen Ätiologie einer symptomatischen drucksenkenden Behandlung. Hierzu haben sich ebenso wie bei der Hirndrucktherapie die Gabe von Glukokortikoiden, z. B. Dexamethason (Decadron) bewährt. Die Dosen wie auch Kontraindikationen der Glukokortikoid-Therapie sind in Kap. 3.7.1 aufgeführt; die Kortikoid-Therapie wird dann innerhalb von 3 Wochen reduziert bzw. ganz abgesetzt.
Die zusätzliche Osmotherapie mit hypertonischen Lösungen hat sich ebenso wie die hyperbare Sauerstoffbehandlung nicht bewährt. Bei einer *epiduralen Metastase* mit langsam sich entwickelndem Querschnittssyndrom ist die lokale Bestrahlung je nach Primärtumor indiziert; bei unbekanntem Primärtumor und schnell sich entwickelnder Querschnittssymptomatik ist eine operative Entlastung (Laminektomie) auch deshalb nötig, um mit Erhalt der Tumorhistologie den Therapieplan zu bestimmen.

Niedermolekulare Dextrane können die bei jeder Rückenmarks-Kompression bestehende *spinale Ischämie* reduzieren helfen, allgemeine Herz-Kreislauf-Maßnahmen mit Stabilisierung des Blutdrucks stehen dabei aber im Gegensatz zur Dextranbehandlung an erster Stelle.

Antibiotika sollten nur beim Nachweis einer Infektion erfolgen, dies gilt auch für *traumatische Querschnittssyndrome* bei penetrierenden Verletzungen.

Eine Reposition ist bei Verletzungen mit Wirbelkörperluxationen oder verlagerten Wirbelsäulenanteilen indiziert, wobei die Klärung des Zeitpunktes der Repositionsmaßnahme (sofort nach dem Unfall oder erst einige Tage später) zusammen mit dem Orthopäden und Neurochirurgen besprochen werden sollte.

Die *Extension der Halswirbelsäule* erfolgt mit einer am Schädelknochen fixierten Zange (Crutchfield) oder einem Haloring, wobei als Richtwert 1–2,5 kg/Wirbelkörper gelten. Bei einer Verletzung des 5. Halswirbels werden entsprechend Gewichte zwischen 5 und 12 kg je nach Schwere der Verletzung angehängt. Bei Flexionsstellungen oder Kompressionsfrakturen können aber auch höhere Gewichtseinheiten nötig sein. Chiropraktische Manöver sind nicht nur wirkungslos, sondern meist auch schädlich. Zusätzliche operative Dekompressionen sollten erst erwogen werden, wenn trotz Extension die neurologische Symptomatik weiter progredient ist. Dies gilt auch für progrediente Rückenmarkskompressionssyndrome auf dem Boden von Frakturen oder Luxationen im Bereich der Brust- und Lendenwirbelsäule, wo konservative Extensionsbehandlungen nicht möglich sind.

Bei der *Erstbehandlung von traumatischen Querschnittssyndromen* ist darauf zu achten, daß die Patienten nicht gedreht oder umgelagert werden und die Entkleidung sehr vorsichtig, wenn überhaupt, durchgeführt werden darf. Immer ist gerade bei Halsmarkverletzten für eine ausreichende Atmung zu sorgen. Wegen der Gefahr vegetativer Ausfälle bei hohen Querschnittssyndromen ist für einen parenteralen Zugang zu sorgen, um Komplikationen wie Blutdruckabfall, Bradykardie etc. sofort behandeln zu können.

Immer sind Patienten mit einer *akuten Para- oder Tetraplegie* sofort flach auf eine harte Unterlage oder Vakuummatratze zu lagern und völlig zu immobilisieren. Die potentiell verletzte Halswirbelsäule wird zwischen 2 Sandsäcken gelagert. Die antiödematöse Therapie bei viralen oder postviralen Myelitis transversa-Patienten hat wie in Kap. 3.7.1 beschrieben zu erfolgen, die Indikation zur Hyperventilation ist aber umstritten. Besteht der Verdacht auf einen Rückenmarksabszeß, so sollte der Neurochirurg zur Frage einer sofortigen operativen Intervention hinzugezogen werden.

4.9.1.8 Grundlagen der Status-epilepticus-Behandlung

Ein Status epilepticus ist ein anhaltender epileptischer Zustand, der durch einen prolongierten epileptischen Anfall oder durch wiederholtes Auftreten von Anfällen in kurzen Intervallen definiert ist; der Mindestzeitraum liegt bei 1 Stunde, der Übergang von einer Serie zu einem Status epilepticus kann fließend sein. Im Gegensatz zu einer Serie von Anfällen kommt es beim Status epilepticus nicht zum Aufklaren der Bewußtseinsstörung während den kurzen Anfallsintervallen.

Die Notfallbehandlung des Petit-mal-Status ist meist nicht so dringlich wie die des Grand-mal-Status, da beim Status großer epileptischer Anfälle durch das begleitende Hirnödem und die drohende zunehmende cerebrale Hypoxie sehr schnell Langzeitschäden entstehen können.

a) Petit-mal-Status

Beim Status kleiner epileptischer Anfälle unterscheidet man schematisch den Absencen-Status, den Impulsiv-Petit-mal-Status, den Jackson-Status und die Epilepsia partialis continua.

– *Petit-mal-Status altersgebundener Anfälle (primär generalisierte Petit mal).* Das Medikament der 1. Wahl ist Diazepam (Valium) i. v. gegeben, wenn es sich um einen Absencen-Status oder einen Impulsiv-Petit-mal-Status handelt; beim Absencen-Status ist es sekundär, ob differente oder indifferente Absencen vorliegen. Als Medikament 2. Wahl gilt Clonazepam (Rivotril). Die Injektion sollte möglichst unter gleichzeitiger EEG-Ableitung erfolgen, da so der unmittelbare klinische und elektroenzephalographische Effekt nachgewiesen werden kann.

Diazepam wird je nach Alter zwischen 5 und 20 mg dosiert, Clonazepam kann in einer Dosis zwischen 0,5 und maximal 4 mg i. v. innerhalb von 10 Minuten injiziert werden. Bei fehlender Wirksamkeit kann man Phenobarbital (Luminal) in Dosen von

258

Tabelle 19. Therapie des Status epilepticus (Petit-mal-Status und Grand-mal-Status)

I. Petit-mal-Status

1. Absencen bzw. Impulsiv-Petit mal-Status:
- Diazepam i. v.
- Clonazepam i. v.
- Phenytoin i. v.
- Phenobarbital i. v.

2. Status psychomotoricus:
- Clonazepam
- Phenytoin
- Phenobarbital
- Diazepam

3. Jackson-Status oder Epilepsia partialis continua:
- Clonazepam
- Diazepam
- Phenobarbital oder Phenytoin

II. Grand-mal-Status

1. Antikonvulsivum:
1. Wahl: – Diazepam 5–30 mg im Tropf oder langsam i. v. (Atemdepression!) oder
 – Clonazepam 0,5–4 mg i. v.
2. Wahl (ggf. 1. Wahl): – Phenytoin 50 mg/min bis 1000 mg i. v. unter Monitorkontrolle (Gesamtdosis innerhalb von 20 Minuten 1000 mg i. v.)
 Phenytoin kann auch Medikament der 1. Wahl sein, insbesondere wenn eine Sedierung unerwünscht ist
 – Phenobarbital 0,1–0,2 g i. v. in 10–15 min
3. Wahl: – Chloralhydrat-Rectiolen 2 × 3 g innerhalb von 45 min.
 – Clomethiazol

2. Antiödemtherapie:
- Sorbit 40% bis 250 ml/die (4 × 62,5 ml in jeweils 10–20 min)
- Dexamethason maximal 48–96 mg/die
- Diuretikum (Lasix, Diamox)

3. Besondere medikamentöse Maßnahmen:
- Thiamin 100 mg i. v. bei bekanntem Alkoholabusus
- Glukose 40% i. v. bei Hypoglykämieverdacht
- NaCl-Infusionen (z. B. 3%) bei Hyponatriämieverdacht
- Calciumglukonat bei Hypocalcaemie

4. Allgemeinmedizinische Maßnahmen:
- Elektrolytüberwachung
- Ein- und Ausfuhrkontrolle (Blasenstand!)
- ggf. Intubationsnarkose mit Relaxierung (Pancuronium) und Beatmung

100–200 mg i. v. geben, auf die Atemdepression und Sedierung ist dabei besonders zu achten. Clonazepam führt wohl weniger zur Atemdepression, hier wird aber eine verstärkte Hypersalivation und Bronchialsekretion beobachtet.

Status im Rahmen eines myoklonisch-astatischen Petit mal sind therapieresistenter; neben Clonazepam können Phenytoin, Phenobarbital, Valproinsäure und Acetazolamid ggf. auch kombiniert in Frage kommen.

– *Status fokaler Anfälle*
Petit-mal-Staten symptomatischer Genese bedürfen an erster Stelle einer Ursachenbehandlung, dies gilt z. B. für die Therapie des epiduralen oder subduralen Hämatoms genauso wie für die Meningiom-Exstirpation in Höhe der Mantelkante. Eine symptomatische medikamentöse Therapie wird von der Art der Anfälle bestimmt.

Beim *Status psychomotoricus* sind Diazepam und Clonazepam, ggf. auch Phenytoin i. v. sehr gut wirksam. Bei der Differentialdiagnose zum Absencen-Status mit Automatismen („differente Absencen") ist die gleichzeitige EEG-Ableitung wertvoll, da sowohl die Art und Ausbreitung der hypersynchronen Potentiale als auch das Ansprechen auf ein bestimmtes Medikament einen diagnostischen Wegweiser bedeutet. Bei Therapieresistenz gegenüber Diazepam, Clonazepam und Phenytoin ist Phenobarbital angebracht, bei zugrundeliegendem erhöhtem Hirndruck kann Phenobarbital in Kombination mit Dexamethason das Medikament der 1. Wahl sein.

Bei einem *Jackson-Status* gilt Clonazepam als Medikament der 1. Wahl, an zweiter Stelle steht Diazepam, die 3. Wahl sind Phenobarbital oder Phenytoin. Die Dosierungen für Clonazepam und Diazepam entsprechen den für den Absencen-Status angegebenen Dosen; Phenobarbital kann i. m. oder besser noch i. v. in einer Dosis von 100–200 mg gegeben werden, die Tagesdosis liegt bei 400–600 mg je nach Körpergewicht.

Von einer *Epilepsia partialis continua* spricht man bei kontinuierlichen Myoklonien in umschriebenen Körperteilen, die Therapie mit Clonazepam, Phenytoin oder auch Phenobarbital hat sich bewährt.

Clomethiazol (Distraneurin) ist als Mittel der letzten Wahl beim Status fokaler Anfälle einzusetzen, da bereits die Gabe von Clonazepam und Diazepam in über 80% zum Sistieren der fokalen Anfälle führt (Tabelle 19).

b) Grand mal-Status

Definition. Von einem Grand mal-Status spricht man dann, wenn die Grand mal-Anfälle so kurz aufeinanderfolgen, daß der Patient zwischenzeitlich nicht mehr aufwacht bzw. nicht mehr ansprechbar ist; im anderen Falle spricht man von einer Grand mal-Serie.

An erster Stelle der Behandlung eines Grand mal-Status steht die Abklärung der Ursache und deren gezielte Behandlung. Von einer symptomatischen Genese und demzufolge einer gezielten Ursachenbehandlung ist zumindest in solchen Fällen auszugehen, bei denen ein „fokales Bild" vorliegt. Als spezielle Ursache ist beispielsweise in solchen Fällen an ein subdurales Hämatom, eine Sinusvenenthrombose, ein Tumor, eine Embolie, eine Herdenzephalitis oder eine Herpes-Enzephalitis zu denken. Die Mehrzahl der in die Klinik eingewiesenen Grand mal-Status wird aber alleine durch eine zu niedrige Plasmakonzentration der bereits eingenommenen Antikonvulsiva ausgelöst.

Vor Beginn der medikamentösen Therapie sollten ein Blutbild, ein Glukoseserumspiegel und ggf. eine Calcium- und Natriumbestimmung im Serum erfolgen. Eine QT-Verlängerung im EKG kann auf eine Hypocalcaemie hinweisen. Eine Lumbalpunktion ist initial meist nicht indiziert, es sei denn, es wird eine entzündliche Genese (z. B. Herpes-Enzephalitis, bakterielle Meningitis etc.) diskutiert.

Der Grand mal-Status soll mit einem Antikonvulsivum und einer antiödematösen Therapie behandelt werden. Bei Ateminsuffizienz oder Herz-Kreislauf-Versagen kann eine Intensivbehandlung notwendig werden. Die Grand mal-Status-Therapie hat möglichst schnell und zügig zu erfolgen, um den Patienten vor Hypoxie- und Azidoseschäden zu bewahren.

● **Antikonvulsiva-Behandlung**

Medikamente 1. Wahl: Diazepam, Clonazepam oder auch Phenytoin.

Diazepam (Valium) kann als Benzodiazepinderivat bei Erwachsenen in einer Dosis von 10–20 mg i.v. gegeben werden; als Alternative bietet sich auch die Diazepam-Tropfinfusion in einer Dosis von 20–80 mg an, Diazepam ist dabei in 0,9%iger NaCl- oder 5%iger

Tabelle 20. Therapeutischer Bereich der Antikonvulsiva und Digoxin

Wirkstoff	Therapeutischer Bereich (mg/l)
Carbamazepin	2–9 mg/l
Ethosuximid	40–100 mg/l
Phenobarbital	10,0–40 mg/l
Phenytoin	10–20 mg/l
Primidon	4,4–15 mg/l
Valproinsäure	50–100 mg/l
Digoxin	0,09–2,0 μg/l

Glukoselösung beizugeben. Im Tropf können bis zu 100 mg über 24 Stunden problemlos gegeben werden. Als Nebenwirkung ist auf die Atemdepression besonders zu achten. Tritt der Status zu Hause auf, kann bereits mit Diazepam-Rektaltuben (5 oder 10 mg bei Klein- und Schulkindern, 20 mg bei Erwachsenen) die Therapie begonnen werden.

Clonazepam (Rivotril) wird mit 1–2 mg i.v. dosiert, beim Erwachsenen kann innerhalb von 24 Stunden bis auf 8 mg/die erhöht werden. Für beide Benzodiazepinderivate gilt, daß die Wirkung bei Einzelgabe rasch nachläßt und daher schon die zweite Medikation nach 30 Minuten routinemäßig erfolgen muß. Bei Diazepam-Behandlung ist besonders auf die kurze Halbwertszeit und den atemdepressorischen Defekt zu achten. Nachteilig für Diazepam ist die Tatsache der fehlenden oralen Weiterbehandlungsmöglichkeit. Die maximale Tagesdosis von Diazepam liegt bei 80–120 mg, für Clonazepam zwischen 8 und 12 mg.

Phenytoin ist immer dann als Medikament der 1. Wahl anzusehen, wenn der sedierende und ggf. atemdepressorische Effekt von Diazepam oder Clonazepam unerwünscht ist, dies gilt erfahrungsgemäß für Patienten mit schweren Schädelhirntraumen oder bakteriellen Meningitiden. Phenytoin wird über 20 Minuten mit einer Dosis von 50 mg/min i.v. gegeben, wobei nach Möglichkeit die intravenöse Applikation unter Monitorkontrolle mit Blutdruck-, Puls- und EKG-Messung erfolgen soll. In einer solchen Dosierung von 15 mg/ kg KG sind innerhalb von 20 Minuten 1000 mg zu applizieren. Darunter kommt es schon nach wenigen Minuten zum Erreichen eines therapeutischen Spiegels von 10–20 μg/ml (Tabelle 20). Da der Wirkungseintritt von Phenytoin aber auch nach einer intravenösen Applikation erst nach 10–15 Minuten eintritt, kann im Gegensatz zu Diazepam, Clonazepam oder auch Phenobarbital das Phenytoin nicht unmittelbar nach der Wirkung dosiert werden. Dies ist ein entscheidender Nachteil der Phenytoin-Behandlung beim Grand mal-Status.

Phenytoin fällt in der Mehrzahl der Infusionslösungen aus und darf daher nur als Reinsubstanz in physiologischer NaCl-Lösung appliziert werden; im Handel steht es als Phenhydan-Infusionskonzentrat zur Verfügung. Bei der i. v.-Applikation ist auf Herzrhythmusstörungen und einen möglichen Blutdruckabfall zu achten. Während der Phenytoininfusion darf durch die gleiche Kanüle keine andere Infusion gegeben werden. Ein atemdepressorischer Effekt wird nicht beobachtet. Phenytoin soll in der Notfalltherapie niemals i. m. gegeben werden, da die Resorption zu langsam erfolgt. Im Gegensatz zu Diazepam kann Phenytoin aber auch bei der Fortführung der Therapie oral weitergegeben werden (Phenhydan, Zentropil).

Wir sehen Phenytoin als relativ kontraindiziert an, wenn Rhythmusstörungen oder Leitungsstörungen in Form von AV-Block, Adam-Stoke-Anfällen oder Sinusbradykardien bestehen.

Ist der Grand mal-Status nach Gabe von 1000 mg Phenytoin innerhalb von 20 Minuten zum Stehen gekommen, so sollte 4 und 12 Stunden später nochmals jeweils 250 mg i. v. gegeben werden. Am 2. und 3. Tag reichen dann täglich etwa 500 mg i. v. aus, dies entspricht einer Tagesdosis von etwa 5 mg/kg KG. Anschließend kann auf eine orale Erhaltungsdosis umgestellt werden. Initial sollte Phenytoin immer über eine Infusionspumpe appliziert werden, die Gabe durch die Magensonde ist nicht empfehlenswert.

Manche Autoren geben bei jedem Grand mal-Status zunächst 10–20 mg Diazepam i. v. und anschließend eine Phenytoin-Schnellinfusion mit 750 mg Phenytoin über 15 Minuten und haben in über 80% ein Sistieren des Grand mal-Status beobachtet. Hat man nicht mit Diazepam, sondern mit Phenytoin als Medikament der 1. Wahl begonnen und besteht auch nach 30 Minuten noch Therapieresistenz, so wäre als weiteres Antikonvulsivum Diazepam oder Phenobarbital hinzuzufügen.

Medikamente 2. Wahl: Phenobarbital, ggf. Phenytoin.
Phenobarbital (Luminal) wird initial in einer Dosierung von 0,1 bis maximal 0,4 g i. v. in einem Zeitraum von 10–15 Minuten gegeben,

dies entspricht einer Dosis von etwa 4 mg/kg KG. Phenobarbital ist immer dann indiziert, wenn die Medikamente der 1. Wahl (Diazepam oder Clonazepam) kein Sistieren des Grand mal-Status erbrachten und Phenytoin nicht gegeben wurde. War Phenytoin das Medikament der 1. Wahl, so kann auch mit Phenobarbital in der angegebenen Dosis ergänzend weiterbehandelt werden, wenn der Grand mal-Status nicht sistiert. Als Medikament 1. Wahl gilt Phenobarbital in Fällen von Phenytoin-Kontraindikationen. Der Vorteil des Phenobarbitals liegt in der gleichzeitigen antiödematösen Wirkung, weshalb es gerne auch initial bei Patienten mit erhöhtem Hirndruck gegeben wird.

Innerhalb der 1. Stunde kann bis 0,5 g Phenobarbital gegeben werden, innerhalb der ersten 24 Stunden bis 10 mg/kg KG; am 2. Tag sollen 400 mg, am 3. Tag 300 mg gegeben werden. Der erwünschte Serumspiegel liegt bei 10–40 µg/ml (s. Tabelle 20).

Nachteile von Phenobarbital sind die lang anhaltende Sedierung, die Atemdepression und die lange Halbwertszeit mit entsprechend schlechter Steuerbarkeit.

Medikamente der 3. Wahl: Chloralhydrat und Clomethiazol.
Paraldhyd wird nur noch ausnahmsweise eingesetzt.
Von *Chloralhydrat* können innerhalb von 45 Minuten 2 × 3 g Rectiole à 0,6 Chloralhydrat appliziert werden. Es zeigt sich insbesondere in Kombination mit Diazepam oder Phenytoin ein guter antikonvulsiver Effekt.
Clomethiazol (Distraneurin) wird oral, unter Intensivbedingungen auch in einer Tropfinfusion (0,8%ige Lösung) beim Auftreten von Grand mal-Anfällen im Rahmen eines Alkohol- oder Medikamentenentzugsdelirs eingesetzt. Clomethiazol hat einen stark sedierenden, hypotensiven und atemdepressorischen Effekt und darf wegen der Suchtgefahr nur vorübergehend unter ständiger Überwachung eingesetzt werden. Lokal kann Clomethiazol am Ort der Infusion Thrombophlebitiden bewirken.
Auf die Zusatztherapie bei Entzugs-Grand mal-Anfällen ist besonders zu achten: Hierzu zählen die Pneumonieprophylaxe mit Bronchialtoilette und ggf. Antibiotikaeinsatz, die Wernicke-Enzephalopathie-Prophylaxe mit gleichzeitigen Gaben von Vitamin B_1 und Glukose und die frühzeitige Digitalisierung bei ersten Herzinsuffizienzzeichen.

Im *Alkoholrausch* ohne Zeichen eines Grand mal-Anfalles kann bei zwingender Indikation zur Sedierung Diazepam (Valium) eingesetzt werden; auf eine Kombination von Diazepam mit Haldol sollte in den Fällen verzichtet werden, in denen ein Grand mal-Entzugsanfall aufgrund der Anamnese befürchtet werden muß. Nach unserer Erfahrung ist aber auch die Kombination von Diazepam und Haldol trotz erhöhter Anfallsbereitschaft ohne größeres Risiko möglich.

● **Antiödemtherapie**
Im Verlaufe eines länger anhaltenden Grand mal-Status kommt es zu einem Hirnödem mit nachweislich erhöhtem intrakraniellen Druck, aus dem sich die Indikation zur antiödematösen Therapie ableitet. Die Therapie erfolgt mit Sorbit 40% (Tagesdosis 250 ml, maximal ausnahmsweise bis 500 ml; man gibt jeweils 60 ml Kurzinfusionen innerhalb von 15–20 Minuten). Liegt ein Grand mal-Status auf dem Boden einer Raumforderung, z. B. eines Tumors vor, so kann der Einsatz von Dexamethason (Decadron) mit Tagesdosen zwischen 24, 48 und maximal initial 96 mg i. v. nötig werden.
Alternativ bietet sich die Gabe eines Diuretikums, z. B. 20–60 mg Lasix i. v., unter gleichzeitiger Serum-Kalium-Kontrolle an.

● **Besondere medikamentöse Maßnahmen**
- Bei Verdacht auf *chronischen Alkoholabusus* sind zum Schutz vor der Entwicklung oder Verschlimmerung einer Wernicke-Enzephalopathie 100 mg Thiamin (Vitamin B_1) i. v. zu geben, dies gilt insbesondere bei der Gabe von Glukose-Infusionen.
- Kann eine *Hypoglykämie* nicht sicher ausgeschlossen werden, so muß sofort nach der Blutabnahme 20–50 ml Glukose 40% i. v. gegeben werden.
- Bei *Serum-Natrium-Werten von < 120 mval/l* ist die Antikonvulsiva-Ansprechbarkeit unzureichend. In solchen Fällen sind höherprozentige NaCl-Infusionen (z. B. 3%iges NaCl) zu geben.
- Bei *Hyperthermie* sind Wadenwickel und die Gabe von Antipyretika, wie z. B. Acetylsalicylsäure (Aspisol) i. v. indiziert.
- Bei *Hypocalcaemien* ist Calciumglukonat i. v. zu geben.
- Ein *Azidoseausgleich* ist im Erwachsenenalter nicht notwendig, da die Azidose selbst auch einen geringen antikonvulsiven Effekt hat. Im Kindesalter kann dagegen im Einzelfall die Azidosebehandlung notwendig werden.

• Allgemeinmedizinische Maßnahmen

Regelmäßig ist auf Exsikkosezeichen und den Blasenstand zu achten. Für freie Atemwege muß ggf. durch Einlegen eines Guedeltubus gesorgt werden. Die entsprechende Lagerung soll vor einer Aspiration schützen. Der Gummikeil zur Verhütung des Zungenbisses kommt meist zu spät und kann ggf. den Patienten sogar gefährden, weil die Zähne beschädigt und die Atemwege dann verlegt werden können.

Die hochdosierte antikonvulsive Behandlung kann eine Intubation alleine zur optimalen Bronchialtoilette notwendig machen; in solchen Fällen ist die initiale Succinylcholingabe problemlos möglich. Auf eine ausreichende Oxygenierung zur Hirnödemreduktion ist zu achten; O_2-Gaben sind also im Gegensatz zum einzelnen Grand mal-Anfall, bei dem O_2-Gaben anfallsverlängernd wirken, im Rahmen eines Grand mal-Status indiziert, es muß aber gleichzeitig eine antikonvulsive Medikation erfolgen.

Digitalisierung und Antibiotika sind in der Mehrzahl der Grand mal-Status erforderlich, Analeptika sollen ebenso wie Neuroleptika nicht eingesetzt werden.

• Ultima ratio

Die Intubationsnarkose mit Relaxierung kann die ultima ratio einer Grand mal-Status-Behandlung sein, wenn es zu keinem sichtbaren Effekt der gegebenen Antikonvulsiva gekommen ist. Dabei hat sich Pancuronium im Dauertropf als Relaxanz bewährt, die initiale Dosis liegt bei 1-5 mg i.v. In Kombination mit Pancuronium ist Thiopental (Trapanal) als das am stärksten wirksame antikonvulsive Barbiturat einzusetzen. Initial werden 100 mg als Bolus und im weiteren Verlauf 25 mg/Std gegeben; wenn die Patienten beatmet werden, sind initial bis 7 mg/kg KG als Bolus und 50-200 mg/Std weiterzugeben.

Die Relaxierung zusammen mit einer allgemeinen Barbituratnarkose ist immer dann indiziert, wenn die klonischen Bewegungen erheblich und die Apnoe und Azidose lebensbedrohlich werden. Diese Indikation ist sehr selten gegeben, meist reicht die „Thiopental-Narkose" ohne Relaxierung aus. Statt Thiopental kann auch Etomidat (Hypnomidate) verwandt werden; Etomidat besitzt eine kurze Halbwertszeit, kann aber den Hirndruck deutlich senken; die Dosis liegt initial bei 0,2 mg/kg KG i.v., anschließend können 0,02 mg/kg/min in Form einer Infusionspumpe appliziert werden.

In früherer Zeit war als weitere ultima ratio der Luft-Liquor-Austausch empfohlen, obgleich die Gefahr der oberen oder unteren Einklemmung bei einer solchen Maßnahme besteht. Wir haben eine Indikation zu einem Luft-Liquor-Austausch seit Einsatz der kranialen Computertomographie nicht mehr stellen müssen.

Prognose. Die Wahrscheinlichkeit eines letalen Ausganges eines Grand mal-Status hängt von der Dauer, seiner Ursache und der Art der Therapie ab. Todesursache ist meist ein Hirnödem oder Atem- oder Herzstillstand, gefährdet sind die Patienten durch eine zentrale Temperatursteigerung, Bronchopneumonie, Störung des Elektrolythaushaltes oder ein Nierenversagen (u.a. durch eine Myoglobinurie). Weitere Folgen können hypoxische Hirnschäden oder Wirbelkörperfrakturen sein, insgesamt sind die Folgen eines erlittenen Grand mal-Status aber gering. Nach der Status-Behandlung hat in Abhängigkeit von der Pathogenese eine Fortführung der eingeleiteten antikonvulsiven Therapie zu erfolgen.

4.9.2 Allgemeinmedizinische Notfallmaßnahmen

4.9.2.1 Kreislaufstillstand und kardiopulmonale Wiederbelebung

Definition. Es handelt sich um ein plötzliches Auftreten von Zeichen einer fehlenden Kreislauf- und Atemtätigkeit mit Ausfall der zentralnervösen Funktionen, wobei der Kreislaufstillstand z.B. auf dem Boden eines Herzstillstandes initial sowohl mit als auch ohne primäre Atemfunktionsstörungen einhergehen kann. Die vollständige Anoxie führt nach 10 bis 15 Sekunden zu den ersten Hirnfunktionsstörungen mit Bewußtseinsverlust. Die Wiederbelebungszeit beträgt für das Gehirn bei Normothermie 3 bis 5 Minuten, wobei das Auftreten von irreversiblen cerebralen Parenchymschäden sowohl von der Körpertemperatur als auch vom Alter, der Vorschädigung der Organe und der Stoffwechsellage abhängt.

Ätiologie. Kammerflimmern, eine Asystolie wie auch eine elektromechanische Entkoppelung sind die pathomechanischen Grundlagen des Kreislaufstillstandes; als Ursachen kommen kardiale Störungen (z.B. koronare Herzkrankheit, AV-Überleitungsstörungen etc.) und extrakardiale Ursachen wie z.B. Entgleisungen des Elektrolyt- oder Säurebasenhaushaltes oder toxische Schädigungen in Frage.

Kardialsymptome des Kreislaufstillstandes
- Kein tastbarer Puls, kein meßbarer RR, Herztöne nicht zu hören.
- Bewußtseinsverlust (nach 8–15 Sekunden).
- Zyanose oder blaßgraue Verfärbung der Haut (tritt nach 20 Sekunden ein).'
- Schnappatmung oder Atemstillstand (innerhalb von 60 Sekunden).
- Weite lichtstarre Pupillen (nach 10–60 Sekunden Anoxie).
- EKG: bei Asystolie von Vorhof und Kammer ist keine elektrische Aktivität erkennbar. Bei Kammerflimmern finden sich hochfrequente, verformte Kammerkomplexe. Bei Kammerasystolie infolge AV-Block dritten Grades zeigen sich nur P-Wellen ohne QRS-Komplexe. Bei einer kompletten elektromechanischen Entkoppelung sind Vorhof- und Kammeraktionen sichtbar.

Differentialdiagnose Kollapszustand (hierbei ist der A. carotis-Puls noch tastbar, Herzaktionen sind zu hören und die Spontanatmung ist zu erkennen).

Wiederbelebungsmaßnahmen. Es sind 3 Stadien zu unterscheiden:
1. Stadium der Soforttherapie,
2. Stadium der Wiederherstellung vitaler Funktionen,
3. Stadium der Langzeittherapie.

Stadium 1: Soforttherapie. Sie hat unmittelbar mit der Diagnosestellung einzusetzen, da bei fehlender Hirndurchblutung immer mit dem Auftreten irreversibler Hirnschäden gerechnet werden muß, wenn die cerebrale Durchblutung nicht innerhalb von spätestens 5 bis 10 Minuten wieder hergestellt werden kann.
1. Atemwege freihalten. Hierzu zählen Mund und Rachen säubern, Kopf überstrecken und Unterkiefer vorziehen (Esmarch'scher Handgriff).
2. Beatmen.
- Mund zu Mund oder Mund zu Nase.
- Doppeltubusbeatmung (nach Safar).
- Beutelbeatmung (z. B. Ambu-Beutel).
- Intubation und Beatmung (Beutelbeatmung wie Intubationsbeatmung möglichst mit O_2-Zufuhr).
3. Externe Herzmassage. Ein Faustschlag auf die Brust („präkordialer Faustschlag") kann bei Asystolie oder Kammerflimmern wirksam sein, bei vorangegangenen hypoxischen Ursachen ist er aber er-

folglos. Sofort nach dem Faustschlag wird die externe Herzmassage begonnen, die auf flacher und harter Unterlage zu erfolgen hat. Die Handballen müssen auf das untere Brustbeindrittel gesetzt sein, die Massage muß mit der Beatmung kombiniert werden.

Die Herzmassage erfolgt bei einem einzigen Helfer im Rhythmus 15 zu 2, bei zwei Helfern erfolgen auf 5 Herzmassagen 1 Beatmung (die Beatmung hat zwischen den 5 bzw. 15 Kompressionen zu erfolgen). Entsprechend kommen bei Erwachsenen auf 12 Beatmungen 60 Herzmassagen, bei Kindern liegt das Verhältnis bei 80-100/20-30. Bei suffizienter Reanimation ist ein Verschwinden der Zyanose und ein Engerwerden primär lichtstarrer Pupillen zu beobachten.

Stadium 2 mit Wiederherstellung der vitalen Funktionen

- *Venöser Zugang.* Das Anlegen eines zentral gelegenen Venenkatheters dient zur Applikation von herzwirksamen Pharmaka, Puffersubstanzen und ggf. Volumensubstitution. Intrakardiale Injektionen oder offene Herzmassagen werden wegen der zahlreichen Komplikationen nicht mehr durchgeführt und sind bei zentral liegendem Venenkatheter überflüssig (Technik des zentralen Venenkatheterlegens s. Kap. 4.9.2.2).

- *Azidoseausgleich mit Natrium-Bicarbonat.* Es werden 1 mval/kg KG Natrium-Bicarbonat i. v. gegeben. Kommt es trotz der unten aufgeführten gezielten Therapiemaßnahmen zum Fortbestehen des Kreislaufstillstandes, so ist alle 10 Minuten Natrium-Bicarbonat 0,5 mval/kg KG nachzuinjizieren bzw. eine Infusion mit 250 ml NaHCO$_3$ 8,4% zu legen.

Ohne die Natrium-Bicarbonat-Gabe bleibt die Erregbarkeit des Herzens wegen der Azidose gesteigert, die Myokardkontraktilität herabgesetzt, die Myokardreaktion auf die Katecholamine vermindert und die Reaktion auf die Defibrillation reduziert.
Liegen pH- und BE-Exzeßwerte vor, so soll entsprechend ¼ bis ½ des Basendefizits korrigiert werden.

- *Bei Asystolie (in ⅓ aller Kreislaufstillstände)*
  - Adrenalin (Suprarenin) 0,5 mg i. v. (dazu 1 mg auf 10 ml physiologische NaCl-Lösung aufziehen und fraktioniert mehrmals 0,5 mg i. v. verdünnt geben).
  - Calcium gluconicum 10% in 1-2 Ampullen i. v.
  - Gegebenenfalls kann bei Erfolglosigkeit von Adrenalin auch Orciprenalin (Alupent) 0,5-1 mg i. v. (= 1-2 Ampullen) gegeben werden. Ein Versuch mit Atropin 1 mg i. v. ist gerechtfertigt.

- Die Schrittmachersonde muß bei Adrenalin-Resistenz gelegt
  werden (transvenös oder transoesophageal). Besteht Therapieresistenz trotz Schrittmachersonde, so ist Natrium-Bicarbonat
  50 mval i.v. und ggf. in einer weiteren Spritze Kalziumchlorid
  10% 10 ml i.v. zu geben und erneut elektrisch zu stimulieren.

- *Bei Kammerflimmern (⅔ aller Kreislaufstillstände) oder ventrikulä-
  rer Tachykardie*
  - Defibrillation extern mit 80–400 Wsec, bei Erfolg Xylocain-
    Tropf zur Flimmerprophylaxe.
  - Bei Erfolglosigkeit: 100 mval Natrium-Bicarbonat i.v., 100 mg
    Lidocain (Xylocain) i.v. als Bolus und danach erneut Defibril-
    lation mehrmals (2–3mal) mit 400 Wsec wiederholen.
  - Nach der Bolusinjektion von Xylocain ist ein Xylocain-Tropf
    mit 1000 mg in Glukose 5% 500 ml vorzubereiten und mit einer
    Tropfgeschwindigkeit von 1–3 mg/min anzulegen (Vorsicht:
    HZV-Abfall). Der Xylocain-Tropf per infusionem ist in gleicher
    Geschwindigkeit auch nach Wiederherstellung des Sinusrhyth-
    mus beizubehalten.
  - Bei feinwelligem Kammerflimmern ist Alupent per infusionem
    0,5–5 mg i.v. zu geben, damit es über die Beschleunigung des
    Kammerflimmerns zu einer verbesserten Chance der erneuten
    Defibrillation kommt.

- *Bei elektromechanischer Entkoppelung (schlechte Prognose!)*
  Nach 50 mval Natrium-Bicarbonat i.v. sind 5 ml Adrenalin-Lö-
  sung 1:10000 (gleich 0,5 mg) und Kalziumchlorid 10% 10 ml zu
  geben. Gegebenenfalls ist auch ein Therapieversuch mit Alupent
  per infusionem 10–20 µg/min wirksam.

- *Bei Sinusbradykardie*
  - 0,5 bis 1 mg Atropin i.v. (maximal 2 mg).
  - Gegebenenfalls Orciprenalin (Alupent) 2–20 µg/min per infu-
    sionem (Glukose 5% 500 ml zusammen mit 1–10 mg Alupent).

- *low-output-Syndrom (im Verlauf der Reanimation)*
  - Dopamin ca. 10 µg/min per infusionem (200 mg in 500 ml Glu-
    kose 5%).
  - Calciumglukonat 10% 10 ml i.v. (Vorsicht bei Azidose oder di-
    gitalisierten Patienten wegen der Bradykardie).

- Orciprenalin (Alupent): 2–20 µg/min per infusionem (die Infusion enthält 1–10 mg Alupent in 500 ml Glukose 5%).

P.S.: Vor einer Volumenzufuhr ist zu warnen, wenn ein kardiogener Schock vorliegt.

Prognose. Sie ist bei vorgeschädigtem Herz oder elektromechanischer Entkoppelung schlecht. Ganz ungünstig ist die Prognose, wenn mehr als 5 Minuten bis zum Einleiten der Wiederbelebungsmaßnahmen verstrichen sind.

Stadium 3 der Langzeittherapie. Jeder Patient muß nach einer erfolgreichen Reanimation auf einer Intensivstation weiterbehandelt werden, da Funktionen von Kreislauf, Lunge, Niere, Blut und Gehirn kontinuierlich überwacht und behandelt werden müssen.

4.9.2.2 Katheterisierung der oberen Hohlvene

Venöse Zugänge sind für eine gezielte Notfall- wie auch Intensivbehandlung immer notwendig, um die Zufuhr rasch wirksamer Medikamente oder Infusionslösungen sowie auch die regelmäßige Blutentnahme zu gewährleisten. Will man zur Infusion hochmolekularer Substanzen, zur kontinuierlichen Messung des zentralen Venendruckes wie auch zur Blutentnahme einen zentralvenösen Zugang mit einer korrekten Lage in der oberen Hohlvene erreichen, so sind die peripheren Venen wegen der Venenklappen wie auch des engen Venenvolumens ungeeignet. Darüber hinaus ist in Notfallsituationen wie z.B. schweren Schockzuständen ein peripherer Zugang oft nicht zu erhalten und eine „zentrale Vene" direkt zu punktieren, um den Katheter dann in die obere Hohlvene einführen zu können.

Methode der Wahl ist immer die perkutane Einlage entweder über einen Armvenenkatheter, die Punktion der Vena jugularis externa, Vena jugularis interna oder über eine Direktpunktion der Vena subclavia. Die korrekte Lage in der Vena cava superior ist nur durch Röntgenkontrolle gewährleistet und hat wegen der unten beschriebenen Komplikationen möglichst unmittelbar nach dem Legen des Zuganges zu erfolgen.

Zentraler Venenkatheter. Die Katheterspitze eines zentralen Venenkatheters hat seine exakte Lage in der oberen Hohlvene vor ihrer Einmündung in den Vorhof und sie sollte wegen der Venenklappen und des engen Lumens peripherer Venen nicht von Venen aus gelegt werden, die peripher der Ellenbeuge oder der Leiste liegen.

Indikationen für die Katheterisierung der oberen Hohlvene sind:

1. Infusion auch hochmolekularer Substanzen und parenteraler Ernährung.
2. Messung des zentralen Venendruckes (Normalwert 4–12 cm H_2O).
3. Möglichkeit der Medikamentenzufuhr und regelmäßiger Blutentnahme.
4. Die sichere Punktion zentraler Venen z. B. durch Subklavia-Katheter bei schweren Schockzuständen, bei denen ein peripherer Venenzugang über Handrückenvenen oder die Vena basilica nicht immer möglich ist.

Technik der Katheterisierung. Die zentralen Venenkatheter haben ihre typischen Zugangsstellen über die Vena cubitalis, die Vena jugularis externa, die Vena jugularis interna und die Vena subclavia (Abb. 14). Zum *Instrumentarium* gehören neben dem Venenkatheter eine Injektionsspritze mit Spüllösung (physiologische Kochsalzlösung), sterile Handschuhe, steriles Tuch, Lokalanästhesie, Desinfektionsmittel, Katheterfixationsmaterial und ein Venendruckmeßgerät. Von den einzelnen Venenkathetermodellen haben sich der Cavafix, Vygon oder auch der Venoflex der Fa. Braun/Melsungen bewährt.

Technik der Armvenenkatheter. Die ulnar verlaufende V. basilica ist günstiger als die am radialen volaren Unter- und Oberarm verlaufende V. cephalica direkt zu punktieren. Obwohl im Bereich der Ellenbeuge punktiert wird, ist die Thrombosierung wegen des recht engen Venenlumens nicht selten und beim Legen des Katheters sind nur durch vorsichtiges Drehen des Armes und Hin- und Herschieben des Katheters die Venenklappen immer problemlos zu überwinden. Die Nadel sollte vor der Venenpunktion einige Zentimeter subkutan vorgeschoben werden, der Katheter selbst wird nach Entfernen der Staubinde etwa 50 cm eingeführt. Naht und Verband sorgen für eine stabile Fixation. Nicht selten kommt es zu einer Fehllage der Katheterspitze in die V. jugularis hinein. Legt man wegen der Behinderung der Armbewegungen den Katheter an den paretischen Arm, so ist die Rate an thrombotischen Komplikationen noch höher, wenn man nicht Schutzvorkehrungen wie Durchbewegen etc. streng handhabt.

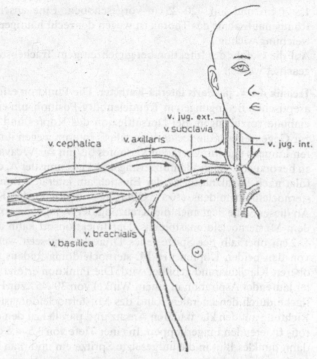

Labels on figure: v. cephalica, v. axillaris, v. jug. ext., v. subclavia, v. jug. int., v. brachialis, v. basilica

Abb. 14. Venöse Zugänge über die V. subclavia, V. jugularis interna und V. jugularis externa. (Nach Lawin 1977)

Technik der V. jugularis externa-Katheter. Die V. jugularis externa tritt bei Kopftieflagerung und Drehen des Kopfes zur Gegenseite in der Mitte des M. sternocleidomastoideus hervor, ggf. ist eine verbesserte Darstellung auch erst nach Kompression des Gefäßes oberhalb der Clavicula und Pressenlassen des Patienten möglich. Die Kopftieflagerung schützt vor der Gefahr einer Luftembolie. Die Drehung des Kopfes zur Gegenseite und nach dorsal soll das Vorschieben des Katheters durch die Venenklappen und die unregelmäßige Einmündung der V. jugularis externa erleichtern helfen. Hindernisse sind gelegentlich auch durch Schulter- und Armbewegungen zu überwinden. Die rechte Vene sollte bevorzugt werden, da der Weg zur oberen Hohlvene hier kürzer und gerader ist. Der Katheter wird rechts etwa

15-20 cm und links 20-25 cm vorgeschoben. Eine anschließende Röntgenaufnahme des Thorax ist wegen der recht häufigen Lageabweichung wichtig.
Auf die Gefahr der Infektion bei gleichzeitigem Tracheostoma muß geachtet werden.

Technik der V. jugularis interna-Katheter. Die Punktion erfolgt unter aseptischen Bedingungen in Trendelenburg-Position, um einer Luftembolie vorzubeugen. Bei Dorsalflexion des Kopfes und Drehung zur Gegenseite ist die rechte V. jugularis interna wegen ihres größeren Lumens und ihres geraden Verlaufes bis hin zur V. cava superior zu bevorzugen. Nach Identifizierung und Fixierung der A. carotis erfolgt nach Lokalanästhesie der Einstich am lateralen Rand des M. sternocleidomatoideus etwa 3 Querfinger oberhalb der Klavikula. An dieser Stelle liegt auch die Kreuzung der V. jugularis externa mit dem M. sternocleidomastoideus. Der Injektionsort kann aber auch 1-2 cm oberhalb der Spitze jenes Dreiecks angesetzt werden, das von den beiden Köpfen des M. sternocleidomastoideus und dem oberen Klavikularand gebildet wird. Die Punktion erfolgt dann unter laufender Aspiration in einem Winkel von 30-45° zur Hautoberfläche durch den lateralen Rand des M. sternocleidomastoideus in Richtung auf den klavikulären Ansatz und parallel zu den die A. carotis fixierenden Fingerkuppen. In einer Tiefe von 3,5-4,5 cm strömt dann dunkles Blut in die aufgesetzte Spritze ein und man führt den Katheter bis in die V. cava superior ein. Das Auffinden des Venenlumens kann ggf. durch Pressenlassen des Patienten oder langsames Zurückziehen der Punktionsnadel erleichtert werden, da manchmal auch Vor- und Rückwand der Vene gleichzeitig perforiert werden können und man beim Zurückziehen erst das Venenlumen erreicht.

Technik der V. subclavia-Katheter infraclaviculär. Die V. subclavia kann selbst im Schock wegen ihrer bindegewebigen Fixierung nicht kollabieren und wird daher in Notsituationen immer als erste Vene punktiert. Sie liegt am weitesten ventral von allen Strukturen der oberen Thoraxapppertur; hinter ihr liegen der M. scalenus ventralis, dahinter die A. subclavia und der Plexus brachialis, ganz dorsal die Lungenspitze.
Nach Hautdesinfektion erfolgt beim wachen Patienten eine Lokalanästhesie, günstig kann ein leichter Zug am angelegten Arm nach kaudal sein, der Kopf ist immer leicht zur Gegenseite bei Kopftiefla-

gerung zu drehen. Der Punktionsort liegt dicht unterhalb der Klavikula in der Klavikulamitte (Medioklavikularlinie), die Stichrichtung ist praktisch parallel zur Patientenauflage flach zur Haut in Richtung auf den Oberrand des Sternoklavikulargelenkes bzw. dem Jugulum oberhalb des Manubriums sterni. Die Nadel gleitet unter ständiger Aspiration bei aufgesetzter Spritze zwischen der 1. Rippe und der Klavikula hindurch auf die Rückseite des medialen Klavikuladrittels und es kommt dann in einer Tiefe von etwa 4–6 cm zu einem plötzlichen Blutfüllen.

Die Tropfenfolge im Infusionssystem zeigt atemsynchrone Schwankungen, eine Röntgenkontrolle hat zum Ausschluß eines Pneumothorax und zur Beurteilung der Katheterlage zu erfolgen; die Katheterspitze sollte etwa in Höhe der Tracheabifurkation liegen.

Da auch bis 12 Stunden nach der V. subclavia-Punktion noch ein Pneumothorax auftreten kann, sollte eine mißlungene Punktion der V. subclavia möglichst nicht innerhalb von 12 Stunden und nie ohne Röntgenkontrolle des Thorax auf der Gegenseite wiederholt werden.

Punktion der V. subclavia bzw. V. brachiocephalica supraklavikulär. In Kopftieflage und leicht zur Gegenseite gedrehtem Kopf sucht man den Angulus claviculo-sternocleidomastoideus, der Punktionsort liegt dann etwa 1,5–2 cm lateral vom Manubrium sterni supraclaviculaer. Die Stichrichtung verläuft rechts in einem Winkel von 40° und links in einem Winkel von 60° zur Sagittalebene, der Winkel zur horizontalen Ebene beträgt etwa 15–20°. Die V. brachiocephalica bzw. V. anonyma kann hinter dem Manubrium sterni erreicht werden. Die Gefahr eines Pneumothorax im Vergleich zur infraklavikulären V. subclavia-Punktion wird unterschiedlich groß beurteilt, in der Praxis hat sich die supraklavikuläre Punktion nicht durchgesetzt.

Komplikationen der zentralen Venenkatheter.
Hämatome im Bereich der Punktionsstelle bedürfen meist keiner besonderen Behandlung. Arterienpunktionen sind ebenso wie Pneumothorax, Hämatothorax und Schlingenbildungen als Frühkomplikationen zu werten, die bei der Punktion der V. basilica nicht beobachtet werden. Bei Unerfahrenheit kann es zur Beschädigung des Katheters oder gar zum Abscheren der Katheterspitze kommen, wenn der Katheter durch die Kanüle zurückgezogen wird, statt den Katheter *mit* der Kanüle zurückzuziehen bzw. zu entfernen.

Intrakardiale *Katheterfehllagen* können zu Herzwandperforationen oder auch Herzrhythmusstörungen führen, es ist daher durch Röntgenkontrolle immer darauf zu achten, daß die Spitze des Katheters in der oberen Hohlvene liegt und demzufolge der obere Rand von der vorderen Projektion der 3. Rippe rechts nicht nach kaudal überschritten wird. Bei der Betreuung auf Intensivstationen ist zu beachten, daß Kopf- und Körperbewegungen die Katheterspitzenlage beeinflussen können, so kann durch Vorbeugen von Kopf und Rumpf die Katheterspitze bis zu 7 cm tiefer treten.

Bei jeder Fehllage der Katheterspitze in einer kleineren Vene, z. B. der V. axillaris, V. subclavia oder V. jugularis interna, besteht nicht nur eine erhöhte *Thrombosegefahr,* sondern der gemessene Venendruck entspricht auch nicht dem zentralen Venendruck.

Der *Pneumothorax* tritt meist bei einer Punktion der V. subclavia oder der V. anonyma auf (in etwa 2–5%), eine Pleuradrainage ist aber nur bei einem totalen Pneumothorax oder Spannungspneumothorax notwendig. Der häufiger zu beobachtende Mantelpneu erfordert eine sorgfältige Überwachung ohne aktives Vorgehen.

Während die *Luftembolie* durch Flachlagerung des Patienten, Kopftieflagerung bei Punktion der V. jugularis externa und Aufsetzen einer Spritze auf die Kanüle mit dauernder Aspiration während des Vorschiebens verhindert werden kann, sind *Venenthrombosen* und bei längerer Verweildauer oder unsterilem Arbeiten eine *Kathetersepsis* nicht selten. Die Sepsisrate nimmt mit der Verweildauer zu und verlangt bei einem solchen Verdacht eine sofortige Entfernung des Katheters und den Nachweis potentieller Sepsiserreger an der Venenkatheterspitze.

Zu den *Spätkomplikationen* zählt man neben der Rötung der Punktionsstelle besonders die Thrombosen, Thrombophlebitiden, den Verschluß des Katheterlumens und die Sepsis.

Man soll daher Jugularis- oder Subklaviakatheter immer dann bevorzugen, wenn lange Katheterliegezeiten zu erwarten sind, da die Thrombosen der Armvenenkatheter zweifellos am häufigsten sind.

Prophylaxe der Komplikationen und Pflege des Katheters. Eine strenge Indikationsstellung und eine sachgerechte Handhabung des Punktionsbesteckes sind zwingend, immer ist beim Einführen des Katheters aseptisch vorzugehen. Röntgenkontrolle sofort nach Einlegen des Katheters und ggf. wiederholte Kontrollen im Verlauf sind nötig; der Katheter ist an der Austrittsstelle mit einem speziellen Pflasterverband zu fixieren. Täglich hat Verbandswechsel zu erfolgen, bei dem die Kathetereintrittsstelle gereinigt und ggf. mit desinfizierenden Sprays oder Lösungen versorgt wird. Eine kontinuierliche Heparinisierung senkt das Thromboserisiko deutlich, so daß bei Patienten, die nicht bereits eine low dose-Heparinisierung erfahren, immer geringe Heparindosen (200 I. E. Liquemin) zur laufenden Infusion hinzuzufügen sind. Im Notfall sollte man die V. jugularis externa nicht punktieren, da mit Schwierigkeiten beim Vorschieben zu rechnen ist. Bei der V. subclavia-Punktion sollte die Kanüle nicht im Augenblick der Inspiration vorgeschoben werden. Ist eine V. subclavia-Fehlpunktion erfolgt, so muß aus Sicherheitsgründen anschließend nur auf der selben Seite die V. anonyma oder V. jugularis interna punktiert werden. Erst nach Ablauf von 12 Stunden kann bedenkenlos auch auf der Gegenseite nach erneuter Röntgenkontrolle punktiert werden.

Steriles Abdecken der Punktionsstelle und Arbeiten mit Handschuhen ist auch beim Legen des Armvenen-Katheters zu empfehlen. Erfolgt die Röntgenkontrolle nicht unmittelbar nach dem Legen des Katheters, so sollten nur isotonische Flüssigkeiten infundiert werden, um nicht durch eine zu tiefe Lage der Katheterspitze Herzrhythmusstörungen zu verursachen.

Bei voll antikoagulierten Patienten (Vollheparinisierung) sind oberflächliche Venen, wie z. B. die V. basilica oder V. jugularis externa zu bevorzugen, da eine eventuell notwendige Hämostase leichter möglich ist. Die Punktion der V. subclavia oder V. brachiocephalica (V. anonyma) ist dagegen von Notfällen abgesehen kontraindiziert, wenn eine Vollheparinisierung besteht.

4.9.2.3 Der Kontrastmittelzwischenfall

Die häufigsten Antigene bei der allergischen Reaktion vom anaphylaktischen Typ sind Medikamente wie Penicillin oder jodhaltige Kontrastmittel, selten auch Nahrungsmittel, Inhalationsallergene oder Insektenstichallergene. In der Neurologie spielen die Kontrastmittelzwischenfälle im Gefolge von Arteriographien, Diskographien, Chymopapain-Injektionen die Hauptrolle, seltener sind allergische Reaktionen nach Medikamentengaben (insbesondere Dextrane, Humanalbumin, Hydroxyaethylstärke, Penicillin etc.). Es können aber auch bei der Intrakutantestung oder Desensibilisierung mit kleinsten Allergenmengen schon schwere Schockzustände ausgelöst werden. Die allergische Reaktion wird innerhalb von wenigen Sekunden bis etwa 20 Minuten, seltener auch noch nach Stunden, klinisch manifest.

Leichte allgemeine Nebenerscheinungen wie Übelkeit, Brechreiz, Hitzegefühl oder auch lokale allergische Hautreaktionen können durch Beruhigung, Antihistaminikagaben und ggf. Cortisonderivate (z. B. 100 mg Solu-Decortin H und 2 mg Tavegil) ausreichend koupiert werden. Bei schweren allergischen Allgemeinreaktionen bis hin zum *anaphylaktischen Schock* ist therapeutisch folgendermaßen vorzugehen:

- Anlegen eines venösen Zuganges mit großlumiger Kanüle, ggf. Subklavia-Katheter.
- Adrenalin 0,1–0,3 mg i. v., d. h. 1–3 ml der in 10 ml physiologischer Kochsalzlösung verdünnten 1 mg-Ampulle Suprarenin; dabei ist die Herzaktion wegen der Arrhythmiegefahr genau zu überwachen.
- 250 mg Solu-Decortin-H i. v.
- Optimale Ventilation, ggf. Atemwege freihalten, O_2 nasal geben, ggf. auch Intubation.
- Bei Bronchospasmolytika bei Bronchospasmus (z. B. Euphyllin 0,24–0,48 g i. v. im Tropf mit einer Dosis von 20 mg/min).
- Antihistaminika (z. B. Tavegil 1 Ampulle à 2 mg i. v. und Calcium-Gluconicum 10 ml i. v.).
- Volumenersatzmittel (z. B. 5% Humanalbumin oder Plasmaexpander, wie z. B. Macrodex 6%.
- Bei Hypotonie neben Volumensubstitution zusätzlich Noradrenalin oder Dopamin-Tropf (Dopamin in einer Dosis von 1–10 µg/min).
- Bei Azidose Natriumhydrogencarbonat 4,2 bzw. 8,4% 100–200 mval je nach den Astrup-Werten. Dabei sollten pH-Werte unter 7,2 immer ausgeglichen werden, auf die Möglichkeit einer behandlungsbedürftigen Hypokaliämie ist zu achten. Natriumhydrogencarbonat 8,4% darf unverdünnt nur über einen Cava-Katheter gegeben werden.

Prognose. Nach der Akutbehandlung soll die Kortikoid- und Antihistaminika-Therapie zum Schutz vor einer erneuten Exazerbation über 24–48 Stunden fortgeführt werden. Der Patient ist über die Art der Überempfindlichkeitsreaktion aufzuklären und ein Allergiepaß auszuhändigen.

In Notsituationen eines anaphylaktischen Schockes. Suprarenin in einer Dosis von 0,3 mg (= 3 ml der verdünnten Lösung) sublingual und intraconchal spritzen.

4.9.2.4 Pulmonale Notfallsituationen

Ursachen, Pathogenese und Einzelheiten der Therapie sind den internistischen Lehrbüchern zu entnehmen; an dieser Stelle sollen nur stichwortartig die für die Notfallversorgung notwendigen Therapiemaßnahmen aufgeführt werden.

a) Asthma bronchiale

● Bronchospasmolyse mit Bronchospasmolytika.
Methyl-Xanthine (z.B. Euphyllin) 0,24 g i.v. oder 0,72 in 500 ml 0,9%iger NaCl-Lösung im Tropf über 12 bis 24 Stunden.
● *Beta-2-Rezeptor-Stimulatoren.* Salbutamol (Sultanol), Terbutalin (Bricanyl) oder ein Berotec-Spray als Dosieraerosol; Salbutamol kann auch in Kochsalzlösung inhaliert werden.
Terbutalin (Bricanyl) 0,25 mg (= ½ Ampulle) subkutan 4 × täglich.
● *Sekretolytika.* Sie sind intravenös als auch im Inhalat zu geben, z.B. Bromhexin (Bisolvon).
● *Sekretentfernung.* Abklopfen, ungezieltes Absaugen nasotracheal oder gezieltes Absaugen intratracheal nach Intubation. Bronchialtoilette s. Kap. 4.2.5.3.
● *Antiphlogistisch.* Bei allergischer Genese Kortikoide (z.B. Solu-Decortin-H oder Dexamethason A) und Chromoglykat (Intal); bei infektiöser Genese Antibiotika, z.B. Ampicillin, Amoxicillin oder Tetrazykline.
● *Sauerstoffinsufflation.* Die Sauerstoffinsufflation kann bei Cor pulmonale oder ausgeprägtem Lungenemphysem zu einem Atemstillstand führen, da die Steuerung des Atemzentrums vorwiegend über den Sauerstoffmangel erfolgt. Sauerstoff ist daher bei Verdacht auf schweres Lungenemphysem nur in Dosen bis zu 2 l/min über die Nasensonde zu geben.
● *Sedierung.* z.B. mit Diazepam (Valium) in einer Dosis von 5–10 mg i.v.

Bei einem *Status asthmaticus* sind bis 500 mg Prednison und zusätzlich Sekretolytika (2-4 Ampullen Bisolvan i.v.), Spasmolytika (z.B. 0,24-0,48 Euphyllin i.v.), ggf. 1 Ampulle Lanitop oder ¼ mg Kombetin, 1-2 Ampullen Alupent i.v., O_2-Gaben und bei Bedarf Natriumbicarbonat zu geben.

b) Lungenödem

● *Unblutiger Aderlaß.* Der Stau des venösen Rückflusses aus den Extremitäten (insbesondere untere Extremitäten) ist am leichtesten möglich. Die Lagerung erfolgt halbsitzend, die Beine hängen tief nach unten. Gegebenenfalls kann auch ein blutiger Aderlaß erfolgen.

● *Diuretika zur medikamentösen Verringerung des intravasalen Volumens.* z.B. Furosemid (Lasix) 40-100 mg i.v.

● *Reduktion der Vor- und Nachbelastung des linken Ventrikels.* Nitroglycerin 1-2 Kapseln, d.h. 0,8-1,6 mg alle 10 Minuten sublingual; Nitroglycerin (Nitrolingual) kann auch i.v. gegeben werden, wobei 45 mg Nitroglycerin in 500 ml physiologischer Kochsalzlösung aufgelöst werden sollten (Trinitrosan). Es kommt zu einer deutlichen Verbesserung der Hämodynamik innerhalb weniger Minuten, wenn die Dosis minimal bei 0,6 mg/Std, maximal bei 6 mg/Std liegt.

● *Positiv inotrop wirksame Substanz mit gleichzeitiger Verbesserung der Nierendurchblutung und der Diurese.* Dopamin i.v. in einer Dosierung von 3-6 µg/kg KG/min. Dopamin wird dabei in 0,9%iger NaCl-Lösung aufgelöst (erst ab Dopamin-Dosen von über 10 µg/kg KG/min kommt es zu einer bevorzugten α-Rezeptor-stimulierenden Wirkung des Dopamins).

● *Digitalisglykoside.* Hier bieten sich zur Herzinsuffizienzbehandlung Methyldigoxin (Lanitop) oder Acetyldigoxin (Novodigal) an. Bei normalem Serum-Kalium-Spiegel erfolgt eine schnelle Aufsättigung auf 1 mg innerhalb von 2-3 Stunden mit Einzeldosen von jeweils 0,2 mg. Die mittlere Vollwirkdosis (Körperbestand) liegt für Digoxin wie auch Digitoxin bei 0,8-1,2 mg.

● *O_2-Insufflation,* z.B. 5 l/min. Gegebenenfalls ist eine Intubation und maschinelle Beatmung mit einem PEEP notwendig.

● *Sedierung,* z.B. Diazepam (Valium) 5-10 mg i.v., Eukodal 10 mg i.v., i.m. oder subkutan. Bei stark unruhigen Patienten hat sich auch Morphin 10-20 mg oder Dolantin 100 mg bewährt.

• *Flüssigkeitsentziehung bei eingeschränkter Nierenfunktion.* Osmotische Durchfälle sind durch Gabe von 70%iger Sorbit-Lösung oral oder über den Magenschlauch zu erreichen. Diese Maßnahmen sind aber erst durchzuführen, wenn Furosemid mit Dosen bis 250 mg i.v. und auch ein unblutiger Aderlaß zu keinem Effekt geführt haben.

c) Lungenembolie

Zur Vermeidung weiterer Embolieschübe sollten die Beine möglichst hochgelagert und bis über die Knie gewickelt werden.
• *Analgesierung und Sedierung.* z.B. Morphinderivate (Eukodal 10 mg i.v., Dolantin 100 mg i.v.).
• *Antikoagulantien.* Heparin (Liquemin) 3000 I.E. i.v.; weitere 12000 I.E. im Tropf einer 500 ml physiologischen Kochsalzlösung über 12 Stunden. Dann je nach Klinik s. Kap. 4.6.1.
• *Therapie des Cor pulmonale,* z.B. mit Nitroglycerin, Dopamin, Digitalisglykosiden (s. oben).
• *O$_2$-Insufflation*
• *Streptokinasebehandlung,* ist zur Fibrinolyse bei schwerer Lungenembolie ohne Hämoptisen zu erwägen. Die Dosis liegt bei initial 250000 E. Streptokinase i.v., anschließend stündliche Weitergabe von jeweils 100000 E. Die Indikation zur Fibrinolyse wie auch die operative Thrombembolektomie ist nur in Zusammenarbeit mit dem Kardiologen und ggf. Herzchirurgen zu erwägen.

4.9.2.5 Kardiale Notfallsituationen

An erster Stelle stehen die Sicherstellung der Atmung, die Sorge um ein ausreichendes Herzzeitvolumen und das Anlegen eines venösen Zuganges.

a) Akute Herzinsuffizienz

Die Oberkörperhochlagerung und die Tieflagerung der Beine bringt sofort erste Erleichterung. Die weitere Therapie entspricht den Prinzipien der Lungenödembehandlung.
• *Digitalisierung.* Die Aufsättigung mit Digoxin oder Digitoxin-Präparaten kann innerhalb von 3–5 Stunden bei normalem Serum-Kalium-Spiegel erfolgen. Die Vollwirkdosis liegt für Digoxin und Digitoxin bei 0,8–1,2 mg. Bei erhöhten Serum-Kreatinin-Werten ist Digito-

xin vorzuziehen. Im Rahmen der Schnellsättigung ist auf die Gefahr eines erniedrigten Serum-Kalium-Spiegels zu achten, da hierbei eine erhöhte Glykosid-Empfindlichkeit besteht.

Bei Dauertherapie darf Digoxin bei Niereninsuffizienz nur gegeben werden, wenn die Tagesdosis reziprok zum Kreatininwert genommen wird; d. h. bei einem Kreatininwert von 2 mg nur die Hälfte, bei einem Kreatininwert von 4 mg nur ein Viertel der üblichen Tagesdosis.

- *Nitroglycerin.* Die Dosis liegt zwischen 0,6-6,0 mg/Std, Nitroglycerin wird in 500 ml 0,9%iger NaCl-Lösung gelöst.

- *Diuretikum.* z. B. Furosemid (Lasix) in einer Dosis von 40-100 mg i. v.

- *Dopamin-Tropf.* z. B. 50 mg in 500 ml 0,9%iger NaCl-Lösung. In Dosen von 2,5-4 μg/kg KG/min wird die Nierendurchblutung gesteigert, das Harnvolumen entsprechend erhöht und es kommt durch die leichte β-Rezeptoren-stimulierende Wirkung zu einem positiv inotropen Effekt. Nur wenn ein α-Rezeptoren-stimulierender Effekt erwünscht ist, ist die Dopamin-Dosis oberhalb von 10 μg/kg KG/min einzustellen. Ein noch stärkerer β-Rezeptoren-stimulierender Effekt am Herzen wird durch die zusätzliche Gabe von Dobutamin (Doputrex) in einer Dosis von 2,5-10 μg/kg KG/min erreicht.

b) Akuter Herzinfarkt

- *Sofortmaßnahmen.* Schnell wirksame Nitrate wie Nitroglycerin (Nitrolingual als Kapsel oder Spray) sollen in mehrfachen Dosen sofort in Abständen von 2-3 Minuten unter Blutdruckkontrolle gegeben werden. Neben dieser sublingualen Applikation kann zusätzlich Nifedipin (Adalat) verabreicht werden. Kommt es zum Verschwinden der Schmerzsymptomatik, muß ein Angina pectoris-Anfall vermutet werden. Bei Nichtansprechen mit über 15 Minuten anhaltender Schmerzsymptomatik ist ein Herzinfarkt zu vermuten. Man gibt dann weiter Nitroglycerin i. v. in einer Dosis von 1,5-7,5 mg/Std. Zusätzlich sind folgende weitere Therapiemaßnahmen notwendig:
- *Sedierung und Analgesierung* mit Morphinderivaten und/oder Sedativa.
- *O_2-Nasensonde.*
- *Antiarrhythmika.* z. B. Xylocain (Lidocain) bei ventrikulären Extrasystolen von mehr als 15/min. Je nach Klinik kann auch Xylocain

in einem Bolus von 100 mg als Rhythmusprophylaxe gegeben werden und anschließend ein Dauertropf mit 100 mg/Std angeschlossen werden.

• *Antikoagulation* mit Heparin.

• Gezielte Behandlung einer eintretenden Bradykardie, Tachykardie oder Herzinsuffizienz (bei hypertonen, tachykarden Patienten, d.h. einer adrenergen Reaktion, kann z.B. ein Beta-Blocker (2-3 mg Metoprolol) indiziert sein, wenn eine Linksherzinsuffizienz ausgeschlossen ist).

c) Bradykarde Herzrhythmusstörungen

• *Atropin.* 0,5-1 mg i.v. wirken günstig bei Sinusbradykardien oder Bradykardien durch einen erhöhten Vagustonus. Vorsicht ist bei Glaukom oder Harnretention gegeben.

• *Orciprenalin* (Alupent). Man bereitet eine Infusion von 15 mg in 500 ml 0,9%iger NaCl-Lösung vor, die Dosierung liegt bei 0,6-1,8 mg/Std in Abhängigkeit von Pulsfrequenz und dem Auftreten von potentiellen Nebenwirkungen (Extrasystolen, Kammertachykardien etc.). Zu beachten ist, daß Alupent bei Azidose unwirksam sein kann und dann vor Applikation der Azidoseausgleich nötig ist.

• *Einführen eines passageren Schrittmachers* kann bei unzureichender medikamentöser Therapie nötig sein. Er wird in Notsituationen transoesophageal gelegt, günstiger ist aber die Zufuhr über die linke V. cubitalis, wobei der Schrittmacher dann mit seiner Spitze in den rechten Ventrikel zu liegen kommt. Die Stimulationsfrequenz liegt bei 70/min bei einer Stromstärke von 4 mA. Je nach Klinik hat der Schrittmacher in „Demand-Stellung" eingestellt zu werden.

d) Tachykarde Herzrhythmusstörungen

Tachykardien bis zu einer Herzfrequenz von etwa 220/min sind medikamentös zu behandeln, bei Frequenzen oberhalb von 220 ist das Herzzeitvolumen so niedrig, daß meist Bewußtlosigkeit besteht und eine absolute Indikation zur Elektrodefibrillation gegeben ist. Die Defibrillation erfolgt mit einem Stromimpuls von 200-400 Wsec; im übrigen ist wie bei einem Herzstillstand zu verfahren (Kap. 4.9.2.1). Nach der gelungenen Defibrillation muß die elektrische Instabilität mit einem Xylocain-Tropf behandelt werden. Die medikamentöse

Therapie der tachykarden Herzrhythmusstörung unterhalb von 200–220/min erfolgt mit Antiarrhythmika:

Kammertachykardie (maligne ventrikuläre Extrasystolie)
- Lidocain (Xylocain). Zunächst ein Bolus von 100 mg i.v., anschließend Anlegen eines Xylocain-Dauertropfes mit 2 Ampullen à 5 ml 20%iges Xylocain in 500 ml 0,9%iger NaCl-Lösung. Die Infusionsgeschwindigkeit liegt bei 1–4 mg/min.
- Phenytoin (Phenhydan) ist bei Verdacht auf Digitalisintoxikation in einer Dosis von 250 mg i.v. zu geben.
- Mexiletin (Mexitil).

Sinustachykardie
- Carotisdruckversuch
- Verapamil (Isoptin) in einer Einzeldosis von 5 mg.
- Beta-Rezeptorblocker: z.B. Visken in einer Einzeldosis von 0,4 mg i.v. oder Beloc in einer Einzeldosis von 5 mg i.v. Beta-Blocker sind erst bei Therapieresistenz gegenüber Verapamil oder auch Xylocain indiziert und erfordern wegen der Gefahr eines Herzstillstandes eine optimale Herz-Kreislauf-Überwachung.
- Rasche Aufsättigung mit Digitalis (Digoxin 0,5–1 mg i.v.) innerhalb weniger Stunden, insbesondere bei Sinustachykardien (auch paroxysmale). Bei einem Volumenmangel (ZVD?, Exsikkosezeichen?) ist die Substitutionsbehandlung vor weiteren medikamentösen Maßnahmen zwingend.

Tachyarrhythmia bei Vorhofflimmern oder Vorhofflattern („Tachyarrhythmia absoluta"). Die schnelle Aufdigitalisierung mit 0,5–1,0 mg i.v. und die Gabe von 1–2 Ampullen Verapamil (Isoptin) zur Frequenzsenkung ist die Therapie der 1. Wahl.

4.9.2.6 Gastrointestinale Blutungen

Die Art der Therapie bestimmt sich aus der Blutungsstärke und der Blutungsursache; eine Gastroskopie, ggf. mit Biopsie, und/oder eine Röntgenuntersuchung sind immer dann indiziert, wenn es der Zustand des Patienten erlaubt und eine therapeutische Konsequenz zu erwarten ist.

Tabelle 21. Nomogramm zur Bestimmung der Körperoberfläche aus Größe und Gewicht bei Erwachsenen. [Nach der Formel von Du Bois u. Du Bois, Arch. Int. Med. 17: 863 (1916)]

Größe in Zentimetern	Körperoberfläche in Quadratmetern	Gewicht in Kilogramm
200	2,9	160
	2,8	150
	2,7	140
190	2,6	130
	2,5	
	2,4	120
180	2,3	110
	2,2	105
170	2,1	100
165	2,0	95
	1,9	90
160		85
	1,8	80
155	1,7	75
150		70
	1,6	65
145	1,5	60
140	1,4	55
135		
	1,3	50
130		
	1,2	45
125		
		40
120	1,1	
115	1,0	35
110		30
	0,9	
105		25
	0,8	
100		
95	0,7	20
90		
	0,6	
85	0,58	15

a) Ulkusblutung bzw. Erosionsblutung

- Volumensubstitution
- Sedierung
- H$_2$-Blocker, z. B. Cimetidin (Tagamet) 300 mg i. v. alle 6 Stunden. Manche Autoren bevorzugen Ranitidin (Zantic), weil es weniger Enzyminduktionen oder -inhibitionen verursachen soll.
- Magensonde, diagnostisches Spülen mit Wasser und anschließende Gabe von Antacida (z. B. Maaloxan) in kurzen Intervallen. Die Spülung mit Eiswasser wird unterschiedlich gehandhabt.
- Korrektur von Gerinnungsstörungen, Faktorensubstitution und ggf. Gabe von Frischblut.
- Somatostatin-Infusion 250 µg/Std: Somatostatin ist aber erst zu geben, wenn die Blutung mit den vorangegangenen Therapiemaßnahmen nicht zum Stehen gekommen ist und möglichst die Notfallgastroskopie die Ulkusblutung gesichert hat. Arteriell spritzende Blutungen sind chirurgisch zu behandeln.

b) Varizenblutung

Neben den Maßnahmen, wie sie bei der Ulkusblutung beschrieben sind, muß eine *Sengstakensonde* zur Kompression der Oesophagusvarizen gelegt werden. Der Darm ist mit Abführmitteln von altem Blut zu entleeren, ggf. muß der Darm mit nicht resorbierbaren Antibiotika (Neomycin) entkeimt werden.

Die Dekompression des proximalen Ballons der Sengstakensonde darf frühestens 48 Stunden nach Stillung der Blutung erfolgen. *Vasopressin-Infusionen* (20 E. Vasopressin in 100 ml Glukose 5%) sind in 20 Minuten i. v. zu geben und können alle 6 Stunden wiederholt werden; sie sind aber bei Koronarinsuffizienz kontraindiziert.

Die *Leberkomaprophylaxe* beinhaltet neben der Gabe von Neomycin und der Entleerung des Darmes eine angepaßte parenterale Ernährung mit entsprechenden Aminosäuregemischen. Die verwandten Medikamentendosen haben die Körpergröße, das Körpergewicht und damit die Körperoberfläche zu berücksichtigen (Tabelle 21).

4.9.2.7 Diabetes mellitus

Hyperglykämien sind nach den bekannten Richtlinien mit Alt-Insulin und der Umsetzung auf eine Diabetiker-Ernährung zu behandeln. Bei einem *Coma diabeticum* ist folgendermaßen vorzugehen:

1. Kontinuierliche Zufuhr von 4 I.E. Insulin/Std über eine Infusionspumpe.
2. Korrektur der Azidose bei pH-Werten von 7,1 und weniger mit Natrium-Bicarbonat.
3. Exsikkose-Behandlung mit hypoosmolaren Lösungen.

Bei der Exsikkose-Behandlung ist zu beachten, daß durch die Zufuhr von hypoosmolaren Lösungen die Gefahr des intrazellulären Wassereinstromes und demzufolge die Möglichkeit einer Hirnödemzunahme mit Hirndruckzeichen besteht. Je nach dem cerebralen Befund ist daher von dem üblichen Infusionsgemisch aus jeweils ⅓ isotoner Natriumbicarbonat-Lösung 4,2%, isotoner Natrium-Chlorid-Lösung 0,9% und 5%iger Laevulose-Lösung bzw. Aqua pro infusione abzuweichen. Statt hypotoner Lösungen sollte bei Patienten mit der Gefahr eines Hirnödemes eine isotone Lösung verwandt werden, da es hierunter nicht zu einem raschen Abfall der extrazellulären Osmolarität kommt. Wird die Behandlung mit hypoosmolaren Lösungen für zwingend angesehen, so sind zusätzlich zur Anhebung des onkotischen Druckes Humanalbumin 20% oder Plasmaersatzstoffe zu geben.

Die *Dosierung des Alt-Insulins* erfolgt mit einer kontinuierlichen Zufuhr von 4 I.E. Insulin/Std über eine Infusionspumpe. Humanalbumin oder Haemaccel sollte als Trägersubstanz verwandt werden, um eine unerwünschte Adsorption von Insulin am Infusionsbehälter und dem Schlauchsystem zu vermeiden. Mit dieser relativ niedrigen kontinuierlichen Insulingabe vermeidet man nicht nur hypoglykämische Gegenreaktionen oder eine Hypokaliämie, sondern auch die Entwicklung eines Hirnödems, was für cerebralgestörte Patienten besonders wichtig ist. Nur in Ausnahmefällen können höhere Alt-Insulin-Dosen, z.B. eine initiale Bolusinjektion von 20–38 I.E. Insulin-Dosis nötig werden, insbesondere wenn die Blutglukosewerte über 400–500 mg% liegen. Nach einem solchen Bolus kann dann kontinuierlich mit 4 I.E./Std Alt-Insulin weiterbehandelt werden.

Auf den *Ausgleich einer Hypokaliämie* ist zu achten, da diese unter der Insulin-Behandlung durch den Einstrom von Kalium in den Intrazellulärraum eintreten kann. Ein ähnliches Phänomen wird auch beim Ausgleich der metabolischen Azidose beobachtet, da auch hierbei durch den Aufbau von Glykogen aus Glukose Kalium aus dem Extrazellulärraum in den Intrazellulärraum transportiert wird. Es ist daher bei der Behandlung von Hyperglykämien immer eine regelmäßige Serum-Kalium-Kontrolle wichtig, um die digitalisierten Patienten vor Herzrhythmusstörungen auf dem Boden der eintretenden Hypokaliämie zu schützen.

Der kontinuierlichen Alt-Insulin-Gabe über eine Infusionspumpe ist spätestens ab Blutzuckerwerten von 200 mg% und weniger eine Glukose-Infusion hinzuzufügen. Wir verabreichen in solchen Fällen 2 × 500 ml Glukose 10% i.v. über 24 Stunden (d.h. 100 g Glukose). Eine Umstellung von Glukose auf Fruktose (Laevulose) zum Schutz vor infusionsbedingten Hyperglykämien ist nicht indiziert, da Fruktose zu Glukose metabolisiert wird.

4.9.2.8 Narkoseverfahren bei erhöhtem intrakraniellen Druck

Eine verzögerte und erschwerte Intubation kann durch den Abfall des arteriellen pO_2 und den Anstieg von pCO_2 zu starken intrakraniellen Druckanstiegen führen. Es ist daher auf eine schonende und möglichst schnelle Intubation nach vorangegangener O_2-Hyperventilation zu achten. Die Narkoseeinleitung soll nicht mit Ketanest, sondern mit einem Barbiturat erfolgen, da Ketanest zu einer deutlichen Steigerung, die Barbiturate aber zu einer Senkung des intrakraniellen Druckes beitragen können.

Die Narkose selbst kann sowohl mit Hypnotika als auch unter Neuroleptanalgesie durchgeführt werden, da unter beiden Substanzgruppen keine wesentlichen Unterschiede auf Hirndruck und Hirndurchblutung beobachtet werden. Halothane können aber durch die cerebrale Vasodilatation zu einer Hirndrucksteigerung beitragen.

4.10 Hirntodkriterien, Todeszeitbestimmung und Voraussetzungen einer Organtransplantation

Die klinische Feststellung des Hirntodes, d.h. des irreversiblen Verlustes sämtlicher cerebraler Funktionen, setzt bei einem beatmeten Patienten mit erhaltenen Kreislauffunktionen eine exakte Diagnose und die Kenntnis einer bekannten Grundkrankheit voraus. Dabei muß eine akute schwere primäre oder sekundäre Hirnschädigung vorliegen, damit die Voraussetzungen zur Feststellung des Hirntodes gegeben sind. Immer müssen zweifelsfrei Intoxikationen, schwere andere Medikamenteneinwirkungen, neuromuskuläre Blockaden (Relaxierung), primäre Unterkühlungen, metabolische oder endokrine Komata oder ein Kreislaufschock als mögliche Ursache oder wesentliche Mitursache des nachgewiesenen Hirnfunktionsausfalles zum Zeitpunkt der Untersuchung ausgeschlossen werden.

Bedingungen zur Feststellung des Hirntodes

1. Tiefe völlige Bewußtlosigkeit. Eine Reaktion auf Schmerzreize ist nicht zu beobachten; Narkotika, Elektrolytstörungen, Blutzuckerverschiebungen oder Störungen des Säure-Basen-Haushaltes sind ausgeschlossen.

2. Ausfall der Spontanatmung. Die Prüfung des Atemstillstandes erfolgt durch die Abnahme des Beatmungsgerätes. Vor der Unterbrechung der Beatmung ist eine alveoläre Hypoventilation mit reinem O_2 durchzuführen („apneic oxygenation"), um über eine dabei entstehende Hyperkapnie einen maximalen Atemanreiz herbeizuführen. Der Atemstillstand muß auch bei einem arteriellen CO_2-Druck von > als 60 mm Hg bestehen bleiben. Ist im Zustand der Beatmung der pCO_2 zwischen 35 und 45 mm Hg, so ist davon auszugehen, daß nach dem Abstellen des Respirators der pCO_2-Wert spätestens nach 1–2 Minuten oberhalb von 50 mm Hg liegt.

3. Ausfall aller cerebralen Reflexe. Die Pupillen sind lichtstarr, zumindest mittelweit, meist aber maximal weitgestellt; die Gabe von Mydriatika ist ausgeschlossen. Der okulozephale Reflex (sog. Puppenkopfphänomen) fehlt, d.h. die Augen bleiben bei Rotationsbewegungen des Kopfes immer starr geradeaus gerichtet. Bei festem Bulbusdruck tritt keine Bradykardie auf (okulo-kardialer Reflex). Die Cornealreflexe fehlen; der Ciliospinalreflex fehlt, so daß es bei einer Schmerzreizung in der Supraklavikulargrube niemals zu einer homolateralen Pupillenerweiterung kommt. Bei einer Eiswasserspülung bleiben beide Augen unbeweglich als Zeichen eines Ausfalles des vestibulooculären Reflexes. Schmerzreize im Trigeminusbereich zeigen keine Reaktion. Es fehlen Nies-, Husten-, Würge- und Schluckreflexe. Bei dem Absaugen aus der Trachea kommt es zu keinerlei Reaktion, insbesondere zu keiner Herz- oder Atemreaktion. Auch weitere Reize gehen ohne Herz- oder Atemreaktionen einher.

Reize im Bereich der Haut der Extremitäten führen nie zu motorischen Reaktionen im Hirnnervenbereich.

4. Isoelektrisches EEG. Ein Hirntod ist nicht anzunehmen, wenn noch eine EEG-Aktivität und damit Zeichen einer corticalen Aktivität vorliegen.

Das EEG soll über mindestens 30 Minuten abgeleitet werden, davon ca. 15 Minuten mit dreifacher Verstärkung. Die Zeitkonstante muß 1,0 sein, ein EKG soll auf dem 8-Kanal-Schreiber mitregistriert werden. Immer ist die Ableitung von einem Arzt zu überwachen. Grundlage der technisch optimalen EEG-Ableitung für die Hirntodbestimmung sind die Empfehlungen der Deutschen EEG-Gesellschaft zur Bestimmung der Todeszeit (1970). In dieser Empfehlung werden im Punkt II die Ableitetechnik wie folgt empfohlen, um das Erloschensein der kortikalen Aktivität sicherzustellen:

- Die EEG-Kontrollen müssen mehrmals wiederholt werden und frei von Artefakten sein. Die Dauer der einzelnen Ableitung sollte 30 Minuten nicht unterschreiten.
  Gruppen oder Serien von langsamen oder raschen Wellen, die im Abstand von mehreren Minuten auftreten können, entgehen bei einer zu kurzen Ableitungsdauer der Beobachtung.
- Für die Registrierung wird eine Zeitkonstante von 0,3 sec sowie ein möglichst großer Filter empfohlen, am besten von 70 c/sec. Zum Ausschluß sehr langsamer Frequenzen ist zeitweilig eine Zeitkonstante von 1,0 sec zu verwenden.
- Zwischenzeitlich muß mit hohen Verstärkungen (12-14 mm/ 50 μV und 20 mm/50 μV) abgeleitet werden.
- Der Abstand zwischen den einzelnen Elektroden sollte 8 cm nicht unter- und 10 cm nicht überschreiten: Ein zu geringer Elektrodenabstand verkleinert die Amplituden der Wellen und ein zu großer Elektrodenabstand birgt die Gefahr in sich, kleine Potentialaufbrüche in der Mitte von 2 Elektroden nicht registrieren zu können.
- Die Elektrodenwiderstände dürfen bei Oberflächenelektroden 10 kOhm nicht überschreiten. Größere Elektrodenwiderstände verringern die Amplituden der registrierten Wellen.

- Das EKG sollte auf einem Kanal fortlaufend mitregistriert werden, um kardiogene Artefakte ausschließen zu können.
- Zum Ausschluß spontaner myogener Aktivität im Hirnnervenbereich wird empfohlen, ein Elektromyogramm (möglichst von perioral) auf einem Kanal mitzuschreiben.
- Zu Beginn der Ableitung sollte durch willentlich ausgelöste Artefakte (Berühren der einzelnen Elektroden) die Funktionstüchtigkeit der einzelnen Verstärker nachgewiesen werden.
- Zusätzliche Stimulationsverfahren (z. B. Schmerzreize, Flimmerlicht, Karotissinusdruck) werden empfohlen, um evtl. zerebrale Reaktionen im EEG und EKG nachzuweisen.
- Die Ableitungen sollen vom Arzt überwacht werden.

Wegen der Artefakte im EEG gilt die Grundregel, daß keine Oberflächenpotentiale von mehr als $2 \mu V$ registriert werden dürfen, wenn die Kriterien eines Null-Linien-EEGs gewahrt bleiben sollen.

Soll der Hirntod als Folge einer direkten primären Hirnschädigung (z. B. nach schwersten Hirnverletzungen mit hochgradigen intrakraniellen Druckschädigungen, spontanen intrakraniellen Blutungen etc.) *vor* dem Aussetzen der Herzaktion festgestellt werden und zu Konsequenzen wie z. B. dem Absetzen der Intensivmaßnahmen oder einer Transplantation von Organen führen, so halten wir die Bedingung 4 zur Hirntodfeststellung für unabdingbar, da auch bei einmaligem Nachweis der Bedingungen 1, 2 und 3 selten einmal EEG-Aktivität z. B. im Rahmen von infratentoriellen Blutungen als Zeichen einer verbliebenen cerebralen Restfunktion zu finden ist. Diese Feststellung gilt unbeschadet der Erfahrungstatsache, daß in solch seltenen Fällen die Prognose immer infaust war.

Wenn *im Abstand von 6–12 Stunden erneut alle 4 Bedingungen* erfüllt sind, sehen wir die Kriterien eines irreversiblen Hirntodes für gegeben an.

Diese Kontrolluntersuchung in mehrstündigem Abstand erübrigt sich allerdings dann, wenn die angiographische Untersuchung, die zur Klärung der Ätiologie der Hirnschädigung eingesetzt wurde, einen Abbruch der Kontrastmittelsäule in Höhe der Schädelbasis erkennen läßt.

Nach den weiter unten aufgeführten Richtlinien des Wissenschaftlichen Beirates der Bundesärztekammer ist das EEG keine unabdingbare Voraussetzung mehr, wenn alle klinischen Voraussetzungen für einen Hirntod erfüllt sind und diese auch nach einem Beobachtungsintervall von 12 Stunden beim Erwachsenen erneut erhoben werden können. In unserer täglichen Praxis hat sich aber eine Kontrolluntersuchung in gebührendem Abstand von mindestens 6, maximal 12 Stunden mit gleichzeitiger Ableitung eines EEGs als wertvoller herausgestellt, um dann die Frage der weiteren Therapie endgültig zu entscheiden. Sind lediglich die Bedingungen 1 bis 3 zu erfüllen, fehlen also ein EEG und der Nachweis eines arteriellen Zirkulationsstillstandes an der Schädelbasis, so ist eine Beobachtungszeit von mindestens 12 Stunden zwingend, wie es vom Wissenschaftlichen Beirat der Bundesärztekammer in gleicher Weise gefordert wird.

Zur Feststellung des Hirntodes ist es aber nicht zwingend, daß auch die *spinalen Reflexe* ausfallen müssen. Es können nämlich sehr wohl noch spinale Reflexe erhalten bleiben oder wiederkehren, wenn der Körperkreislauf und die Lungenfunktion künstlich aufrechterhalten werden. Zu den spinalen Reflexen gehören die Muskeleigenreflexe an den Extremitäten, der Fußsohlenreflex und auch die Bauchhautreflexe. Auch Kreislauf- und Temperaturregulation können durch eine zervikale Steuerung erhalten bleiben oder wieder hergestellt werden. Einfache nicht komplexe Extremitätenbewegungen sind gleichfalls gelegentlich auch als spontane Bewegungen zu beobachten und sprechen nicht gegen einen bestehenden Hirntod.

Eine zerebrale *Arteriographie* ist beim zweimaligen Nachweis der oben genannten 4 Hirntodkriterien nicht mehr notwendig, sie erscheint uns aber mit Hilfe der digitalen Subtraktionsangiographie-Technik (DSA) durchaus vertretbar, um die Beobachtungszeit zu verkürzen. Mit dieser Untersuchungstechnik kann gleichzeitig der Nachweis einer optimalen renalen Durchblutung erfolgen. Ein sicherer Nachweis für einen Kontrastmittelabbruch ist demgegenüber mit einem Computertomogramm und Einstellung der Schädelbasis nach Kontrastgabe noch nicht zweifelsfrei möglich.

Dopplersonographisch kann man in Korrelation zum Abbruch der Kontrastmittelsäule in Höhe der Schädelbasis den Ausfall des intra-extrakraniellen Flusses der A. supratrochlearis nachweisen; funduskopisch sieht man ein Sludge-Phänomen der retinalen Venen. Neuere Methoden mit dopplersonographischer Erfassung der intrakraniellen Gefäße erlauben gleichfalls den Nachweis des arteriellen Flußstillstandes im Bereich der A. basilaris und der A. cerebri media.

Wendet man bei der Hirntoddiagnostik auch die von manchen Autoren empfohlenen *evozierten Potentiale* an, so ist festzuhalten, daß bei der Anwendung der akustisch evozierten Potentiale (AEP) die Welle 1 und nicht selten auch die Welle 2 bestehen bleiben können, welche ihre Generatoren außerhalb des Hirnstammes haben. Bei der Anwendung der somatosensorisch evozierten Potentiale (SEP) ist die Verschaltung der einzelnen Ableitelektroden zu beachten, da bei einer Verschaltung C/P gegen F nach Nervenstammstimulation von den Extremitäten her nie ein reproduzierbares Antwortpotential erhalten werden kann; wohl aber ist bei einer Ableitung vom Mastoid gegen eine Elektrode bei F_z oder gegen den Deltoideus ein Potential bei 11–12 ms zu erhalten, welches aber nicht vom Hirnstamm, sondern fortgeleitet vom oberen Halsmark her generiert wird. Entsprechend vorsichtig ist bei der Anwendung der evozierten Potentiale in der Hirntoddiagnostik zu verfahren und im Zweifelsfalle auf diese Untersuchungstechnik ganz zu verzichten.

Die **Todeszeitbestimmung** ist nicht nur wichtig, um mit der Feststellung des Hirntodes die kostspielige Intensivtherapie beenden zu können, sondern auch, um die bei isoliertem Hirntod noch hochqualitativen Organe (Niere, Hornhaut, Leber etc.) für eine Transplantation zur Verfügung zu haben. Die früher empfohlene Voraussetzung, innerhalb von 24 Stunden die bleibenden Kriterien einer irreversiblen cerebralen Schädigung nachzuweisen, haben sich als klinisch nicht notwendig und hinsichtlich der Voraussetzung zur Transplantation als oft schädlich herausgestellt, da innerhalb von 24 Stunden auch kardiale Dekompensationen mit Sekundärschäden an den potentiellen Transplantationsorganen auftreten können. Daher halten wir die Hirntoddiagnostik minimal 6 Stunden nach der ersten Feststellung aller 4 Kriterien für voll ausreichend und sehen uns dabei in Übereinstimmung mit der angloamerikanischen Literatur. Bedingung ist aber, daß 1 oder noch besser 2 erfahrene Intensivärzte unabhängig voneinander die Nachweiskriterien erheben und dokumentieren und diese keinem Transplantationsteam angehören dürfen.

Bei einem isolierten Hirntod ist der *Todeszeitpunkt* dann zugrunde zu legen, wenn die für die Todesfeststellung erforderlichen Kriterien nach Auffassung des behandelnden Arztes eindeutig nachgewiesen wurden. Dies besagt, daß die Todeszeit der Zeitpunkt ist, an dem die letzte zur Sicherung des Hirntodes notwendige Untersuchung beendet ist. Wenn eine Transplantation geplant ist, so werden erst *nach*

Abschluß der Hirntoddiagnostik die Angehörigen zu einer Aussprache in die Klinik gebeten. Liegt beim Verstorbenen kein Organspenderausweis vor, so ist nach geltendem Gewohnheitsrecht die Einwilligung der Angehörigen zur Organentnahme einzuholen. Dieses Gespräch ist immer vom behandelnden Arzt zu führen. Nach Laufs (1984) kann Organerhaltung wie auch Organentnahme post mortem ggf. auch gegen den Willen der Angehörigen erlaubt sein, wenn damit das Leben eines Patienten gerettet werden kann. Für den Juristen gilt dabei der Leitsatz: „Das Leben hat immer recht."

Ist eine *Organentnahme genehmigt bzw. möglich,* so ist wegen der mehrere Stunden dauernden Zeit zwischen der Todesfeststellung und der Organentnahme eine optimale intensivmedizinische Betreuung notwendig. Die Beatmung sollte einen arteriellen pO_2 von > 100 mm Hg ermöglichen; ein ausreichender Filtrationsdruck der Nieren wie auch die Vermeidung von Schäden am potentiellen Transplantat benötigen einen systolischen Druck von mindestens 100 mm Hg. Der ZVD sollte zwischen 7 und 14 cm H_2O liegen, die stündliche Urinmenge 60 ml nicht unterschreiten. Für eine Nierentransplantation muß der Serum-Kreatinin-Wert unter 1,5 mg% liegen. Ein Dopamin-Tropf in Dosen von 4–8 µg/kg KG/min ist zur Nierendurchblutungsverbesserung günstig. Der Hb sollte nicht unter 10 g% und der Hämatokrit nicht unter 30% liegen. Bradykardien sind mit Alupent-Infusionen, Hypothermien mit Temperaturen von weniger als 36 °C mit Heizmatten auszugleichen. Der Ausfall des antidiuretischen Hormons (Diabetes insipidus) kann innerhalb weniger Stunden nach Eintritt des Hirntodes zu Urinmengen von 300–800 ml/Std führen und macht die Gabe von Pitressin (4 I.E. i.m. alle 8 Stunden als synthetisches ADH) nötig. Ein sich einstellender sekundärer Hyperaldosteronismus mit Hypernatriämie und Hypokaliämie ist mit Aldosteronantagonisten (z.B. Aldactone 3 × 200 mg i.v.) zu behandeln. Nicht selten ist Kalium zu substituieren und eine metabolische Azidose mit Bikarbonat auszugleichen. Da eine passagere Bakteriämie für den immunsupprimierten Organempfänger höchst gefährlich sein kann, empfehlen manche Transplantations-Chirurgen auch die Gabe eines Nieren-atoxischen Antibiotikums wie z.B. Ampicillin. *Organspender* sind hirntote Patienten mit intaktem Kreislauf, bei denen in der Mehrzahl ein schweres Hirntrauma, eine intrakranielle Blutung, cerebrale Thrombose, Re-

Tabelle 22. Protokoll zur Feststellung des Hirntodes. [Gemäß der Stellungnahme der Arbeitsgruppe des Wissenschaftlichen Beirates der Bundesärztekammer, Deutsches Ärzteblatt 79: 45 (1982)]

Protokoll zur Feststellung des Hirntodes

Klinik: _____

Patient _____ Vorname _____ geb. _____ Alter ____J

Protokoll Nr _____

Voraussetzungen:

1.1 Diagnose _____

   Zeitpunkt des Unfalls/Krankheitsbeginns: _____

   Untersuchungsdatum: _____ Uhrzeit _____

   Feststellungen und Befunde beantworten mit ja oder nein.**)

		1. Untersucher	2. Untersucher
1.2 Intoxikation	ausgeschlossen	_____	_____
Relaxation	ausgeschlossen	_____	_____
Primäre Hypothermie	ausgeschlossen	_____	_____
Hypovolämischer Schock	ausgeschlossen	_____	_____
Metab. od. Endokr. Koma	ausgeschlossen	_____	_____
Blutdruck, mm Hg syst.		_____	_____

Maßgebliche Symptome des Ausfalls der Hirnfunktion:

	1. Untersucher	2. Untersucher
2.1 Koma	_____	_____
2.2 Ausfall der Spontanatmung	_____	_____
2.3 Pupillen mittelweit/weit	_____	_____
Pupillen-Licht-Reflex fehlt beidseits	_____	_____
2.4 Oculo-zephaler Reflex fehlt (Puppenkopfphänomen)	_____	_____
2.5 Corneal-Reflex erloschen beidseits	_____	_____
2.6 Trigeminus-Schmerzreaktion erloschen	_____	_____
2.7 Pharyngeal-/Tracheal-Reflex erloschen	_____	_____

Untersuchende Ärzte (Druckbuchstaben) _____ _____

(Unterschrift) _____ _____

Gegebenenfalls ergänzende Untersuchungen:

3 1 Isoelektrisches (Null-Linien) EEG 30 Min. abgeleitet _____ ,Uhr _____

Arzt _____

3.2 Zerebrale Angiographie: Zirkulationsstillstand beidseits

   festgestellt: Datum _____ Uhr _____ Arzt _____

Gegebenenfalls Beobachtungszeit

4 Zum Zeitpunkt der hier protokollierten Untersuchungen besteht das eindeutige

   Hirntod-Syndrom seit _____ Stunden.

   Weitere Beobachtung erforderlich (Lebensalter!) ja ☐ nein ☐

   Zusammen mit den Befunden in den Protokollbogen Nr. _____ wird der

   Hirntod und somit der Tod des Patienten diagnostiziert am _____ um _____ Uhr

   Ärzte. 1 _____ 2. _____ (Druckbuchstaben)

   _____ _____ (Unterschrift)

*) für die geforderte 2malige Untersuchung ist je ein Protokollformular auszufüllen

animationen oder hypoxische Hirnschädigungen nach Intoxikation vorausgegangen sind.

Optimale Spenderkriterien sind ein Alter zwischen 5 und 45 Jahren, ein bisher nicht eingetretener protrahierter Schock, kein fixierter Hypertonus, keine Anamnese mit Nierenerkrankungen, ein Serum-Kreatinin unter 1,5 mg%, keine Malignome (außer ZNS), kein Diabetes mellitus, keine Infektionen und ein Harnvolumen von über 60 ml/Stunde auch in den letzten Tagen. In Einzelfällen kann von den genannten Spenderkriterien auch abgewichen werden. Die Gewebetypisierung (u. a. HLA-Antigen-Bestimmungen) erfolgt aus dem Blut des Spenders (40 ml heparinisiertes Blut). Die Organentnahme erfolgt immer im Operationssaal, danach werden die Organe konserviert und verschickt.

Da in allen Ländern und so auch in der Bundesrepublik Deutschland eine gesetzliche Festlegung für den Nachweis des Hirntodes und die Voraussetzung einer Organtransplantation fehlen, bleibt die Verantwortung unteilbar beim behandelnden Arzt bestehen. Dies gilt auch unbeschadet aller Richtlinien, die einzelne Institutionen, z. B. in Deutschland zuletzt der Wissenschaftliche Beirat der Bundesärztekammer (1982) zusammengestellt haben.

Wenngleich auch diese *Entscheidungshilfen zur Feststellung des Hirntodes* nicht rechtsverbindlich sind, werden sie von zahlreichen Kliniken berücksichtigt und der dazu entworfene Protokollbogen angewandt. Daher soll im folgenden die Stellungnahme des Wissenschaftlichen Beirates der Bundesärztekammer zur Frage der Kriterien des Hirntodes abgedruckt werden. Das empfohlene Protokoll zur Feststellung des Hirntodes ist in Tabelle 22 aufgeführt.

Anhang

Kriterien des Hirntodes

Entscheidungshilfen zur Feststellung des Hirntodes [aus: Deutsches Ärzteblatt (1982) 79: 45–55]
Der Hirntod ist der vollständige und irreversible Zusammenbruch der Gesamtfunktion des Gehirns bei noch aufrechterhaltener Kreislauffunktion im übrigen Körper. Dabei handelt es sich ausnahmslos um Patienten, die wegen Fehlens der Spontanatmung kontrolliert beatmet werden müssen.
Der Hirntod ist der Tod des Menschen. Der Tod kann daher – außer nach Aufhören von Atmung und Herzschlag – auch dann festgestellt werden, wenn das Vorliegen der nachfolgend aufgeführten *Kriterien des Hirntodes* in klinischer Symptomatologie, während angemessener Beobachtungszeit und gegebenenfalls mit apparativer Zusatzdiagnostik nachgewiesen ist.
Dabei dienen folgende Feststellungen und Untersuchungsbefunde als Entscheidungshilfen:

1 Voraussetzungen

1.1 Vorliegen einer akuten schweren primären oder sekundären Hirnschädigung (Anmerkung 1).
1.2 Ausschluß von Intoxikation, neuromuskulärer Blockade, primärer Unterkühlung, Kreislaufschock, endokrinem oder metabolischem Koma als mögliche Ursache oder wesentliche Mitursache des Ausfalls der Hirnfunktion im Untersuchungszeitraum (Anmerkung 2).

2 Maßgebliche Symptome des Ausfalls der Hirnfunktion

Hirntod wird durch den irreversiblen Verlust der Großhirn- und der Hirnstammfunktion gekennzeichnet:
2.1 Bewußtlosigkeit (Koma);
2.2 Ausfall der Spontanatmung (Anmerkung 3);

2.3 Lichtstarre beider wenigstens mittel-, meistens maximal weiten Pupillen, wobei keine Wirkung eines Mydriatikums vorliegen darf;

2.4 Fehlen des okulo-zephalen Reflexes;

2.5 Fehlen des Kornealreflexes;

2.6 Fehlen von Reaktionen auf Schmerzreize im Trigeminusbereich;

2.7 Fehlen des Pharyngeal-/Trachealreflexes (Anmerkung 4).

Das Vorliegen aller dieser Befunde muß übereinstimmend von zwei Untersuchern festgestellt werden (Anmerkung 5).

3 Ergänzende Untersuchungen

3.1 Wird bei Vorliegen dieser Symptome 2.1 bis 2.7 und der Voraussetzungen 1.1 und 1.2 zusätzlich eine EEG-Untersuchung nach den technischen Richtlinien der Deutschen EEG-Gesellschaft durchgeführt und ergibt sich während einer kontinuierlichen Registrierung über mindestens 30 Minuten eine hirnelektrische Stille (Null-Linien-EEG), so kann – außer bei Säuglingen und Kleinkindern – der Hirntod ohne weitere Beobachtungszeit festgestellt werden. Bei Säuglingen und Kleinkindern bis zum zweiten Lebensjahr muß wegen der physiologischen Unreife des Gehirns die EEG-Registrierung nach 24 Stunden wiederholt werden, bevor der Hirntod festgestellt werden kann (Anmerkung 6).

3.2 Wurde bei einer zur Klärung der Art der Hirnschädigung durchgeführten beidseitigen Angiographie bei einem ausreichenden Systemblutdruck ein zerebraler Zirkulationsstillstand nachgewiesen, so kann – wenn die Symptome 2.1 bis 2.7 vorliegen – ebenfalls der Hirntod ohne weitere Beobachtungszeit festgestellt werden (Anmerkung 7).

4 Zeitdauer der Beobachtung

Wenn auf das EEG verzichtet werden muß und wenn auch kein angiographischer Befund vorliegt, müssen die unter 2. aufgeführten Ausfallssymptome

• bei Erwachsenen und bei älteren Kindern

• nach primärer Hirnschädigung während mindestens 12 Stunden

• nach sekundärer Hirnschädigung während 3 Tagen

mehrmals übereinstimmend nachgewiesen werden, bis der Hirntod festgestellt werden kann.

- Bei Säuglingen und Kindern bis zum zweiten Lebensjahr soll in allen Fällen mit primärer Hirnschädigung die Beobachtungszeit 24 Stunden betragen.

Nachdem die Kriterien des Hirntodes gem. 2. mit 3. oder 4. von zwei Untersuchern vollständig dokumentiert worden sind, ist damit der Tod festgestellt.

Anmerkungen

Anmerkung 1: Art der Hirnschädigung
Primäre Hirnschädigungen mit akuter hochgradiger intrakranieller Druckschädigung sind insbesondere schwerste Hirnverletzungen, (spontane) intrakranielle Blutung, Hirninfarkt, in seltenen Fällen ein maligner Hirntumor, schließlich akuter Verschluß-Hydrozephalus.

Sekundäre Hirnschädigung kann die Folge von Hypoxie, von kardial bedingtem Kreislaufstillstand oder langdauerndem Schock sein.

Anmerkung 2: Einschränkende Voraussetzungen
Vergiftung, Nachwirkung therapeutisch angewandter zentral dämpfender oder neuromuskulär blockierender Medikamente oder andere unter 1.2 genannter Störungen als mögliche Ursache oder Mitursache der Hirnfunktionsstörung müssen u. a. durch Vorgeschichte und Umstände des Syndrombeginns mit einer jeden vernünftigen Zweifel ausschließenden Gewißheit ausgeschlossen werden.

Anmerkung 3: Prüfung des Atemstillstandes
Die Prüfung des Atemstillstandes kann in folgender Weise vorgenommen werden: Der Ausfall der Spontanatmung ist bewiesen, wenn nach Abnahme des Beatmungsgerätes, bei Vermeidung von Hypoxie innerhalb einer angemessenen Frist spontane Atemzüge ausbleiben. Vor Unterbrechung der künstlichen Beatmung sollte durch alveolare Hypoventilation mit reinem Sauerstoff eine Hyperkapnie herbeigeführt werden, um einen maximalen physiologischen Atemanreiz zu geben.

Bei Früh- und Neugeborenen sowie bei Patienten mit pulmonalen Diffusions- und Verteilungsstörungen sind die besonderen Gegebenheiten zu berücksichtigen.

Anmerkung 4: Neurologische Symptomatik
Spinale Reflexe können noch erhalten bleiben oder auch wiederkehren, solange der Körperkreislauf und die Lungenfunktion (künstlich) aufrechterhalten werden.

Anmerkung 5: Feststellung der Befunde durch zwei Untersucher
Von den beiden Ärzten muß wenigstens einer über mehrjährige Erfahrung in der Intensivbehandlung von Patienten mit schwerer Hirnschädigung verfügen. Im Falle einer in Aussicht genommenen Organentnahme müssen beide Ärzte unabhängig von einem Transplantations-Team sein.

Anmerkung 6: EEG-Untersuchung
Die Beurteilung des EEG muß durch einen entsprechend erfahrenen Arzt erfolgen.
Bei Frühgeborenen und Neugeborenen bis zur vollendeten 4. Lebenswoche (= Gestationsalter von 44 Wochen) kann der Hirntod bei Ausfall der Hirnfunktion und Null-Linien-EEG mit Sicherheit nach 3 Tagen festgestellt werden.

Anmerkung 7: Serienangiographie
Bei der Serienangiographie muß eindeutig ein intrazerebraler Zirkulationsstillstand des injizierten Kontrastmittels erkennbar sein – z.B. bei beidseitiger Karotis-Angiographie jeweils an der Hirnbasis oder im Anfangsteil der Hirnarterien –, bei röntgenologischem Nachweis einwandfrei intraarterieller Lage der Injektionskanüle bzw. des -katheters.
Es muß ein ausreichender Blutdruck, beim Erwachsenen von wenigstens 80 mm Hg systolisch, bestehen.

Kommentar

Einleitung

Beim gewöhnlichen Sterbevorgang kommt es infolge von Herz- und Atemstillstand unmittelbar zum Tod des gesamten Organismus. In Fällen schwerster Hirnschädigung kann es jedoch zu einem vollständigen und endgültigen Ausfall aller Hirnfunktionen, das heißt zum sogenannten Hirntod kommen, während unter künstlicher Beatmung das Herz noch weiter schlägt.

Erst seit die maschinelle Dauerbeatmung zur Verfügung steht, gibt es also auch den Hirntod.

Der Hirntod wird meistens verursacht durch eine akute hochgradige Drucksteigerung innerhalb des Hirnschädels (sogenannter Hirndruck), die zum Stillstand der Hirndurchblutung führt, was spätestens nach 10minütiger Dauer den irreversiblen Ausfall der integrativen Hirnfunktion zur Folge hat.

Mit dem Organtod des Gehirns sind die für jedes personale menschliche Leben unabdingbaren Voraussetzungen, ebenso aber auch alle für das eigenständige körperliche Leben erforderlichen Steuerungsvorgänge des Gehirns endgültig erloschen.

Die Feststellung des Hirntodes bedeutet damit die Feststellung des Todes des Menschen. Eine weitere Fortsetzung der Behandlung ist deshalb nach Feststellung des Hirntodes zwecklos.

Während die Todesfeststellung nach allgemeinem Kreislauf- und Atemstillstand allerorts und durch jeden Arzt erfolgen kann, ist die Feststellung des Hirntodes an besondere unumgängliche Bedingungen und eine Reihe von Befunden gebunden.

Internationale Entwicklung

Über die Beobachtung des Hirntod-Syndroms liegen seit der ersten Beschreibung von Mollaret u. Goulon (1959) nun über 20jährige Erfahrungen und sehr umfangreiche und eingehende Untersuchungen vor, die in einem umfangreichen Schrifttum niedergelegt sind (s. Literaturverzeichnis bei Penin u. Käufer 1969, Krösl u. Scherzer 1973, Walker 1977, Korcin 1978).

Mehrfach wurden Kriterien-Kataloge entwickelt, u.a. die Harvard-Kriterien (Beecher et al. 1968), die Empfehlungen der Deutschen EEG-Gesellschaft (Caspers, Hirsch et al. 1969), der Conference of Royal Colleges and Faculties of the United Kingdom 1976 und des Health Department of Great Britain and Northern Ireland (Smith of Marlow 1979) sowie die Guidelines for the Determination of Death, USA (Lynn 1981).

Systematik der Entscheidungshilfen

Die hier vorgelegte Auflistung der Voraussetzungen und Kriterien zur Feststellung des Hirntodes ergibt sich aus den bisherigen praktischen Erfahrungen und Ergebnissen der eingehenden Untersuchungen, die international zu weiterer Vereinheitlichung führen werden. Sie geben den gegenwärtigen Stand der wissenschaftlichen Erkenntnis wieder.

Diese Richtlinien können nur Entscheidungshilfen für den Arzt sein. Sie sind keine rechtsverbindlichen Vorschriften.

Zur Diagnose „Hirntod" ist sowohl der Nachweis des Ausfalls der Hirnfunktionen als auch die Feststellung der Irreversibilität dieses Zustandes erforderlich. Dabei zeigen das gleichzeitige Vorliegen von Bewußtlosigkeit, zerebraler Areflexie und Atemstillstand den vollständigen Ausfall der Hirnfunktionen an.

Die Irreversibilität dieses Zustandes muß durch weitere Beobachtung während angemessener Zeit oder durch ergänzende Untersuchungen nachgewiesen werden.

Solche ergänzenden Untersuchungen können in der Ableitung des EEG mit Nachweis des Erloschenseins der bioelektrischen kortikalen Hirntätigkeit (Null-Linien-EEG) oder in einer Untersuchung der Hirndurchblutung liegen.

Da in aller Regel der Nachweis der Erhebungen zu 1. und der Befunde zu 2. eine längere Zeit in Anspruch nimmt, wird für die Ableitung des EEG kein bestimmter Zeitpunkt angegeben.

Auch anhaltender Ausfall evozierter Potentiale zeigt Irreversibilität des Erlöschens der Hirnfunktionen an. Diese Untersuchung scheint von Intoxikationen unbeeinflußt zu sein, erfordert aber einen speziell erfahrenen Untersucher.

In Fällen akuter hochgradiger (tödlicher) intrakranieller Drucksteigerung ist ein Stillstand der Hirndurchblutung die pathophysiologische Grundlage des vollständigen Ausfalls der Hirnfunktionen. Somit ist der Nachweis des zerebralen Zirkulationsstillstandes für den Hirntod beweisend. Er kann mittels der Serienangiographie der Hirngefäße unmittelbar erkannt oder durch die zerebrale Isotopen-Angiographie (Korein 1978) nachgewiesen werden.

Ob der Zirkulationsstillstand auch mit Hilfe der Doppler-Sonographie (Messung an beiden Carotides internae und an der Vertebralis) oder einer Ultraschall-Lotung des Mittelecho-Pulses fehlerfrei nachgewiesen werden kann, wir die Zukunft erweisen müssen. Vorläufig sind diese Untersuchungsverfahren wegen Fehlermöglichkeiten nicht beweiskräftig.

Die Voraussetzungen (1.1) unterscheiden ausdrücklich zwischen primären, unmittelbar am Gehirn wirksamen Schädigungen einerseits und sekundären, indirekten Hirnschädigungen andererseits, weil der Nachweis des Hirntodes im letzteren Falle schwieriger sein kann und gegebenenfalls eine längere Beobachtungszeit erforderlich macht.

Etwaige Zweifel an der Eindeutigkeit des einen oder anderen Untersuchungsbefundes erfordern in jedem Falle weitere Beobachtung unter Fortführung der Behandlungsmaßnahmen. Negative Voraussetzungen (1.2) erlauben solange keine Feststellung des Hirntodes, bis die Begleitschädigungen ausgeschlossen oder beseitigt sind. Dies gilt auch bei therapeutischer Anwendung von Barbituraten, Benzodiazepinen und entsprechenden Pharmaka. (Die derzeit vielfach angewandte Therapie mit hochdosierten Barbituraten verhindert die Feststellung des Hirntodes bis nach dem Abklingen der Barbituratwirkung.)

Todeszeitpunkt

Da beim Hirntod der wirkliche Zeitpunkt des Eintritts des Todes nicht eindeutig feststellbar ist, wird der Zeitpunkt, zu welchem die endgültigen diagnostischen Feststellungen getroffen werden, dokumentiert.

Geltungsbereich und Protokollierung

Die Feststellung des Hirntodes und damit des Todes des Menschen nach den hier beschriebenen Kriterien gilt für alle Bedingungen, auch für eine Organentnahme.

Die zur Diagnose des Hirntodes führenden klinischen und apparativen Untersuchungsbefunde sowie alle Maßnahmen, die auf ihre Ausprägung Einfluß nehmen können, müssen dokumentiert werden mit Datum und Uhrzeit sowie den Namen der untersuchenden Ärzte.

Die Aufzeichnung der Befunde kann entsprechend dem beiliegenden Protokollbogen oder in anderer zweckentsprechender Form vorgenommen werden. Sie ist dem Krankenblatt beizufügen.

Wenn von „Entscheidungshilfen" zur Feststellung des Hirntodes gesprochen wird, so soll damit ausdrücklich bekundet werden, daß die maßgebliche Grundlage der Diagnostik in der persönlichen Untersuchung und ärztlichen Beobachtung, nicht aber im Einsatz von Apparaten liegt.

Die Verantwortung für die Feststellung des Hirntodes bleibt unteilbar beim Arzt.

Literatur

Albert HH (1982) Die Phenytoin-Schnellinfusion beim Status epilepticus. Akt Neurol 9: 74–77

Alken CE, Sökeland J (1983) Urologie, 9. Aufl. Thieme, Stuttgart

Auer LM (1984) Acute Operation and preventive Nimodipine Improve outcome in patients with ruptured cerebral aneurysms. Neurosurgery 15: 57–66

Bach D, Brühl P, Sökeland J (1984) Katheterismus der Harnblase. Dtsch Ärztebl 44: 604–608

Bahmer FA, Schwarze G (1985) Erworbene Acrodermatitis enteropathica als Ausdruck eines Zinkmangels. Med Klinik 80: 136–138

Berndt SF (1978) Vitaminstoffwechselstörungen. In: Flügel KA (Hrsg) Neurologische und Psychiatrische Therapie. Perimed, Erlangen, S 293–296

Besser R (1984) Das Problem des Hirntodes. In: Hopf HC, Poeck K, Schliack H (Hrsg) Neurologie in Praxis und Klinik. Thieme, Stuttgart New York, 5.46–5.50

Borst RH (1981) Intensivpflege. Fresenius-Stiftung

Braun J (1982) Die klinischen Kriterien des Hirntodes. Nervenarzt 53: 654–658

Burchardi H (1981) Akute Notfälle. Thieme, Stuttgart

Chueden HG, Klima H (1984) Tracheotomie oder Langzeitintubation? Med Klin 79: 408–411

Dick W, Mauer W, Schmid M, Inoka P (1983) Sauerstoff als Medikament in der Notfallmedizin. Notfallmedizin 9: 279–296

Dilger J, Luft D, Reinhard U, Schmülling R-M (1983) Therapie-Schemata für die Akut- und Intensivmedizin. Urban & Schwarzenberg, München Wien Baltimore

Fröscher W, Klink W, Penin H, Schultheiss R, Stefan H (1984) Der therapieresistente Status epilepticus. In: Meier-Ewert K (Hrsg) Therapieresistenz bei Anfallsleiden. Zuckschwerdt, München, S 42–52

Fuchs HH, Brandl M, Arnold K, Flügel KA, Druschky KF (1982) Die künstliche

Ernährung in der Nervenheilkunde - Indikationsstellungen und Problematiken. Fortschr Neurol Psychiat 50: 1–23

Gänshirt H (1983) Zerebrale Zirkulationsstörungen. In: Hopf HC, Poeck K, Schliack H (Hrsg) Neurologie in Praxis und Klinik. Thieme, Stuttgart New York, 2.1–2.83

Gänshirt H, Berlit P, Haack G (1984) Akute entzündliche Erkrankungen des Zentralnervensystems und seiner Hüllen. Perimed, Erlangen

Gerstenbrand F, Hackl JM, Mitterschiffthaler G, Poewe W, Prugger M, Rumpel E (1984) Die Innsbrucker Koma-Skala: Klinisches Koma-Monitoring. Intensivbehandlung 9: 133–144

Gobiet W (1980) Grundlagen der neurologischen Intensivmedizin. Springer, Berlin Heidelberg New York

Gobiet W (1984) Intensivtherapie nach Schädel-Hirn-Traumata. Springer, Berlin Heidelberg New York

Hauenschild E (1980) Die Verantwortung des Anästhesisten in der Intensivmedizin. Fortschr Med 98: 1757–1760

Heckers H, Oehler G (1982) Sondenernährung. Med Welt 33: 1182–1185

Helm EB, Stille W (1985) Acquired Immune Deficiency Syndrome. Zuckschwerdt, München Bern Wien

Hirsch H, Kubicki S, Kugler J, Penin H (1970) Empfehlungen der Deutschen EEG-Gesellschaft zur Bestimmung des Hirntodes. Z EEG-EMG 1: 53–54

Jaschek F (1984) Katheterisierung der oberen Hohlvene. Med Welt 35: 891–895

Jörg J (1985) Entzündliche Polyneuropathien und Polyradikulitiden. In: Lehmann HJ (Hrsg) Entzündliche Erkrankungen des peripheren Nervensystems. Enke, Stuttgart

Jörg J, Hielscher H (1979) Epilepsietherapie bei Erwachsenen. Dtsch Ärztebl 76: 2327–2338

Juchli L (1979) Allgemeine und spezielle Krankenpflege. Thieme, Stuttgart

Junge-Hülsing G (1977) Interne Notfallmedizin. Springer, Berlin Heidelberg New York

Kassell NF, Torner JC, Adams HP (1984) Antifibrinolytic therapie in the acute period following aneurysmal subarachnoid hemorrhage. J Neurosurg 61: 225–230

Klepzig M, Strauer BE (1984) Neuere positiv inotrop wirkende Medikamente in der Therapie der Herzinsuffizienz. Med Klinik 79: 9–12

Knothe H, Dette GA (1980) Antibiotika in der Klinik. Aesopus, Basel München

Kochar MS, Itskovitz HD (1978) Treatment of idiopathic orthostatic hypotension (Shy-Drager-Syndrome) with Indomethacin. Lancet 1: 1011–1014

Krösl W, Scherzer E (1973) Die Bestimmung des Todeszeitpunktes. Maudrich, Wien

Kucers A, Bennett NM (1979) The use of antibiotics. William Heinemann Medical Books, London

Kuhlendahl H (1982) Kriterien des Hirntodes. Entscheidungshilfen zur Feststellung des Hirntodes. Dtsch Ärztebl 79: 45–55

Kunst H (1976) Beatmung bei neurologischen Krankheiten. Intensivmedizin 13: 158–168

Kunze K, Stober T (1979) Intensivneurologie als Schwerpunkt im Bereich der klinischen Neurologie. Intensivbehandlung 4: 70–73

Landauer B, Rust M (1980) Differentialdiagnostische Aspekte und Therapie bei verschiedenen Schockformen. Fortschr Med 98: 1409–1412

Lang E (1975) Antibiotika-Therapie. Werk-Verlag Dr. E. Bonaschewski, München-Gräfelfing

Laufs A (1985) Juristische Probleme des Hirntodes. Kongreßband (Hrsg Gänshirt H), Springer (im Druck)

Lawin P (1977) Praxis der Intensivbehandlung. Thieme, Stuttgart

Leigh JM, Maynard JP (1979) Pressure on the tracheal mucosa from cuffed tubus. Brit Med J 1: 1173

Lieske V, Girke W (1984) Pupillomotorik beim Komapatienten. Klinik Journal 11: 6–9

Matthes A, Kruse R (1984) Pharmakotherapie der Epilepsie. Dtsch Sektion der Int Liga gegen Epilepsie, 6. Auflage

Matzkies F (1980) Praxis der kompletten parenteralen Ernährung. Klinikarzt 9: 573–575

Pampus I, Backhausen F (1977) Druckgeschwüre: Verhütung und Behandlung in Praxis und Krankenhaus. Dtsch Ärztebl 6: 349–354

Plum F, Posner JB (1973) Diagnosis of Stupor and Coma. 2nd ed Contemporary Neurology Series. Davis, Philadelphia

Robinson J, Gyetran M (1983) Erfolgreiche Bewältigung neurologischer Probleme. Thieme, Stuttgart

Rompel K (1979) Neurologische Intensivstationen. Intensivbehandlung 4: 80–85

Ropper AH, Kennedy SK, Zervas NT (1983) Neurological and neurosurgical Intensive Care. University Park Press, Baltimore

Rothe KF (1984) Veränderungen des extrazellulären pH-Wertes und deren Einfluß auf den intrazellulären pH-Wert von Geweben. Fortschr Med 102: 158

Sailer D (1984) Enterale Sondenernährung versus parenterale Infusionstherapie-metabolische Aspekte. Fortschr Med 102: 147–151

Salcman M (1983) Neurologische Notfälle. Thieme, Stuttgart

Schmidt D (1981) Behandlung der Epilepsie. Thieme, Stuttgart

Schuster H-P, Gilfrich HJ, Rey C, Weilemann LS (1981) Inkompatibilitätsprobleme in der Intensivmedizin. Med Welt 32: 1029–1035

Schuster H-P, Pop T, Weilemann LS (1983) Checkliste Intensivmedizin. Thieme, Stuttgart

Seifert J, Duswald KH, Ring J (1980) Therapie mit Gammaglobulin. Fortschr Med 98: 533–538

Seiler FR (1982) Antikörper: Struktur, Funktion und medizinische Bedeutung. Die Gelben Hefte XXII: 1–48

Siersback-Nieslen K, Kampmann JM, Kristensen M (1971) Rapid Evaluation of Creatinin Clearance, Lancet I: 1132–1134

Suttorp N (1984) Reaktive Sauerstoffmetabolite und pulmonale Sauerstofftoxizität. Med Welt 35: 1513–1517

Tauchert M (1980) Therapie bedrohlicher Situationen beim frischen Myocardinfarkt. Med Welt 31: 104–107

Teasdale G, Jennett B (1974) Assessment of coma and impaired consciousness: A practical scale. Lancet 2: 81–84

Turban KL, Kaltwasser B (1978) Lagerungsverfahren für Querschnittsgelähmte anstelle einer Drehbehandlung. VLE-Verlag

Waldhäusl WK, Kleinberger G (1980) Die Therapie des ketoazidotischen und hyperosmolaren Coma diabeticum. Pharmakotherapie 3: 129–138

Wiedemann B (1983) Übersicht über die heute verfügbaren Antibiotika aus bakteriologischer Sicht. Intensivbehandlung 8: 77–84

Wolf G (1977) Die künstliche Beatmung auf der Intensivstation. Springer, Berlin Heidelberg New York

Zastrow F, Buchholz B, Lison A-E, König HJ (1980) Voraussetzungen und Vorgehen bei der Nierenspende. Dtsch Ärztebl 39: 2291–2297

Sachverzeichnis

311

312

315